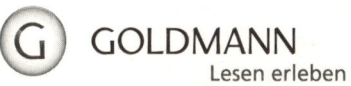

GOLDMANN
Lesen erleben

Buch

Die meisten Menschen kennen das Phänomen, wie aus einer Handvoll Chips eine ganze Tüte wird oder aus einem Stückchen Schokolade die ganze Tafel. Unser Verstand sagt Nein, aber wir können trotzdem nicht aufhören zu essen. Warum ist das so?

Ursache ist eine Kombination aus Zucker, Fett und Salz, die für uns unwiderstehlich ist. Sie stimuliert ohne Umwege das Belohnungszentrum im Gehirn und regt damit den Appetit an. Diesen Mechanismus macht sich die Lebensmittelindustrie zunutze: Zucker, Fett und Salz sind billige Rohstoffe, aus denen gezielt Produkte entwickelt werden, die uns zu noch mehr ungesundem Konsum verführen.

Dr. David Kessler sprach mit Insidern aus der Nahrungsmittelindustrie ebenso wie mit führenden Neurobiologen und Psychologen, um dem unkontrollierten Essverhalten auf die Spur zu kommen. Neben schockierenden Enthüllungen über die skrupellosen Machenschaften der Lebensmittelkonzerne stellt er eine Methode vor, wie man ihnen ein Schnippchen schlagen und die Kontrolle über sein Gehirn zurückerlangen kann.

Autor

Dr. David Kessler, ausgebildeter Mediziner und Jurist, war in den 1990er Jahren Leiter der amerikanischen Gesundheitsbehörde FDA (Food and Drugs Administration). Als oberster Gesundheitswächter der USA setzte er sich erfolgreich für bessere Nichtraucherschutzgesetze und eine strengere Kennzeichnungspflicht für Nahrungsmittel ein. Kessler war Dekan an der Yale Medical School und Leiter der Medizinischen Fakultät der Universität von Kalifornien und San Francisco. Heute lebt und forscht er in Kalifornien.

David Kessler

Das Ende des großen Fressens

Wie die Nahrungsmittelindustrie
Sie zu übermäßigem Essen verleitet
und was Sie dagegen tun können

Aus dem Amerikanischen
von Imke Brodersen

GOLDMANN

Dieses Buch ist kein medizinisches Nachschlagewerk, sondern ein Ratgeber, der seine Leser in die Lage versetzen möchte, informierte Entscheidungen über ihre Gesundheit zu treffen. Es ist kein Ersatz für eine ärztliche Behandlung. Bei Verdacht auf eine Erkrankung oder gesundheitliche Beeinträchtigung, sollten Sie kompetenten ärztlichen Rat einholen.

Wenn in diesem Buch bestimmte Firmen, Organisationen oder Institutionen genannt werden, bedeutet dies nicht, dass der Autor oder der Verlag diesen in irgendeiner Form finanziell verpflichtet sind. Ebenso wenig bedeutet die Erwähnung bestimmter Firmen, Organisationen oder Institutionen, dass diese dieses Buch, den Autor oder den Verlag unterstützen.

Alle Ratschläge in diesem Buch wurden vom Autor und vom Verlag sorgfältig erwogen und geprüft. Eine Garantie kann dennoch nicht übernommen werden. Eine Haftung des Autors beziehungsweise des Verlags und seiner Beauftragten für Personen-, Sach- und Vermögensschäden ist daher ausgeschlossen.

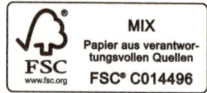

Verlagsgruppe Random House FSC-DEU-0100
Das für dieses Buch verwendete FSC®-zertifizierte Papier
Classic 95 liefert Stora Enso, Finnland.

1. Auflage
Vollständige Taschenbuchausgabe November 2012
Wilhelm Goldmann Verlag, München,
in der Verlagsgruppe Random House GmbH
Copyright der deutschsprachigen Ausgabe
© 2011 Wilhelm Goldmann Verlag, München,
in der Verlagsgruppe Random House GmbH
© 2009 by David A. Kessler, MD
Originaltitel: The End of Overeating
Originalverlag: Rodale Inc., New York
Umschlaggestaltung: Uno Werbeagentur, München
Umschlagmotiv: FinePic®, München
Satz: Barbara Rabus
Druck und Bindung: GGP Media GmbH, Pößneck
BK · Herstellung IH
Printed in Germany
ISBN 978-3-442-17346-4

www.goldmann-verlag.de

Für Paulette, durch dick und dünn
Und, wie immer, für Elise und Ben

Inhalt

Zucker, Fett und Salz

Die Lebensmittelindustrie

Auf Essen konditioniert

Was tun? Ein Ausflug in die Lerntheorie

Eine neue Esskultur

Das Ende der Völlerei

Anhang

Vorwort zur deutschen Ausgabe

Die Neigung zur Völlerei macht vor Staatsgrenzen nicht Halt. Die epidemische Ausbreitung der Fettsucht im ausgehenden 20. Jahrhundert nahm ihren Ursprung in den USA, doch mittlerweile sind auch viele Länder Europas in den Sog dieser Entwicklung geraten.

Hält der gegenwärtige Trend an, so rechnet man in Großbritannien bis 2025 mit 40 Prozent stark übergewichtigen Bürgern. Aus Frankreich werden ähnliche Zahlen gemeldet. Knapp 20 Millionen der etwa 63 Millionen Franzosen gelten als übergewichtig, davon knapp sechs Millionen als stark übergewichtig. Der Bestseller *Warum französische Frauen nicht dick werden* sollte also möglicherweise bald überarbeitet werden.

Deutschland hat einer aktuellen Studie zufolge den höchsten Anteil Übergewichtiger in ganz Europa. Gegenwärtig sind etwa 70 Prozent aller Männer und 50 Prozent der Frauen übergewichtig oder stark übergewichtig.

Doch auch heute sind die Portionen in weiten Teilen Europas noch kleiner als in den USA, Fastfood trieft nicht so vor Fett, und es gibt klarere Regeln, wo und wann gegessen wird. Die amerikanische Ernährungsweise erscheint vielen Europäern nach wie vor befremdlich. Professor Dr. Leddi Woods, eine der führenden Übergewichtsforscherinnen, erinnert sich an ihren ersten Besuch in den USA: »Es war wie ein Anschlag auf meine Sinne. Überall Essen. Wohin man auch kommt, überall lachen einem Unmengen grellbunter, übergroßer, überwältigend duftender Zuckerbomben entgegen.«

Solange amerikanische Essgewohnheiten hierzulande noch bizarr wirken, hat Deutschland eine Chance, auf die Essbremse zu treten. Doch leider scheint das nicht zu geschehen. »Seit ich gesehen habe, was sich in den USA abspielt, begreife ich in aller Deutlichkeit, welchen Weg Europa eingeschlagen hat«, erklärt Dr. Woods.

Ein anderer europäischer Kollege hat es noch treffender formuliert: »An den USA von heute sehen wir, wo Europa morgen stehen wird.«

Die Gründe für das starke Übergewicht sind praktisch überall auf der Welt dieselben, und der schwarze Peter geht an die Lebensmittelindustrie. Moderne Nahrungsmittelkonzerne wollen in erster Linie Profit machen, und das geht nur, indem sie mehr verkaufen – auch wenn die Märkte bereits im wahrsten Sinne des Wortes übersättigt sind.

In Deutschland ist das Risiko besonders hoch. Traditionell sorgen bereits Bier, Wurst, Brot und Backwaren dafür, dass sich der Bauch der Deutschen rundet. Inzwischen belastet auch die schnelle, bequeme Küche, die in der deutschen wie der amerikanischen Variante zu viel Fett, Zucker und Salz enthält, die Gesundheit der Nation. Die neue »Esskultur« trifft Deutschland an seinem wunden Punkt.

Aber die Leute müssen das doch gar nicht kaufen, oder? So einfach ist die Sache nicht. Wie die Ergebnisse in *Das Ende des großen Fressens* zeigen, machen Lebensmittel mit viel Zucker, Fett und Salz Appetit auf mehr davon und lassen uns somit ständig weiteressen. Die Lebensmittelkonzerne versetzen praktisch alle ihre Produkte mit Zucker, Fett und Salz, sorgen durch eine Ausweitung der Vertriebsnetze dafür, dass diese Nahrung überall erhältlich ist, und überzeugen uns durch geschicktes Marketing davon, dass Essen zu jeder Tages- und Nachtzeit sozial erwünscht ist.

All das lässt das Essen so überwältigend reizvoll erscheinen, dass unser Gehirn regelrecht gekapert wird. Und genau das ist der Punkt, den wir bisher nicht verstehen. Millionen Menschen wurden und werden gezielt auf ständiges Essen konditioniert. Unsere Neuronen werden praktisch unablässig mit Hinweisen auf zur Verfügung stehende Nahrung bombardiert. Wir haben gelernt, die Nahrungsaufnahme in denselben Gehirnregionen zu verarbeiten, in denen das Belohnungssystem sitzt.

Nahrungsmittelkonzerne verstehen vielleicht wenig von Neurowissenschaft, doch sie wissen, dass bestimmte Zusätze – insbesondere Zucker, Fett und Salz – den gewünschten Effekt erzielen: Die Menschen wollen immer mehr davon. Die Vorstände der großen Konzerne interessieren sich nicht für unseren persönlichen Kampf um die Kontrolle über unser Essverhalten, sondern dafür, wie sie den Impuls fördern können, mehr von ihren Produkten essen zu wollen.

Mit unserem Wunsch, unser Verhalten zu ändern und der Versuchung des nächsten Bissens nicht zu erliegen, stehen wir also ziemlich allein da. Um dennoch erfolgreich zu sein, müssen wir unsere Einstellung zum Essen grundlegend verändern.

Einleitung: Im Fadenkreuz

Mittlerweile erkenne ich Vielesser schon auf den ersten Blick. Das ist nicht schwer, denn wer darauf konditioniert ist, zu viel zu essen, legt ein charakteristisches Essverhalten an den Tag: Er attackiert sein Essen. Diese Menschen führen die Gabel mit dem nächsten Bissen schon zum Mund, bevor sie den vorherigen geschluckt haben. Bestimmte Speisen scheinen eine magische Anziehungskraft auf sie auszuüben, und sie essen ihre Teller praktisch immer leer.

Wenn ich ein derart ungesteuertes Verhalten beobachte, gehe ich davon aus, dass im Kopf dieser Menschen ein Kampf stattfindet zwischen »Ich will« und »Besser nicht«, zwischen »Ich habe das Kommando« und »Ich kann mich nicht beherrschen«. In diesem Zwiespalt gründet eines der folgenreichsten Probleme für unsere Gesundheit.

———

Die Idee zu diesem Buch entstand, als ich mir die Oprah Winfrey Show[1] ansah. Der Psychologe Dr. Phil erklärte, warum Menschen Übergewicht haben und was sie dagegen tun müssten.

Als er um Freiwillige aus dem Publikum bat, stand Sarah auf, eine füllige, gut gekleidete Frau. Dr. Phil legte Sarah die Hand auf die Schulter und bat sie, offen über das selbstschädigende Verhalten zu sprechen, das – aus seiner Sicht – dazu führt, dass man zunimmt. Er wollte wissen, was sie dazu brächte, »etwas zu tun, von dem man weiß, dass man es nicht will«.

Anfangs lächelte Sarah noch, als sie von sich erzählte. »Ich esse die ganze Zeit«, gestand sie unter nervösem Kichern. »Ich esse, wenn ich Hunger habe. Ich esse, wenn ich satt bin. Ich esse, weil es etwas zu feiern gibt. Ich esse, wenn ich traurig bin. Ich esse nachts. Ich esse, wenn mein Mann nach Hause kommt.«

Dann drängte Dr. Phil sie dazu zu berichten, wie es ihr dabei ging, und ihre sonnige Miene verfinsterte sich. Sie gab zu, dass sie sich oft wie eine Versagerin fühle. Sarah fand sich »fett« und »hässlich« und erzählte, dass sie oft enttäuscht, frustriert und wütend über ihr Verhalten sei. »Ich habe das Gefühl, dass ich nicht das erreiche, was ich mir vorgenommen habe. Ich schaffe es einfach nicht, ich habe nicht die nötige Willenskraft.«

Dabei kämpfte sie mit den Tränen, als sie beschrieb, wie sie mitunter zwanghaft über ihr Essverhalten nachdächte. »Meine Gedanken kreisen nur noch darum, warum ich esse, was ich esse, wann ich esse und mit wem ich esse«, klagte sie. »Ich mag mich nicht.«

Daraufhin wandte sich Dr. Phil ans Publikum und fragte: »Wie viele der Anwesenden kennen solche Gedanken?« Etwa zwei Drittel der Zuschauer hoben die Hand. Offensichtlich kam Sarahs innerer Kampf vielen bekannt vor – auch mir.

Ich beschloss, ein Experiment durchzuführen – Versuchung gegen Willenskraft. Ich ging in eine Bäckerei in San Francisco und kaufte zwei große Cookies mit Schokostückchen. Zu Hause holte ich die Cookies aus der Tüte und legte sie knapp außer Reichweite meiner Arme auf einen Teller. Sie waren groß und zum Anbeißen lecker – die Schokoladenstückchen füllten kleine Krater oder erhoben sich zu winzigen Gipfeln.

Ich konzentrierte mich auf die Cookies und beobachtete dabei meine Reaktion. Mit einem tiefen Seufzer nagte ich an meiner Unterlippe. Mich interessierten weder die Blumen auf dem Tisch noch die gerahmten Fotos meiner Kinder daneben, sondern ich war ganz auf diese Kekse fixiert, bis ich mich zwang wegzusehen. Irgendwann stellte ich fest, dass meine rechte Hand dem Teller ein Stückchen näher gerückt war, ohne dass ich mich bewusst daran erinnern konnte, mich dazu entschlossen zu haben. Ich gab mir Mühe, mich ganz auf meine Zeitung zu konzentrieren, schielte aber immer wieder zu dem Teller hin.

Mit einem unguten Gefühl zog ich mich in mein Büro zurück, das eine Etage höher und somit so weit wie möglich von der Küche entfernt lag. Doch selbst aus dieser sicheren Entfernung konnte ich das Bild der Cookies nicht vollständig abschütteln. Schließlich verließ ich das Haus, ohne sie gegessen zu haben, und war unglaublich stolz auf mich.

Stunden später betrat ich das Caffè Greco am North Beach, wo man angeblich den besten Cappuccino der Stadt bekommt. Auf der Theke stand ein großes Glas mit Cookies. Ich bestellte einen großen Orangen-Schokoladen-Cookie, den ich sofort hastig verschlang.

***

Nach dieser Erfahrung wollte ich herausfinden, was diesem Verhalten zugrunde liegt. Ich wollte begreifen, warum Sarah ständig isst, obwohl es sie unglücklich macht und ihre Gesundheit gefährdet. Und ich wollte wissen, wieso meine Entschlossenheit so leicht in sich zusammengefallen war.

Mir ging es darum, Sarah, mir und Millionen anderen Menschen zu helfen. Also hörte ich genauer hin, wenn jemand mit

Gewichtsproblemen zu kämpfen hatte, so genau, wie ein Arzt es tun sollte. Ich sah aber auch genauer hin und achtete darauf, wie sie mit Essen umgehen. Bald wurde mir klar, dass Sarah nicht die Einzige war.

Meine Unterhaltung mit einem 40-jährigen Reporter, den ich hier Andrew[2] nennen werde, erinnerte mich daran, dass der Kampf weder vom Geschlecht noch von Bildung, Einkommen oder Alter beeinflusst wird. Andrew ist knapp 1,80 Meter groß und wiegt rund 110 Kilo. Er hat furchtlos von vielen Kriegsschauplätzen berichtet sowie mit Djihadisten, Selbstmordattentätern und vom Krieg gezeichneten Soldaten gesprochen. Aber als ich ihm eine Schale M&Ms hinstelle, streckt er die Waffen.

»Wenn bei einer Besprechung oder einem Interview etwas zu essen bereitsteht, denke ich einen großen Teil der Zeit nur noch ans Essen«, gibt er zu. Sein innerer Dialog schwankt dabei zwischen: »Mann, sieht das gut aus, das könnte ich essen« und »Ich werde das jetzt nicht essen, weil ich es nicht brauche«.

Sein innerer Konflikt beginnt frühmorgens und hört den ganzen Tag nicht auf. »Morgens wache ich auf und weiß, dass das Essen mein Feind ist – dass ich mein eigener Feind bin«, stellt er fest. »Es ist unkontrollierbar.«

Mittags ist es der Korb mit frisch gebackenem Brot mit Butter, der Andrew in Versuchung führt. Unterwegs hört er den Ruf von Starbucks, und zu Hause erscheint der Kühlschrank unwiderstehlich. »Es geht einfach immer so weiter«, erzählt er. Wie für so viele Menschen, die ihr Essverhalten nur schwer steuern können, sind Lebensmittel für ihn wie ein Hindernisparcours, den er umschiffen muss.

Besonders kritisch sind für ihn Drogerien und kleine Supermärkte: Wenn es ihm gelingt, siegreich am Süßwarenregal vorbeizulaufen, fällt sein Blick an der Kasse auf noch mehr Süßigkeiten. Dann greift er zu, legt den Riegel wieder weg, nimmt ihn erneut in die Hand, mehrmals hintereinander. Manchmal gewinnt er den Kampf und geht ohne die Süßigkeit aus dem Laden, manchmal nicht. Wenn er ihn kauft, ist er mitunter so enttäuscht von sich, dass er die Hälfte in den Müll schmeißt – ehe er die andere Hälfte verputzt.

In seinem Kopf hört er immer dasselbe Lied: »Sobald ich meine Schale Cornflakes aufgegessen habe, denke ich: ›Und jetzt nehme ich eine Banane und einen Apfel mit zur Arbeit, damit ich mir im Büro nicht gleich einen Muffin hole.‹«

Aber jeder Erfolg ist nur von kurzer Dauer – bald kreisen seine Gedanken wieder nur ums Essen. »Ich führe Selbstgespräche«, gesteht Andrew. »Ich frage mich: ›Was bekomme ich zu Mittag?‹, ›Was ist, wenn ich um drei Uhr wieder Hunger habe?‹, ›Was gibt es zum Abendessen? Ich hoffe, es ist gut.‹«

An einem erfolgreichen Tag voller Selbstbeherrschung nimmt Andrew die von ihm angestrebte Menge von etwa 1500 Kalorien zu sich. Damit könnte er sein Gewicht reduzieren. Aber tags drauf werden es leicht wieder 5000 Kalorien. Meistens merkt er nicht, wann er satt ist, und wundert sich, wenn andere weniger aufs Essen fixiert sind.

»Ich kann mich leichter in einen Selbstmordattentäter hineinversetzen als in jemanden, der nicht ans Essen denkt«, erklärt er mir todernst.

Andrew mag am liebsten Pizza. Sobald ihm der Geruch von Pizza in die Nase weht, ist er effektiv abgelenkt. »Dann kann ich nur noch an diese Pizza denken«, gesteht er.

»Es gibt fast nichts, was mich so in den Bann ziehen kann wie Pizza. Ich sage Ihnen, Essen spricht. Jedes Essen spricht. Ich wette, ein Spieler, der ein Kasino betritt, verspürt Resignation, weil er jetzt gleich spielen und Geld verlieren wird. Ich glaube, diese Erkenntnis ist ihm unangenehm, aber sie ist auch spannend. Wenn ich in eine Pizzeria gehe, komme ich mir vor wie ein Spieler, und es scheint, als würde die Zeit stillstehen. Sie steht tatsächlich still. Man befindet sich außerhalb der Zeit und nicht mehr im eigenen Körper. Ich tue so, als würde mein Handeln folgenlos bleiben. Dann gibt es nur noch mich und diese Pizza, die Pizza und mich. Das ist das Gefühl.«

Ich hatte überhaupt nicht vorgehabt, Andrew zu quälen, als ich ihm die M&Ms hinstellte und ihn fragte, wie es ihm damit ginge.

»Sie stellen eine unglaubliche Ablenkung dar«, räumt er ein.

»Würde es Ihnen besser gehen, wenn Sie welche essen?«

Andrew erklärt, dass der erste Bissen ihm einen »Kick« geben würde. Doch wenn er eines nach dem anderen einwerfe, würde bald leichte Übelkeit folgen. »Mehr als zehn bis fünfzehn M&Ms sind einfach zu viel. Das ist, als ob der Zucker mir ein Loch in den Bauch gräbt.«

Trotzdem isst er normalerweise weiter. Ich registriere ein gewisses Maß an Selbsthass, als Andrew fortfährt: »Am schlimmsten ist es, wenn mich jemand dabei ertappt, wie ich M&Ms kaufe.« Normalerweise schiebt er seine Beute in die Tasche, sobald er durch die Kasse ist, damit es bloß niemand sieht.

»Ich bin dick«, stellt er lakonisch fest, »und wer will schon sehen, wie ein Fettkloß ungesundes Zeug isst? Das wirkt doch abstoßend.«

»Und wie geht es Ihnen nach dem Essen?«, frage ich.

»Dann sage ich mir: ›Wieder zu wenig Selbstkontrolle, wieder 240 Kalorien, die du nicht brauchst.‹ Aber gegen die Verlockung eines M&M können rationale Gedanken nichts ausrichten.«

Nichts anderes hat solche Macht über Andrew, der es doch gewohnt ist, frei über sein Leben zu bestimmen. »Ein lebloses Ding, lebloses Essen hat solche Macht«, wundert er sich leicht angewidert. Andrew durchschaut durchaus, mit welcher Belohnung das Essen lockt. »Es macht den Tag bunter«, erklärt er. Was ihn anzieht, ist: »Trost, Anregung, Beruhigung, Glück und dass der Tag etwas lustiger wird.«

In Andrews Augen ist Amerika zum »Essenstollhaus« geworden, einem »Jahrmarkt der Köstlichkeiten, lecker, fettig, salzig, voller Zucker und zudem noch überall preiswert zu haben. Wie kann man von jemandem erwarten, zum Jahrmarkt zu gehen, ohne mitzumachen? Alles ist bunt und grell, lustig und aufregend. Und überall diese Geräusche. Natürlich will man dabei sein, mitspielen, sein Geld für diese Reize ausgeben.«

»Fühlen Sie sich nach dem Essen besser?«, frage ich.

»Merkwürdigerweise ist es ja ziemlich unlogisch, endlos viel in sich hineinzustopfen, weil das Gefühl sofort verfliegt«, meint er. »Man erzeugt nur für einen kurzen Augenblick ein gutes Gefühl, aber der bleibt ja nicht.«

Das ist die klassische Beschreibung des körpereigenen Belohnungssystems. »Das gute Gefühl ist flüchtig, aber genau das verstärkt das Verhalten«, erläutere ich. »Weil es nicht andauert, will man es ständig wiederholen.«

Mich interessiert, ob Andrew klar ist, weshalb er sich nicht beherrschen kann, doch er hat keine Erklärung dafür. »Keine Ahnung«, lautet die Antwort. Aber er möchte unbedingt erfahren, warum das Essen solche Macht über ihn hat.

»Sie sind auf Essen konditioniert – und auf bestimmte Reize, die Sie an bestimmte Nahrungsmittel erinnern«, teile ich ihm mit. »Diese Signale bündeln Ihre Aufmerksamkeit, wecken Vorfreude und bauen ein Verlangen auf.« Ich möchte Andrew begreiflich machen, dass viele Menschen genauso auf Essen konditioniert sind wie er und sich genauso wenig beherrschen können.

Mit bemerkenswertem Erfolg stellt die Nahrungsmittelindustrie Produkte bereit, die Menschen wie ihn in ihren Bann ziehen. Selbst wenn Hersteller, Produktentwickler und die Gastronomie den wissenschaftlichen Hintergrund ihres Erfolges nicht kennen, wissen sie doch, dass Zucker, Fett und Salz sich gut verkaufen. Und damit nehmen sie Andrew ins Visier, als hätte er eine Zielscheibe auf der Brust.

Viele werden bei besonderen Leckerbissen schwach, doch nicht alle nehmen dabei zu. Ich sprach auch mit einer jungen Jurastudentin, die ich hier Samantha nennen möchte. Sie ist 25 Jahre alt, 1,67 Meter groß und wiegt 55 Kilo, doch ihre Worte könnten auch von Sarah oder Andrew stammen.

»Wenn man mir etwas zu essen hinstellt, kann ich mich nur mit Mühe beherrschen«, erzählt sie. »Ich gehe nur noch ungern zur Arbeit, weil überall Süßigkeiten herumstehen. Ich lerne bewusst nicht zu Hause, sondern in der Bibliothek, weil man dorthin nichts Essbares mitbringen darf.«

»Ich denke immer, es wäre doch so einfach, nur gesunde Sachen zu essen – warum kann ich das nicht? Stattdessen erfinde ich die absurdesten Ausreden, warum ich etwas esse. Meinen Freunden ergeht es genauso, und wir staunen über Leute, die anders sind. Mir ist schleierhaft, wie sie das machen.«

Samantha bleibt schlank, weil sie der Verlockung nicht immer nachgibt und intensiv Sport treibt. Aber es ist ein verzweifelter Kampf, und letztlich ist sie genauso frustriert wie die vielen Übergewichtigen, mit denen ich gesprochen habe.

»Sobald ich nicht mehr aktiv bin, überlege ich, was ich essen will. Das ist doch verrückt. Wenn ich das laut sage, komme ich mir lächerlich vor. Es sollte nicht so übermächtig sein. Ich bin doch eine intelligente Frau und habe ein erfülltes Leben. Dass ich jeden Tag stundenlang ans Essen denke, regt mich auf. Ich sollte an mein Studium denken, anstatt zu überlegen, wie viele Schokobonbons ich heute schon vertilgt habe.«

Eine Kollegin von mir – nennen wir sie hier Claudia – berichtet Ähnliches. Auf meine Frage »Was geschieht, wenn du anfängst zu essen?«, antwortet sie: »Manchmal kann ich nicht mehr aufhören. Das passiert nicht immer, aber wenn etwas Leckeres vor mir steht oder ich aus irgendeinem Grund viel ans Essen gedacht habe, esse ich immer weiter, manchmal bis mir schlecht wird.«

Auf meine Ermunterung hin, fortzufahren, erzählt sie: »Es gibt Tage, an denen ich vom Essen träume. Dann denke ich daran, wie ich mal etwas besonders Gutes hatte, und möchte wieder dieselbe Vorfreude, das Glück und die Befriedigung erleben wie damals.« Die Erinnerungen an solche Gaumenfreuden sprudeln geradezu aus ihr heraus. Ein Geburtstagsessen in einem besonderen Lokal vor fünf Jahren, ein perfektes Stück Pizza mitten in der Nacht und etwas, das sie als Charlies Cookies bezeichnet – »ein Vorgeschmack auf den Himmel auf Erden«.

Unter den Favoriten auf ihrer Liste finden sich auch Smoothies, gegrillte Maiskolben, Schokoriegel und Kartoffelchips. Bestimmte Produkte erinnern sie offenbar an ihre Kindheit oder andere glückliche Momente. Zum Beispiel diese Nudelsoße, die sie schon mit fünf am liebsten direkt aus dem Glas löffelte. »Ich bin ganz wild auf die Gerichte, die mein Vater früher für mich gekocht hat, und auf das, was es im College in der Mensa gab«, erklärt sie.

Nicht alles, was sie erwähnt, würde eine Ernährungsberaterin zusammenzucken lassen – sie hat auch mal großen Appetit auf frisches Obst oder einen guten Salat. Doch die Fixierung auf Essen, auf das, was sie mag, ist wie ein roter Faden. »Das ist es, was mich beschäftigt und warum ich es nicht erwarten kann, nach Hause zu kommen«, räumt sie ein. »Wenn ich allein bin, esse ich normalerweise unablässig.«

»Und weißt du, warum du das tust?«, hake ich nach.

Sie schüttelt den Kopf. »Nein, das weiß ich nicht.«

Millionen Menschen sind wie Sarah, Andrew, Samantha und Claudia. Sie haben keine der Essstörungen, die wir mittlerweile diagnostizieren und behandeln können, aber ihr Denken kreist ständig ums Essen. Und wenn sie einmal damit anfangen, können sie kaum noch aufhören. Sie essen weiter, obwohl sie schon lange satt sind. Bisher hat sich niemand der Frage gestellt, warum das so ist und wie man sein Essverhalten beherrschen lernen kann. Darum widme ich dieses Buch genau diesem Thema.[3]

Zucker, Fett und Salz

1 | Die Veränderung: Amerika verfettet

Viele tausend Jahre hindurch blieb das menschliche Körpergewicht bemerkenswert stabil.[1] Erwachsene verzehrten in der Regel nicht mehr Nahrung, als sie durch körperliche Anstrengung verbrauchten. Übergewicht war eine Ausnahmeerscheinung. Millionen Kalorien passierten den Körper, aber die breite Masse nahm weder auffällig zu noch ab. Biologisch schien das System absolut ausgewogen zu sein.

Doch in den 80er-Jahren des 20. Jahrhunderts setzte eine Veränderung ein.[2] Eine der Ersten, der dieser Trend auffiel, war Katherine Flegal, die damals am amerikanischen *Center for Disease Control and Prevention* ein Forschungsteam leitete. Wie viele gute Wissenschaftler zweifelte sie angesichts der unerwarteten Ergebnisse zunächst an ihren Zahlen.

Flegal hatte Daten aus einer sehr umfangreichen bundesstaatenübergreifenden Umfrage zu Gesundheit und Ernährungsstatus in amerikanischen Haushalten ausgewertet. Ihre Zahlen deuteten darauf hin, dass die Zahl der Übergewichtigen dramatisch in die Höhe geschnellt war.[3]

So etwas hatte es noch nie gegeben. In früheren Jahrzehnten hatten amerikanische Erwachsene üblicherweise zwischen 20 und 40 ein paar Kilo zugelegt und diese dann zwischen 60 und 70 wieder verloren.

Der Umbruch, der Katherine Flegal aufmerken ließ, war aus den Daten einer nationalen Studie, die zwischen 1988 und 1991 erhoben worden war, ersichtlich. Sie ergaben, dass insgesamt ein Drittel der Bevölkerung zwischen 20 und 74 Jahren übergewichtig war. In nicht einmal zwölf Jahren war die Zahl der übergewichtigen Amerikaner um acht Prozent gestiegen – das sind etwa 20 Millionen Menschen und damit ungefähr die Einwohnerzahl des Staates New York.

Ausbildung und Berufserfahrung hatten Flegal gelehrt, skeptisch zu bleiben. In eine komplexe, anspruchsvolle Umfrage können sich auf vielerlei Weise Fehler einschleichen, und Daten weisen oft Ungereimtheiten auf, die bei genauerem Hinsehen wieder verschwinden. Flegal wusste, dass sie exakte Informationen brauchte, bevor sie Alarm schlagen konnte.

»Wir waren wirklich superpingelig«, erzählt sie, als sie mir beschreibt, wie ihr Team die Regionalanalysen, zeitlichen Trends und Qualitätsprüfungsmaßnahmen untersuchte.[4] Aber nichts daran war ungewöhnlich. Der Befund eines abrupten Anstiegs der Anzahl übergewichtiger Amerikaner schien zu stimmen.

Dennoch blieb sie unsicher, besonders da es offenbar niemand anderem auffiel, dass die Amerikaner als Nation an Gewicht zulegten. In der Hoffnung auf Studien, die ihre Ergebnisse bestätigten, durchsuchten ihre Mitarbeiter die aktuelle Literatur, fanden aber nur wenige relevante Artikel. Bei beruflichen Zusammenkünften fragte Flegal andere Forscher nebenbei, wie es aus ihrer Sicht um das Gewicht der Amerikaner bestellt sei, und hörte meistens: »Oh, das ist wie immer.«

Die Amerikaner legten also Kilo um Kilo zu, doch die zusätzlichen Pfunde blieben lange unsichtbar. Weder Ärzte noch Wissenschaftler oder die Regierung schienen von dem Trend Notiz zu nehmen.

Also schrieb ihr Team die Daten auf und ging damit an die Presse. Im Juli 1994 erschien die Studie im *Journal of the American Medical Association*. Der Artikel beschrieb, dass bei einem Vergleich gegenwärtiger und früherer Daten zum Übergewicht »in allen Bevölkerungsgruppen ein dramatischer Anstieg bei beiden Geschlechtern« zu verzeichnen sei.[5] Wenn ein angesehenes wissenschaftliches Journal den Ausdruck »dramatisch« verwendet, herrscht Alarmstufe Rot. Die Ergebnisse waren quer durch die Bank praktisch gleich: Bei Männern und Frauen, ob alt oder jung, ob schwarz oder weiß, hatte die Zahl der Übergewichtigen massiv zugenommen.

Ich rief Katherine Flegal an und bat sie, mir zu schildern, wie sich das Durchschnittsgewicht verändert hat. Ihre Kurven zeigen, dass die Menschen mit jedem Jahrzehnt dicker wurden.[6] 1960 lag das Durchschnittsgewicht der Frauen zwischen 20 und 29 noch bei 56 Kilo. Im Jahr 2000 erreichte das durchschnittliche Gewicht dieser Altersgruppe bereits 70 Kilo.

Ein ähnlicher Trend war in der Gruppe der 40- bis 49-Jährigen zu beobachten, in der das Durchschnittsgewicht zwischen 1960 und 2000 von knapp 60 auf 71,5 Kilo anstieg.

Auffällig war auch, dass wir bereits zu Beginn unseres Erwachsenenlebens deutlich schwerer sind als früher. Die Gewichtszunahme findet demnach in Kindheit und Jugend statt.[7] Und zwischen 20 und 40 legen viele weiter zu. Dabei sammeln sich beim Durchschnittsmann nicht mehr nur ein paar Pfund, sondern rund fünf Kilo an.

Flegal machte eine weitere Beobachtung: Auch wenn im

Durchschnitt alle schwerer wurden, nahmen die schwersten Menschen überproportional stärker zu als die übrigen.[8] Die Kluft zwischen dem oberen und dem unteren Ende der Gewichtskurve wurde breiter. Beim Thema Übergewicht ging es in erster Linie darum, dass die Dicken noch mehr Gewicht auf die Waage brachten.

Auch in Europa verläuft die Entwicklung ähnlich, wenn auch nicht ganz so dramatisch. In den letzten 30 Jahren hat sich die Anzahl der Betroffenen in Europa verdreifacht und steigt weiterhin in alarmierendem Tempo an, besonders bei Kindern.

Deutschland nimmt dabei mit den meisten übergewichtigen bis fettsüchtigen Bürgern den Spitzenplatz ein. Seit Ende der 90er-Jahre hat sich die Anzahl der Deutschen, die zu viel auf die Waage bringen, nahezu verdoppelt. Schätzungen zufolge entfallen sieben Prozent der gesamten Gesundheitskosten in der Europäischen Union auf die Behandlung übergewichtsbedingter Erkrankungen.

Natürlich sind Nahrungsmittel seit den 70er- und 80er-Jahren leichter verfügbar. Die Portionen sind größer, überall trifft man auf Fastfood-Ketten, es gibt mehr Schnellimbisse, und wir essen seltener zu Hause. Aber dass Nahrung überall und jederzeit bereitsteht, bedeutet doch nicht, dass wir sie essen müssen. Warum schlagen wir uns so den Bauch voll?

Im Gegensatz zu früher haben wir nicht mehr zu befürchten, dass Nahrungsmittel knapp werden können. In der Bibel folgen auf sieben satte Jahre unweigerlich sieben Hungerjahre, für die wir uns mit Fettpolstern rüsten mussten. Aber in unseren Breiten, wo das ganze Jahr über Südfrüchte im Supermarkt liegen, sind solche Zeiten vorbei.

Der Drang zum übermäßigen Essen entspringt weder dem

Hunger noch der Liebe zur guten Küche. Beides ist kein Grund für die unkontrollierte Esslust, die bei Sarah, Andrew, Claudia und so vielen anderen zu erkennen ist.

Zudem wissen wir, dass dieses Verhalten nicht nur Übergewichtigen zu schaffen macht. Selbst schlanke Menschen wie Samantha kämpfen mit ihrem Drang, zu viel zu essen. Nur mit eiserner Disziplin können sie ihrem schier überwältigenden Fresstrieb widerstehen.

Und Hilfe ist bisher kaum in Sicht. Familie, Freunde und Kollegen wissen oft nicht genug, um Betroffene zu unterstützen. Selbst Ärzte und andere Beschäftigte des Gesundheitssystems glauben nach wie vor, dass es Übergewichtigen nur an Willenskraft oder Selbstachtung mangle.[9] Nur wenige Mediziner, Ernährungsberater, Psychologen oder Gesundheitsexperten registrieren das typische Muster des Überessens, das so verbreitet ist. Niemand erkennt, dass der Kontrollverlust eben das Charakteristische daran ist.

Diejenigen, die vor der Anziehungskraft des Essens kapituliert haben, geben Milliarden aus, um sich von den überschüssigen Pfunden zu befreien, doch meist werfen sie ihr Geld zum Fenster hinaus, weil sie vergeblich hoffen, das mühsam erhungerte Gewicht langfristig zu halten.

Wir verstehen noch nicht, warum manche Nahrungsmittel uns dazu verleiten, immer mehr davon zu essen. Niemand begreift, was hier wirklich vorgeht. Ich möchte versuchen, das zu erklären.

2 | Taub für die Signale des Körpers

Menschen werden dick, weil sie mehr essen als Menschen, die schlank sind. Das klingt wie eine Binsenweisheit, wurde aber jahrzehntelang bezweifelt. Noch heute hinterfragen wir den Zusammenhang zwischen Nahrungszufuhr und Gewichtszunahme. Aber wir haben endlich stichhaltige Beweise, dass man in erster Linie deshalb zunimmt, weil man zu viel isst.

Die Verwirrung lässt sich zumindest teilweise darauf zurückführen, dass Menschen gebeten wurden, alles aufzuschreiben, was sie zu sich nahmen. Dabei erschien der Unterschied zwischen schlanken und übergewichtigen Personen unauffällig. Diese Beobachtung führte zu allen möglichen Theorien über den Anteil des Stoffwechsels, der Nahrungszusammensetzung und der Gene an der Gewichtszunahme. Es dauerte lange, bis wir zu der Einsicht kamen, dass die Erklärung viel einfacher ist: Die meisten Leute mogeln beim Aufschreiben, und Übergewichtige sind besonders unzuverlässig. Essen läuft weitgehend unbewusst ab, so dass wir leicht unterschätzen, wie viel Nahrung wir dem eigenen Körper tatsächlich zukommen lassen.

Die Verhaltensneurowissenschaftler Sharon Pearcey und John de Castro verglichen die Nahrungszufuhr einer Gruppe, die innerhalb von sechs Monaten mehr als fünf Prozent ihres Körpergewichts zugelegt hatte, mit einer Gruppe ohne auffällige Gewichtsschwankungen im gleichen Zeitraum.[1] Die Teilnehmer erhielten ein Tagebuch und wurden gebeten, jeden Bissen und jeden Schluck akribisch festzuhalten. Außerdem sollten sie aufschreiben, wann, wo und mit wem sie gegessen und wie hungrig, durstig, niedergeschlagen oder besorgt sie sich vor und nach dem Essen jeweils gefühlt hatten. Zur noch genaueren Dokumentation bekamen alle Teilnehmer eine Kamera, mit der sie ihre Teller vor und nach dem Essen fotografieren sollten. Jedes Bild erhielt automatisch einen Vermerk mit Uhrzeit und Datum.

Das Projekt bestätigte, dass Menschen dazu neigen, ihre Nahrungszufuhr erheblich zu unterschätzen – dieses Ergebnis galt für beide Teilnehmergruppen. Es zeigte sich aber auch ein offensichtlicher und erheblicher Unterschied: Diejenigen, die zunahmen, verzehrten pro Tag im Durchschnitt fast 400 Kalorien mehr als die Vergleichsgruppe. Damit wurden sie etwa alle drei Wochen ein Kilo schwerer.

In einer anderen Studie verfolgten Forscher über mehrere Jahre die Gewichtsentwicklung einer Gruppe Kinder.[2] Dabei stellte sich heraus, dass das Gewicht der Eltern und der Energieverbrauch der Kinder nicht so entscheidend waren wie die Kalorienzufuhr. Kinder, die mehr aßen, brachten auch mehr auf die Waage.

Viel Bewegung kann zwar dazu beitragen, das Gewicht zu halten, doch Studien zeigen, dass das Level der körperlichen Aktivität nicht automatisch dazu taugt, eine Gewichtszunahme vorherzusagen.[3] Überraschenderweise liefern auch Stoffwechselerkrankungen keine Erklärung. Die meisten Studien zeigen sogar, dass fettsüchtige Personen (als fettsüchtig gilt man ab einem BMI von 30 oder mehr) oder Übergewichtige (BMI zwischen 25 und 30) mehr Energie verbrennen als normalgewichtige Vergleichsgruppen.

Je mehr wir essen, desto schwerer werden wir. Mitunter ist die naheliegendste Erklärung am Ende doch die richtige.

Über 100 Jahre vermutete die Wissenschaft beim Menschen biologische Regelkreise, welche die konsumierten Kalorien (unsere Energiezufuhr) und die verbrannten Kalorien (unseren Energieverbrauch) im Gleichgewicht halten. Angeblich sorgt dieser dynamische Prozess dafür, dass der Fettanteil im Körper halbwegs stabil bleibt und es nicht zu größeren Gewichtsschwankungen kommt.

Wir sind davon ausgegangen, dass der Körper sich durch ein internes Rückmeldesystem, die Homöostase, reguliert.[4] So wie der Körper versucht, Temperatur oder Blutdruck in relativ engen Grenzen zu halten, müsste auch dem Energiehaushalt ein homöostatischer Prozess zugrunde liegen, der die Energiespeicher des Körpers stabilisiert. Über enge Wechselwirkungen zwischen Nahrungsaufnahme und Energieverbrauch gestattet uns diese biologische Strategie, jedes Jahr Unmengen Kalorien zu konsumieren, ohne dass sich das Gewicht grundlegend verändert.

Dieses hochkomplizierte System lässt sich ganz einfach erklären: Viele Teile des Körpers kommunizieren miteinander. Das Gehirn ist die Kommandozentrale eines ausgefeilten Kommunikationssystems zur Regulierung des Energiehaushalts.[5] Zu diesem System gehören Gehirn, zentrales und peripheres Nervensystem, Magen-Darm-Trakt, Hormonsystem und Fettgewebe. Der Hypothalamus im Gehirn empfängt Signale von allen Beteiligten, analysiert die Informationen und entscheidet, was zur Erhaltung des Körpergewichts erforderlich ist.[6]

Mittlerweile hat sich jedoch herausgestellt, dass dieses homöostatische System weniger wirksam ist, als viele Wissenschaftler glaubten. Wenn der menschliche Körper den Energiehaushalt effektiv steuern könnte, würden wir nicht so stark zunehmen. Wir würden einen Ausgleich finden, entweder durch höheren Kalorienverbrauch oder durch Appetitverlust. Diese Reaktionen bleiben jedoch aus.

In den letzten zehn Jahren suchte die Wissenschaft daher nach Fehlern im homöostatischen System, um dieses Phänomen zu erklären. Die Ergebnisse waren enttäuschend. Es wurden zwar verschiedene genetische und chemische Defekte entdeckt, doch diese sind selten und können die üblichen Formen starken Übergewichts nicht erklären.

Robert De Niros Bemühungen, für den Film *Wie ein wilder Stier* (1980) erst zu- und dann wieder abzunehmen, zeigen die Grenzen des homöostatischen Systems. Hollywoodstars scheinen mit einem Durchschnittsmenschen wenig gemeinsam zu haben, aber die Extreme, die De Niro für diese Rolle durchleben musste, verhalfen uns zu Informationen, die wir durch andere Experimente kaum hätten bekommen können.

Zuerst legte De Niro für den Film 30 Kilo zu, indem er sich mit kalorienreichem Essen vollstopfte, dann verlor er einen Großteil dieses Gewichts wieder.[7]

Als ich ihn fragte, wie ihm das gelungen sei, erklärte er, dass die ersten 15 bis 20 Kilo ganz leicht waren: »Ich habe den Gummi ausgedehnt und wieder zurückschnellen lassen.«

Die letzten zehn Kilo hingegen waren viel schwieriger. Sein Körper schien sich bei einem höheren Gewicht einpendeln zu wollen. Um zu seinem Ursprungsgewicht zurückzukehren, musste De Niro unablässig auf der Hut sein. Er verglich die ganze Prozedur mit der Mühe eines Alkoholikers, trocken zu bleiben. Ohne Kenntnis der biologischen Abläufe hatte De Niro bemerkt, dass das homöostatische System kein Selbstläufer ist.

Trotz aller Studien zum körpereigenen Gleichgewicht wird die Nahrungsaufnahme nicht nur dadurch reguliert. Die Forschung zeigt, dass unsere Nahrungsauswahl nicht nur von Signalen aus dem Gehirn zur Gewichtserhaltung abhängt. Es ist noch eine zweite Gehirnregion mit anderen Schaltkreisen beteiligt, die oft das Kommando übernimmt, und zwar das Belohnungssystem. Und im Kampf zwischen Energiegleichgewicht und Belohnung erweist sich das Belohnungssystem als siegreich.

———

Wie das homöostatische System will auch das körpereigene Belohnungssystem unser Überleben sichern und ermuntert uns daher zu so angenehmen Dingen wie Sex und Essen. Dabei sind wichtige biologische Faktoren im Spiel, die dazu führen, dass wir uns etwas so stark wünschen, dass wir uns dafür anstrengen, und dass wir uns kurzfristig besser fühlen, sobald wir es bekommen. Die Motivation zum Handeln erwächst aus der Erwartung einer Belohnung.[8]

Die Motivationsschaltkreise im Gehirn haben sich über Jahrtausende entwickelt, um uns am Leben zu erhalten. Sobald sie durch Umweltreize aktiviert werden, erzeugen sie eine emotionale Reaktion, die unser Verhalten antreibt. Mit anderen Worten: Wir erhalten eine Information und handeln entsprechend. Wenn die Botschaft lautet »Das ist gut«, trauen wir uns näher ran, um davon zu profitieren; lautet die Botschaft »Das ist gefährlich«, ziehen wir uns eher zurück.

Durch Tierversuche ist belegt, dass sich die Belohnungszentren im Gehirn auch künstlich durch Elektroden stimulieren lassen. Eine Studie ergab, dass Tiere bei einer Stimulation im Bereich des seitlichen Hypothalamus kräftig weiterfraßen, obwohl sie normalerweise längst aufgehört hätten.

Eine andere Studie demonstriert die Macht des Belohnungs-systems noch deutlicher. In diesem Fall wurde der Boden des Versuchsraums unter Strom gesetzt, so dass die Tiere einen un-angenehmen Schlag bekommen würden. Am anderen Ende des Raumes gab es Nahrung. Die Tiere mussten also über den elektri-fizierten Boden laufen, um ihr Futter zu erreichen. Der Elektro-schock war stark genug, um ein Tier, das eine Weile nichts gefres-sen hatte, davon abzuhalten, für Futter über den Boden zu laufen. Unter normalen Umständen war der Hunger angesichts der ab-sehbaren Folgen also kein ausreichender Handlungsanreiz. Bei Stimulierung der Belohnungszentren ergab sich jedoch genau das Gegenteil: Jetzt liefen selbst Tiere, die gar nicht hungrig wa-ren, über den elektrifizierten Boden, um ihre Belohnung zu er-gattern.[9]

Jenseits von Laborbedingungen gibt es natürlich andere Reize. Und daraus erwachsen für die Wissenschaft provozierende Fra-gen. Können auch diese Reize die Belohnungszentren im Gehirn ansprechen? Ist es möglich, dass bestimmte Speisen uns so stark reizen, dass wir weiteressen – und einfach nicht mehr aufhören können? → Belohnungszentrum

3 | Zucker, Fett und Salz fordern: Immer mehr!

Um zu begreifen, wie Essen mehr Essen fördert – und warum die Homöostase ständig unter Beschuss steht –, müssen wir erst einmal das Konzept von »Schmackhaftigkeit« aus wissenschaftlicher Sicht verstehen. Im normalen Sprachgebrauch bedeutet »schmackhaft«, dass etwas angenehm schmeckt. In der Wissenschaft hingegen bezieht sich dieser Begriff in erster Linie auf die Fähigkeit eines Nahrungsmittels, den Appetit anzuregen und uns zum Weiteressen zu animieren. Schmackhaftigkeit hat natürlich mit dem Geschmack zu tun, aber insbesondere auch mit der Motivation, sich diesen Geschmack zu sichern. Sie ist der Grund, weshalb wir mehr wollen.

Schmackhaftigkeit beruht weitgehend darauf, wie umfassend unsere Sinne angesprochen werden. Besonders schmackhafte Speisen enthalten in der Regel eine gewisse Menge an Zucker, Fett und Salz. Alle Eigenschaften schmackhafter Speisen, die unsere Sinne ansprechen – die angenehm kalte Cremigkeit von Vanilleeis, der Duft von frisch gebackenem Schokoladenkuchen, die knusprige Haut eines Hähnchenflügels mit einem Klecks Honigsenfsauce –, regen den Appetit an. Nicht der Hunger, sondern diese Stimulierung – oder die Erwartung dieser Stimulierung – veranlasst uns dazu, weiter Nahrung in den Mund zu schieben, obwohl unser Kalorienbedarf längst gedeckt ist. »Schmackhaftes Essen macht Appetit«, erklärt Peter Rogers, Biopsychologe an der englischen Universität Bristol. »Es ist ein Anreiz zu essen.«[1]

Unsere Vorliebe für Süßes überrascht wenig. Neugeborene, die kleine Tropfen Zuckerlösung erhalten, verziehen erfreut das Gesicht. Je süßer die Lösung, desto besser wird sie angenommen.

Adam Drewnowski von der Universität Washington in Seattle untersucht seit 30 Jahren menschliche Vorlieben für bestimmte Geschmäcker und Lebensmittel sowie das entsprechende Auswahlverhalten.[2] Wie viele seiner Kollegen konzentrierte er sich anfänglich auf Zucker, war aber bald davon überzeugt, dass Zucker nicht der einzige Grund ist, warum wir so stark auf Süßes reagieren. In diesem Fall würden nämlich mehr Leute einfach eine Packung Zucker aufreißen und in sich hineinlöffeln.

Erst in den 80er-Jahren begann man, das Fett genauer unter die Lupe zu nehmen. »Man achtete nur auf die Belohnungsreaktion auf Zucker, als wäre Zucker der einzige Bestandteil im Essen, auf den Menschen reagieren«, erzählt Drewnowski. Weil er sicher war, dass mehr dahintersteckte, forschte er weiter und fand heraus, dass wir nicht nach Zucker an sich gieren, sondern nach Zucker in Kombination mit Fett. »Das Fett«, so schreibt er, »bestimmt die charakteristische Konsistenz, den Geschmack und das Aroma vieler Nahrungsmittel und damit in hohem Maße auch die Schmackhaftigkeit der Nahrung.«

Weil Fett im Mund so viele unterschiedliche Gefühle hervorruft, können wir nicht immer feststellen, welche Speise am meisten Fett enthält oder warum wir eine Zucker-Fett-Mischung einer anderen vorziehen. Aber wir können in jedem Fall auf das zeigen, was wir am liebsten mögen.

Drewnowski führte eine Studie durch, in der er fünf verschiedene Milchprodukte unterschiedlich stark zuckerte – Magermilch, Vollmilch, Kaffeesahne, Schlagsahne und Schlagsahne mit Distelöl. Magermilch enthält praktisch kein Fett mehr, die Sahne-Öl-Mischung hingegen über 50 Prozent. Auf die Frage, welches

Produkt am besten schmecke, erhielten die gesüßten Mager-
milchprodukte (viel Zucker und wenig Fett) und die ungesüßte
Sahne (viel Fett, wenig Zucker) die schlechtesten Punktzahlen.
Wenn fettarme und fettreiche Produkte dieselbe Menge Zucker
enthielten, wählten die Testpersonen unweigerlich die fettreichere Variante. Demnach beeinflussen Fett- *und* Zuckergehalt
unsere Vorlieben.

Menschen bevorzugen demnach Kombinationen aus Zucker
und Fett, und das essen sie auch am meisten. Gaumenfreuden
sind in hohem Maß eine Frage der optimalen Kombination aus
beidem. Damit kann ein Gericht nicht nur schmackhaft, sondern
»hyperschmackhaft« werden.

Es ist jedoch auch möglich, etwas *zu* süß, *zu* fett oder *zu* salzig zu
machen. Viele Menschen haben ihren persönlichen »Kulminationspunkt«, den Punkt, an dem wir aus Zucker, Fett oder Salz den
größten Genuss ziehen.[3] In der Wissenschaft wird dies als umge-
kehrte U-Kurve dargestellt: Je mehr Zucker zugesetzt wird, desto
angenehmer schmeckt eine Speise, bis wir ganz oben auf der
Kurve den Kulminationspunkt erreichen. Anschließend geht der
Genuss wieder zurück. Bei gesüßten Getränken liegt dieser Punkt
bei etwa zehn Prozent. Getränke mit mehr Saccharose empfinden wir in der Regel als zu süß und damit als weniger schmackhaft.

Laut Auskunft des Industrieexperten Dwight Riskey, der einst
bei Frito-Lay beschäftigt war, verläuft die Salzkurve ähnlich, jedoch steiler.[4] Eine kleine Veränderung der Salzkonzentration hat
größere Auswirkungen als eine vergleichbare Veränderung der

Zuckerkonzentration. Deshalb kann man ein Essen so leicht versalzen. Der Kulminationspunkt für Salz richtet sich allerdings auch nach der jeweiligen Speise: Eine Suppe sollte beispielsweise weniger salzig sein als Kartoffelchips oder Cracker. Welche Salzmenge uns schmeckt, kann auch mit frühkindlichen Geschmackserlebnissen zusammenhängen.

———

Wenn jedoch die Mischung stimmt, regt Nahrung den Appetit an.[5] Speisen mit viel Zucker, Fett und Salz steigern das Verlangen nach Speisen mit viel Zucker, Fett und Salz, wie Studien an Mensch und Tier belegen.

Der Arzt Barry Levin, Professor an der New Jersey Medical School, hat dieses Prinzip an Ratten demonstriert. Er hatte zwei Zuchtlinien: Die eine überfraß sich, wenn kalorienreiche Nahrung bereitstand, neigte also zum Übergewicht. Die zweite fraß in der Regel nicht zu viel, war also gegen Übergewicht resistent. Wenn die Ratten aus der resistenten Gruppe eine Zeit lang zu viele Kalorien fraßen, schränkten sie ihren Futterkonsum viel schneller ein als die Ratten mit der Veranlagung zum Übergewicht.

Bot man jedoch beiden Rattenpopulationen eine wohlschmeckende, sahnige Flüssigkeit mit viel Zucker und Fett an, änderte sich dieses Verhalten, und alle Tiere fraßen wild drauflos. Angesichts einer so schmackhaften Kombination »stopfen sie sich einfach nur noch voll«, so Levin. Wenn bei einer resistenten Ratte nur der Fettgehalt der Nahrung erhöht wird, frisst dieses Tier nicht zu viel und wird auch nicht fett. Bei einer Ernährung mit viel Fett und viel Zucker hingegen wird sie genauso fett wie eine übergewichtsanfällige Ratte bei kalorienreicher Ernährung.

Abwechslung und einfache Verfügbarkeit sind weitere Faktoren, die zum Überfressen beitragen.[6] Anthony Sclafani forschte Ende der 60er-Jahre an der Universität Chicago und bemühte sich um ein genaueres Verständnis, welche Faktoren einen übermäßigen Verzehr von Nahrung begünstigen. Als er Tieren fettreiches Futter verabreichte, nahmen diese stärker zu als Tiere, welche die üblichen, eher langweiligen Pellets für Laborratten bekamen, doch die Ergebnisse waren nicht besonders auffällig.

Dann setzte er eine Ratte im Labor zufällig neben einen heruntergefallenen Froot Loop – reichlich Kalorien und jede Menge Zucker. Er war fasziniert, wie schnell das Tier nach dem Getreideprodukt schnappte und zu fressen begann.

Sclafani verwandelte diese Zufallsbeobachtung in ein echtes Experiment. Nachdem er Versuchstiere mit dem Geschmack von Froot Loops vertraut gemacht hatte, ließ er sie auf einem Feld frei laufen. Ratten bleiben normalerweise lieber in den Ecken und würden sich kaum auf freies Gelände wagen, um Pellets zu fressen, doch wenn es Froot Loops gab, liefen sie sofort dorthin.

Als Nächstes prüfte Sclafani die Wirkung der typischen »Supermarktnahrung«. Was er seinen Tieren anbot, war in jedem Laden erhältlich: gesüßte Kondensmilch, Schokoladenkekse, Salami, Käse, Bananen, Marshmallows, Milchschokolade und Erdnussbutter. Nach zehn Tagen wogen die Tiere mit der Supermarktkost deutlich mehr als andere, die ihr Einheitsfutter bekamen. Und die Ratten mit der Supermarktdiät nahmen weiter zu, bis sie schließlich doppelt so schwer waren wie die Tiere der Kontrollgruppe. Sclafani folgerte daraus, dass eine »abwechslungsreiche, schmackhafte Ernährungsweise mit Lebensmitteln aus dem Supermarkt« bei erwachsenen Ratten »besonders effektiv zu ernährungsbedingtem Übergewicht« führt.

Warum fraßen sie weiter? Was war mit der homöostatischen Fähigkeit, Energiezufuhr und Energieverbrauch aufeinander abzustimmen? Warum waren die Ratten gegen die Gewichtszunahme machtlos?

Diese Fragen beantwortet Sclafani mit einem einzigen Satz: »Für eine normale Ratte reicht der freie Zugang zu schmackhaftem Futter aus, um Übergewicht zu begünstigen.«

Zusammen mit den Ergebnissen anderer Forscher stützen Sclafanis Erkenntnisse die Vorstellung, dass das biologische System zur Aufrechterhaltung der Energiebilanz durcheinandergeraten kann, wenn Tiere leichten Zugang zu unterschiedlichen Nahrungsmitteln mit viel Zucker und Fett haben.

Experimente mit Menschen ergaben weitgehend dasselbe, besonders wenn man den Versuchspersonen Dinge anbot, die sie mochten.[7] In einer Studie wurden die Teilnehmer gebeten, sieben Tage lang alles aufzuschreiben, was sie verzehrten, und parallel dazu auf einer Skala von 1 bis 7 anzugeben, wie gern sie es aßen. Die meisten Menschen gaben Lebensmitteln mit hohem Fett- und Zuckergehalt eine höhere Punktzahl. Es überrascht wenig, dass sie auch mehr davon aßen, und zwar fast 44 Prozent mehr bei den Speisen, die sie bei 7 einstuften, als bei denen, die sie mit 3 oder weniger bewertet hatten.

In einer anderen Studie mussten männliche Teilnehmer auf einer Station bleiben, wo ihre Nahrungszufuhr überwacht werden konnte.[8] In den ersten Tagen erhielten die Männer eine Ernährung, mit der sie ihr gegenwärtiges Gewicht halten sollten. Da viele von ihnen deutlich übergewichtig waren, bedeutete das durchschnittlich knapp 3000 Kalorien pro Tag, von denen etwa 50 Prozent aus Kohlenhydraten stammten, 30 Prozent aus Fett und 20 Prozent aus Eiweiß. Anschließend gestattete man den

Teilnehmern freien Zugriff auf zwei Lebensmittelautomaten mit den unterschiedlichsten Gerichten und Zwischenmahlzeiten. Auf diese Weise hatten sie 24 Stunden am Tag Zugang zu Fleisch, Käse und Brot, Tortillas mit Bohnen, Frühstücksflocken, Kuchen und Desserts, Pommes frites, Popcorn und Chips, aber auch Obst, Gemüse, Nüssen und Getränken. Die Teilnehmer wurden gebeten, sich so normal wie möglich zu ernähren.

Das Ergebnis ist leicht zu erraten. Sobald die Teilnehmer nach Belieben essen konnten, konsumierten sie im Durchschnitt 4500 Kalorien am Tag, also 150 Prozent von dem, was sie brauchten, um ihr Gewicht stabil zu halten. Einer aß fast 7000 Kalorien – das entspricht mehr als 20 Cheeseburgern. Insgesamt nahmen die Teilnehmer während des unreglementierten Zeitraums erheblich mehr Fett und weniger Eiweiß zu sich. Die typische Auswahl bestand zu 48 Prozent aus Kohlenhydraten, zu 40 Prozent aus Fett und zu zwölf Prozent aus Proteinen.

All dies ist der wissenschaftliche Beweis für das, was die meisten Menschen aus Erfahrung wissen: Angesichts eines mannigfaltigen Angebots und großer Portionen zucker-, fett- und salzreicher Nahrung schlagen viele von uns nur allzu bereitwillig über die Stränge.

4 | Marketing: Der optimale Reiz

»Mehr Zucker, Fett und Salz steigern den Appetit«, erklärt mir eine hochrangige Führungskraft der Lebensmittelindustrie.[1] Das wusste ich bereits aus der wissenschaftlichen Literatur und aus Gesprächen mit Neurowissenschaftlern und Psychologen. Jetzt sagt ein Insider dasselbe.

Meine Quelle ist ein führender Lebensmitteldesigner – ein Henry Ford der Massenproduktion von Lebensmitteln, der bereit war, ein wenig aus dem Nähkästchen zu plaudern und zu verraten, wie es in seinem Metier zugeht. Aus Rücksicht auf seine Kundenbeziehungen bat er darum, anonym zu bleiben.

Danach jedoch erläutert er mit bemerkenswerter Offenheit, dass die Lebensmittelindustrie ihre Gerichte anhand der »drei Punkte auf dem Kompass« maßschneidert. Zucker, Fett und Salz machen Speisen unwiderstehlich. Sie machen uns nachsichtig und verleihen dem Lebensmittel einen hohen Lustwert.

»Achten Sie beim Lebensmitteldesign gezielt auf einen hohen Lustfaktor?«, frage ich.

»Aber natürlich«, antwortet er ohne jedes Zögern. »Wir werfen so viel wie möglich davon in die Waagschale.«

Während der letzten 20 Jahre ist unser Zugang zu immer schmackhafteren und immer preisgünstigeren Lebensmitteln explosionsartig in die Höhe geschnellt. Im Epizentrum dieser Explosion stehen Schnellrestaurants, wo Amerikaner inzwischen die Hälfte ihres täglichen Lebensmittelbudgets ausgeben. (Auch in Deutschland hat sich die Zahl der Außer-Haus-Esser seit 1996 mehr als verdoppelt.)

Die vielen amerikanischen Schnellketten, die inzwischen auch in Deutschland allgegenwärtig sind, optimieren ihre Produkte gezielt auf den Wunsch, mehr zu essen. Dabei geht es nicht nur um mehr Fett, Zucker und Salz, um die intensive Verarbeitung, die das Kauen vor dem Schlucken praktisch überflüssig macht, oder um die allgegenwärtige Verfügbarkeit solcher Gerichte. Es ist die Kombination all dieser Faktoren – und mehr.

Ich bat den Lebensmitteldesigner, mir die typischen Gerichte von Kentucky Fried Chicken (KFC) zu erklären. Für ihn war diese Form der Zubereitung von Hähnchenfleisch »geradezu die Quintessenz« für den erfolgreichen Versuch, uns mehr Fett auf den Teller zu bugsieren. »Sie haben das Panieren optimiert.«

Der alles übergreifende Ansatz für die Lebensmittelverarbeitung bei KFC ist »ein optimiertes Fettaufnahmesystem«, erklärt er. Mit Mehl, Salz, Natriumglutamat (= Geschmacksverstärker), Maltodextrin (= Stärke-Zucker-Gemisch), Zucker, Maissirup (= Zucker) und Gewürzen enthält die frittierte Panade Geschmacksbestandteile, die alle drei Kriterien (süß, salzig und fett) ansprechen und dem Konsumenten zugleich noch den Eindruck vermitteln, er hätte ein gutes Geschäft gemacht – ein großer Berg Nahrung für wenig Geld. (McDonalds, KFC etc.)

»Wenn Sie all die Panade vom Fleisch abkratzen und daneben legen, wird Ihnen auffallen, wie klein das Stück Hähnchenfleisch ist, das sich in dem Produkt befindet«, fährt er fort zu erläutern. »Der Ansatz von KFC ist in allen Schnellrestaurants zu beobachten, weil er nicht nur den Fettgehalt erhöht, sondern das eigentliche Produkt auch größer aussehen lässt.«

Ursprünglich servierte KFC ein ganzes Hähnchen mit Beilagen, und die Hähnchenkruste war aus »Unmengen Panade und so knusprig und braun, dass das Hähnchen größer aussah und diesen wunderbaren Fettgeschmack hatte«.

Mit der Zeit veränderte die Firma die Grundlage dieser Panade. Im Vergleich zu einem ganzen Hähnchen enthält ein Chicken Nugget weniger Fleisch und einen größeren Fettanteil. Der eigentliche Durchbruch jedoch war »Popcorn Chicken«. »Je kleiner das Stück Fleisch, desto höher der Fettanteil der Kruste«, so der Insider. »Popcorn Chicken« ist wie ein »Home run ... es übertrumpft alles.«

Für die Konzerne ist das zudem profitabler. »Wir verarbeiten schließlich viele preisgünstigere Hähnchenteile. Wenn man davon eine ganze Schachtel bekommt, hat man sofort das Gefühl: ›Wow, so viel und alles für mich!‹, aber vom Volumen her sind etwa zwei Drittel Panade.« Das Produkt wurde »in jeder Hinsicht optimiert« – Fett, Zucker und Salz in Kombination mit dem Eindruck, ein Schnäppchen gemacht zu haben, garantieren praktisch, dass der Kunde darauf anspricht.

Die Hähnchenteile bei KFC werden normalerweise mit Kartoffelbrei serviert. Um Transportkosten zu sparen und Einheitlichkeit zu gewährleisten, wird dieses hoch verarbeitete Produkt in jedem Restaurant frisch zusammengerührt, indem man den getrockneten Kartoffeln einfach Wasser hinzufügt. Dann allerdings »schmeckt es wie aufgeschäumte Stärkemasse«, wie der Lebensmitteldesigner unumwunden einräumt. Die geschmackliche Lösung ist »ein Schuss Sauce« und damit eine kräftige Portion Stärke, Zucker, Salz, Natriumglutamat, Zuckerkulör (ein Farbstoff) und Aromastoffe (ohne jegliches Eiweiß, Ballaststoffe oder Mikronährstoffe).

Seine rhetorische Frage – »Was esse ich wirklich?« – beantwortet er selbst: »Wir essen sehr leicht verdauliche Stärke, die sich sofort auflöst. Man schluckt sie, ohne zu kauen. Ehe man sich's versieht, hat man Unmengen Stärke und damit Kohlenhydrate verdrückt, ohne sich besonders satt zu fühlen.«

Er ging noch andere Angebote beliebter Fastfood-Ketten mit mir durch. Der Whopper von Burger King ist ein gutes Beispiel für ein Produkt, das bereits allen drei Kriterien entsprach, dann aber noch einmal getoppt wurde. Schon in seiner ursprünglichen Form triefte der Burger geradezu vor Fett, Zucker und Salz. Als Burger King jedoch mehr Fleisch, zusätzlichen Käse oder eine Lage Speck hinzufügte, mutierte der Whopper zur Geheimwaffe.

McDonald's hingegen eroberte neues Terrain, indem dort Essen zu jeder Tages- und Nachtzeit bereitsteht. Die deutsche Tradition, die Lebensmittelläden von Samstagabend bis Montag früh zu schließen, öffnete den Fastfood-Ketten, die rund um die Uhr geöffnet haben, Tür und Tor. Man bekommt so leicht etwas zu essen, dass man auch zwischen den Hauptmahlzeiten zugreift. »Das große Wachstumspotential für McDonald's war der Snack zwischendurch«, erklärt der Lebensmitteldesigner. »Damit war die Schranke durchbrochen. Du wirst hungrig, du willst etwas essen, das Gehirn verdrängt, was du eigentlich brauchst, und am Ende holst du dir einen Hamburger und eine Riesencola oder Pommes frites.«

Die Restaurantmanager fanden auch heraus, dass sie ihren Profit mit einem fett- und salzreichen Frühstück weiter steigern konnten. »Sie zogen ihre Schlüsse aus den Menüs für mittags und abends und übertrugen dies auf das Frühstück. Der McMuffin mit Würstchen oder Ei ersetzt den Hamburger. Im Prinzip isst man einen Hamburger zum Frühstück.«

Wahrscheinlich unterstützen die traditionellen deutschen Ernährungsgewohnheiten den Siegeszug von KFC, Burger King und McDonald's in Deutschland. »Das amerikanische Fastfood passt von Natur aus gut zur deutschen Ernährung«, meint mein Informant. »Man könnte Deutschland mit seinen Bäckereien und Currywurstbuden sogar als Erfinder der Imbisskultur bezeichnen.«

Aus diesem Blickwinkel ist die Ausbreitung der Fastfood-Ketten in Deutschland nur die Fortsetzung eines anhaltenden kulturellen Austauschs. Der Hotdog ist die amerikanisierte Version des deutschen Würstchens. »Wie man einen Hotdog macht, haben sich die Amerikaner von den Deutschen abgeschaut. Wir nehmen Fleisch, machen eine Emulsion aus Wasser und Fett und erhalten die optimierte Fettbombe. Jetzt haben die Amerikaner zurückgeschlagen, indem sie den Deutschen zeigen, wie man mit Hamburgern und Hähnchenteilchen drei Fliegen mit einer Klappe schlägt – das ist unsere Rache«, meint der Insider.

Als er mich gegen Ende unseres Gesprächs zur Tür seines Büros begleitet, hält er inne, als würde er seine Worte sorgfältig wählen. Dann stellt er mit der Überzeugung des Insiders fest, die Nahrungsmittelindustrie »manipuliert die Gehirne und Wünsche ihrer Kunden«.

5 | Das persönliche Wohlfühlgewicht

Jahrelang fragte ich mich, warum ich dick bin. Die Wissenschaft suggerierte mir, das wäre Schicksal. Die »Setpoint-Theorie«[1] besagt, dass das Gewicht eines Erwachsenen ein individuell feststehender Wert ist, und dass sich Energiezufuhr und Energieverbrauch so einpendeln, dass dieses Gewicht erhalten bleibt. Dieser Theorie zufolge war ich dick, weil mein körpereigener Thermostat zu hoch eingestellt war. Die Fähigkeit, mit unzureichender oder übertriebener Nahrungsaufnahme fertig zu werden, spiegelt die Aktivität des homöostatischen Systems. Wenn ich also abnehme, bemüht sich mein Körper, das alte Gewicht wiederzuerlangen, indem er meinen Stoffwechsel drosselt, bis ich wieder bei dem mir bestimmten Setpoint bin. Damit liefert die Homöostase eine nette Erklärung, warum Diäten so oft ins Leere laufen.

Wenn der Setpoint jedoch funktionierte, sollte er mich nicht nur vor Gewichtsverlust schützen, sondern auch vor Gewichtszuwachs.[2] Wenn ich mehr esse, müsste mein Körper den Stoffwechsel auf Hochtouren bringen, um mehr Kalorien zu verbrennen – doch das tut er nicht. Um zu begreifen, was die Gewichtskurven so vieler in die Höhe getrieben hat, hilft heutzutage eher das Konzept des Einstellpunkts.[3]

Diese Theorie geht über homöostatische Mechanismen hinaus, weil sie diverse externe Faktoren einbezieht, die das Gewicht beeinflussen. Das etwas facettenreichere Modell des Einstellpunkts stützt sich auf die Vorstellung, dass unser Gewicht nicht vorherbestimmt ist, sondern einer Vielzahl von Faktoren unterliegt. Was den Appetit angeht, sind der Antrieb zu essen und die Fähigkeit, satt zu werden von grundlegender Bedeutung. Beim Verbrauch kommt es in erster Linie auf die Fähigkeit an, Fett zu oxidieren und Kalorien zu verbrennen, aber auch auf das Ausmaß der körperlichen Aktivität. Der Einstellpunkt ist der, an dem all dies im Gleichgewicht ist.

Meine Hypothese lautet, dass der Punkt, an dem sich unser Gewicht einstellt, vornehmlich das Ergebnis von Motivation und Verfügbarkeit ist: Wie dringend verlangen wir nach Nahrung, und wie leicht können wir sie erlangen und verzehren? Wir sind vielleicht vorübergehend in der Lage, uns beim Essen zurückzuhalten, Gewicht abzubauen und einen neuen Einstellpunkt zu erreichen. Doch sobald wir zu den alten Verhaltensmustern und in die vertraute Umgebung zurückkehren, bekommen wir neue Anreize für das alte Belohnungsverhalten, nehmen zu und pendeln uns beim alten Einstellpunkt wieder ein. Deshalb greifen Diäten zu kurz.

Der ständige Zugang zu Zucker mit Fett, Salz mit Fett und Zucker mit Fett und Salz treibt den Einstellpunkt in die Höhe. Das Gewicht steigt und steigt, weil der Körper nicht ausreichend Treibstoff verbrennt, um mit unserer Energiezufuhr Schritt zu halten. Irgendwann endet die Aufwärtsspirale, weil unsere Fähigkeit, auf sensorische Reize mit erhöhtem Konsum zu reagieren, ihr Maximum erreicht hat. Aber dann hat unser Gewicht sich bereits in einem ganz anderen Bereich eingependelt.

Diese Reaktion fällt sehr unterschiedlich aus. Menschen lassen sich von fetten und zuckerreichen Speisen ganz individuell beeinflussen. Manche sind dagegen immun, andere können nach ein paar Bissen aufhören. Doch Millionen werden bei solchen Lebensmitteln hemmungslos, und der Belohnungstrieb erweist sich als aggressiver und stärker als der Wunsch nach einem Gleichgewicht. Biologisch sind wir nicht dazu bestimmt, zu einem Setpoint zurückzukehren.

Die Hoffnung auf eine Belohnung kann zur Besessenheit werden, auch wenn viele dies gern geheim halten. Nehmen wir zum Beispiel die Reaktion meiner Kollegin Claudia auf gefrorene Schoko-Erdnussbutter-Kekse. Sie nennt sie »Charlies Cookies« und zählt sie zu ihren Lieblingsdesserts. Abgesehen von Schokoladenstückchen und Erdnussbutter, enthalten sie relativ wenig andere Zutaten, nur Haferflocken, Maissirup, braunen Zucker, Butter oder Margarine, Vanille und Salz. Die Haferflocken sind dabei eigentlich nur das Bindemittel für die drei verschiedenen Süßungsmittel plus Fett und Salz, die mit einer Glasur aus Halbbitterschokoladenstückchen und Erdnussbutter überzogen sind.

Eines Tages sah ich Claudia mit einem Teller dieser Kekse auf dem Gang und bat sie, mir zu beschreiben, welche Anziehungskraft sie auf sie ausüben. »Der Schokoladenduft ist eine große Ablenkung«, gestand sie. »Ich sehe immer wieder hin und stelle mir vor, wie gut es wäre, jetzt ein Stück davon zu essen. Dann reagiert mein Magen, und der hintere Bereich meiner Zunge beginnt zu prickeln.«

Aus Erfahrung weiß Claudia genau, was sie beim ersten Bissen in diese Kekse zu erwarten hat. »Schon nach kurzem Kauen beginnt die Schoko-Erdnuss-Schicht zu schmelzen. Dabei entwickelt sich der Geschmack von einem kalten, konzentrierten Punkt auf meiner Zunge zu einem sehr warmen, weichen Gefühl, salzig und süß zugleich, ein flüssiger Brei, der den ganzen Mund zu füllen scheint.«

Diese Kombination aus Konsistenz und Geschmack wirkt Wunder. Claudia weiß, dass sie etwa fünfzehn Mal abbeißen muss, um den Keks weitgehend zu vertilgen, und dann noch etwa sechs Mal kauen muss, bis sie alle restlichen Bissen Haferflocken und Schokolade geschluckt hat. »Den Kauvorgang nehme ich sehr bewusst wahr. Beim Schmelzen verbinden sich die verschiedenen Aromen, und im hinteren Bereich des Mundes wird immer mehr Geschmack freigesetzt.«

Während Claudia mir diese lebhaften Sinneseindrücke schilderte, aß sie zwei Kekse. »Nachdem ich den ersten Bissen geschluckt habe, ist der Geschmack am intensivsten. Dann will ich unbedingt weiteressen, damit sich der geschmackliche Genuss mit dem Genuss des Kauens, Essens und Schluckens verbindet.«

Claudia wird also von Geruch, Geschmack und Konsistenz dieser Kekse zugleich in Bann geschlagen. Nur ihr Hörsinn war nicht beteiligt. Es war nur ein Stück Keks, aber Claudia und andere reagieren mit starken Emotionen darauf.

Ich lud einige ausgewählte Kollegen ein, um mit ihnen über ihre Reaktionen auf Fett und Zucker zu diskutieren. Claudia und Maria, beide übergewichtig, waren gerne dazu bereit. Auch Rosalita und Jacob, die keine Gewichtsprobleme haben, kamen hinzu. Ich hatte alle vorher gebeten, mir ihre Lieblingsnascherei zu verraten. Als alle um den Tisch saßen, packte ich die genannten Leckereien aus – Schokoladenkuchenröllchen mit Sahnefüllung, Erdnussbutter-M&Ms und einen Riegel Snickers – und legte sie auf den Tisch.

Ich bat alle, offen zu sagen, was ihnen nun durch den Kopf

ging. Maria, die besonders auf die Schokoladenkuchenröllchen ansprang, schilderte spontan ihre Sinneseindrücke: »Cremig und saftig. Ich sehe die Konturen – die Form ist perfekt zum Hineinbeißen. Ich stelle mir vor, wie sie sich im Mund anfühlen, süß, aber nicht zu süß.« Auch das Aroma der Schoko-Sahne-Mischung sprach sie an. »Ich will nur noch zugreifen, mir ein Stückchen nehmen und hineinbeißen«, seufzte sie. Ich konnte ihr das Verlangen geradezu ansehen.

Ehe ich die Snacks ausgepackt hatte, hatte Maria nicht an Essen gedacht und auch keinen Hunger gehabt, wie sie sagte. Jetzt aber wanderten ihre Augen immer wieder zu dem Kuchen, und sie stellte sich unwillkürlich den Geschmack vor. Sie wusste, dass sie nicht lang widerstehen konnte. »Ich schiele unablässig hinüber«, gab sie zu. »Schon die Glasur ist köstlich. Und dabei rede ich mir ein, dass ich nur ein winziges Stückchen nehme.«

Plötzlich jedoch fängt sie an zu schimpfen: »Ich will sie nicht. Aber ich kann nichts dagegen tun, dass es mich danach verlangt. Ich bin wie besessen, als hätte ich keinerlei Selbstbeherrschung.«

Der innere Kampf, den Maria durchzustehen hatte, kommt vielen Menschen bekannt vor. Ich fand, dass eine wissenschaftliche Erklärung für das, was Maria und viele andere erleben, vielen Menschen helfen könnte.

Claudias emotionale Reaktion fiel ganz ähnlich aus. Ihre Gier nach »Charlies Cookies« war nur mit ihrer vollen Aufmerksamkeit für den Snickersriegel vergleichbar. Die ganze Zeit dachte sie an diese Süßigkeit. Obwohl sie wie Maria keinen Hunger hatte, stellte der Schokoriegel eine große Ablenkung dar, und sie sah ihn ständig an.

»Ich komme mir liederlich vor – als hätte ich keinerlei Selbstkontrolle über meine Impulse«, gestand sie uns. »Wenn ich allein wäre, würde ich das Ding sofort verputzen.« Nur unsere Anwesenheit hielt sie davon ab. »Ich esse das jetzt nicht vor euren Augen«, konstatierte sie. »Aber ich weiß genau, dass ich ihn essen werde, auch wenn ich das nicht will. Es ist einfach eine Tatsache. Ich werde den ganzen Riegel essen.«

Nach diesen Worten war Claudia eine Sorge los, denn sie brauchte nun nicht mehr zu entscheiden, ob sie das Snickers essen sollte. Sie gestand, dass sie richtig gierig reagiert hätte, als ich es ausgepackt hatte, und ich hatte tatsächlich bemerkt, dass ihre Finger nervös auf den Tisch geklopft hatten. Claudia wusste, dass sie nach dem Essen von sich selbst angewidert sein würde, doch vorläufig war sie die Ruhe selbst.

»Ich bin nicht mehr nervös, weil es nur eine Frage der Zeit ist, wann ich ihn esse. Das innere Ringen ist abgeschlossen. Vorher und hinterher fühle ich mich grässlich, es ist eine Qual.«

Als Nächste meldete sich Rosalita zu Wort. Sie war zwar schlank, dachte jedoch genauso viel ans Essen wie die anderen. Sie berichtete, dass sie an diesem Tag bereits etwas Schokolade gegessen hatte, und am Vorabend vier Kekse. Dann kommentierte sie den appetitlichen Duft der M&Ms und erklärte, wie sie normalerweise damit umging: »Zuerst esse ich nur ein paar, nicht viel. Dann hole ich mir noch ein paar. Und das mache ich so lange, bis mir schlecht wird.«

Als Gegenmaßnahme trinkt Rosalita reichlich Wasser und achtet darauf, etwas Gemüse zu essen. Mit dieser Strategie ist sie schon sehr gewitzt. Das Snickers sprach sie nicht an, weil es zu groß aussah und weil sie wusste, dass sie nach dem Essen Schuldgefühle haben würde. Deshalb gönnte sie sich lieber kleine Süßigkeiten wie mundgerechte Bonbons. Und wenn eine Kollegin Kekse mitbrachte? »Dann esse ich einen, gehe zu meinem

Schreibtisch und denke weiter daran. Danach hole ich mir noch einen. Und das geht den ganzen Nachmittag so weiter.«

Rosalita hat fast nie das Gefühl, richtig satt zu sein. Sie isst immer ihren Teller leer. Wenn es etwas zu essen gibt, denkt sie unablässig daran, aber sie hat Strategien entwickelt, die ihr gestatten, ihr Gewicht im Griff zu behalten.

Jacob hatte zwar ebenfalls eine Schwäche für Erdnussbutter-M&Ms, musste sie aber nicht unbedingt essen. »Ich bin satt«, meinte er mit Blick auf die offene Packung. »Ich hatte vor eineinhalb Stunden schon einen Keks. Jetzt interessieren sie mich nicht.« Er mag Süßigkeiten, aber wenn er satt ist, überkommt ihn kein Verlangen danach. »Sie sprechen mich dann einfach nicht an.«

Für Jacob ist Essen in erster Linie Brennstoff. »Ich will das eben erledigen«, meinte er, und er denkt selten viel darüber nach. Claudia und Maria konnten diese Haltung gar nicht nachvollziehen.

Nachdem ich die starken Reaktionen miterlebt hatte, die geschmacksoptimierte Nahrungsmittel auslösen können, konnte ich besser verstehen, warum der Einstellpunkt angesichts dieser Verlockungen nach oben wandert. Keiner aus der Gruppe hatte die Süßigkeiten auch nur angerührt, doch allein durch ihre Gegenwart hatten einige von uns sich nicht mehr so leicht unter Kontrolle.

Claudia, Maria und Rosalita passen nicht in die offiziellen Kategorien für Essstörungen. Sie gleichen nicht der Frau, die an keiner Bäckerei vorbeikam, ohne fünfzehn Stück Kuchen zu essen – einer der ersten dokumentierten Fälle von Fressattacken. Sie verschlingen nicht in kurzer Zeit riesige Nahrungsmengen, betreiben also kein *Binge Eating*. Sie übergeben sich auch nicht gezielt nach dem Essen wie bei *Bulimie* oder missbrauchen Abführmittel zur inneren Reinigung. Und sie haben keine psychologischen Probleme wie Depressionen, die oft mit Essstörungen einhergehen.

Dennoch fühlen sie sich angesichts bestimmter Speisen machtlos. Das ist vielleicht das Grundsymptom dessen, was mitunter als emotionales oder zwanghaftes Essen bezeichnet wird, auch wenn es für diese Begriffe noch keine offizielle Definition gibt. Ihr Verhalten lässt sich am besten erklären als eine durch Belohnung erlernte Reaktion auf die mit Nahrung einhergehenden Sinnesreize.

Diese Reaktion beschränkt sich nicht auf Übergewichtige. Viele schlanke Menschen kennen diese Impulse ebenfalls, haben jedoch – wie Rosalita – Wege gefunden, sich zu beherrschen. Nahrungsmittel sind in der Lage, sich im menschlichen Gehirn mit aller Macht in den Vordergrund zu drängen. Wie können unbelebte Dinge wie M&Ms, »Charlies Cookies« oder Kuchenröllchen eine solche Macht über uns ausüben? Wieso dürfen sie unsere Aufmerksamkeit so umfassend in Anspruch nehmen? Wie kommt es, dass solche Lebensmittel so viele Menschen ins Trudeln bringen?

6 | Zucker, Fett und Salz als Appetitanreger

Belohnendes Essen schreit nach einer Wiederholung – wir wollen mehr davon. Ich stecke ein M&M in den Mund, es schmeckt gut, und ich hole mir noch eines. Der Zucker und das Fett in der Süßigkeit verstärken meinen Wunsch weiterzuessen.

Wenn ein Wissenschaftler herausfinden will, ob eine Substanz sich bei Tieren als Verstärker[1] eignet, stellt er zwei Fragen:

- Sind sie bereit, dafür zu arbeiten?

- Reagieren sie auf andere Reize, die ihrer Erfahrung nach mit der Substanz in Verbindung stehen?

Diesen Kriterien zufolge sind Zucker, Fett und Salz eindeutig Verstärker. Der schlüssige Beweis ist bestechend einfach. Französische Wissenschaftler gestatteten zunächst einer Gruppe Tieren, uneingeschränkt zu fressen, die andere Gruppe hingegen bekam nur eingeschränkt Futter. Danach wurde gemessen, wie schnell beide Gruppen zu einem besonderen Futter eilten, das handelsüblichen »Choc'n Crisps« entspricht, also Reisflocken mit Schokoladengeschmack und viel Fett und Zucker.[2]

Es dürfte kaum jemanden überraschen, dass die hungrigen Tiere schneller zum Futter rannten als diejenigen, die nach Belieben gefressen hatten. Dennoch war die Anziehungskraft der »Choc'n Crisps« unabhängig vom Hunger: Beide Gruppen hielten etwa gleich schnell auf den Leckerbissen zu.

Früher dachten wir, Futter wäre nur für hungrige Tiere eine sinnvolle Belohnung. Diese Vorstellung erwies sich als falsch. Wie das französische Experiment beweist, arbeiten Tiere für fett- und zuckerreiche Nahrung auch, wenn sie satt sind. Sie legen sich sogar für Salzlösungen ins Zeug, besonders wenn sie schon einmal unter Salzmangel gelitten haben. Eine weitere überzeugende Studie zeigte, dass Tiere sich selbst für stark zuckerhaltiges Futter anstrengen.[3] Bei diesen Versuchen an der Carleton Universität in Ottawa, Kanada, wurde der Schwierigkeitsgrad von Stufe zu Stufe höher; die Ratten mussten sich also immer mehr Mühe geben, um die nächste Belohnung zu ergattern.

Anfangs war es einfach: Sobald ein Tier einmal auf einen Hebel drückte, bekam es seine Belohnung. Die zweite Belohnung kam, nachdem es dreimal gedrückt hatte. Danach musste es schon sechsmal drücken. Für die vierte Belohnung musste der Hebel zehnmal ausgelöst werden, für die fünfte 16-mal und für die sechste volle 23 Mal.

Die Forscher interessierten sich für den Punkt, an dem ein Tier aufhört, für eine Belohnung den Hebel zu betätigen. In der kanadischen Studie strengten sich die Ratten normalerweise mehr an (drückten also öfter den Hebel), um höher konzentrierte Zuckerlösung zu bekommen. Für eine Lösung ohne Zucker hielten sie im Durchschnitt bis zur fünften Belohnung durch, für eine zehnprozentige Zuckerlösung bis zur sechsten Belohnung und für eine 20-prozentige Zuckerlösung bis zur achten Belohnung. Für diese achte Belohnung mit 20-prozentiger Zuckerlösung musste eine Ratte den Hebel 44 Mal betätigen.

Interessanterweise stellte sich bei dieser Studie auch heraus, dass Tiere sich nicht endlos durch Süßes locken lassen. Für eine 30-prozentige Zuckerlösung hielten sie weniger lange durch, im Durchschnitt bis knapp unter sieben Belohnungen. Wie der Mensch hat auch die Ratte ihren Kulminationspunkt für Zucker (auch wenn dieser – zumindest in dieser Studie – höher zu liegen scheint als bei uns).

Bei fettreichen Speisen kam man zu ähnlichen Ergebnissen. An der Universität North Carolina in Chapel Hill testete Sara Ward, wie bereitwillig satte Mäuse für eine Lösung mit Maiskeimöl aktiv wurden.[4] Auch sie verwendete einen *Progressive-Ratio*-Ansatz, bei dem das Tier seine Belohnung erhielt, nachdem es seine Nase eine feststehende Anzahl von Malen in ein Loch gesteckt hatte. Als bester Verstärker erwies sich eine Lösung mit zehn Prozent Maiskeimöl. Hier stiegen die Tiere erst nach knapp über zwölf Belohnungen aus. Dazu mussten sie ihre Nase gut 50-mal in das Loch schieben. Demnach eignet sich auch Fett als belohnender Verstärker, für den ein Tier zu arbeiten bereit ist.

Noch hartnäckiger arbeiten Tiere für Nahrung mit einem hohen Zucker- und Fettanteil. Für ein weiteres Mäuseexperiment verwendete Ward die flüssige Trinknahrung Ensure®, die sowohl Fett als auch Zucker enthält. Unter den gleichen Versuchsbedingungen wie bei Maiskeimöl stellte sie fest, dass sich die Mäuse in einer Stunde rund 14 Belohnungen erarbeiteten, wobei sie für die letzte ihre Nase 77 Mal in das Loch stecken mussten.

Das ist der wissenschaftliche Beweis, dass die Kombination von Fett und Zucker ein intensiver Verstärker ist. Ich fragte Ward im Gespräch, wie intensiv man sich das vorstellen muss, worauf sie mir erklärte, dass der Punkt, an dem die Einsatzbereitschaft der Tiere nicht mehr ansteigt, nur knapp unter dem vergleichbaren Punkt für Kokain liegt. Tiere arbeiten also für beide Angebote fast gleich hart.

Mein Blick auf einen vor mir stehenden Vanille-Milchshake bestätigte den verstärkenden Einfluss von Zucker und Fett und half
mir, besser zu verstehen, was am meisten zählt.[5] Im Zuge einer
Zusammenarbeit mit Kollegen von der Universität Washington
und der Western Washington Universität, die als Experten genau
ermitteln können, welche Eigenschaften einer Substanz uns dazu
bringen, ihr nachzulaufen, stellte sich heraus, dass bei Produkten
mit Zucker, Fett und Aromastoffen der Zucker die wichtigste
Komponente ist. Fett ist ebenfalls ein Verstärker, aber wenn man
den Kaloriengehalt vergleicht, ist Zucker der wichtigere Faktor.

Die Macht von Vanille-Milchshakes und anderen Lebensmitteln mit viel Fett und Zucker verstärkt sich weiter, sobald wir sie
mit Hinweisreizen in Verbindung bringen.[6] Neben dem Geschmack und anderen Sinnesreizen können auch der Ort, an dem
es dieses Lebensmittel schon einmal gab, und die Ereignisse, die
mit dem damaligen Konsum einhergingen, verstärkend wirken.
Mit der Zeit können derartige Signale für das Suchverhalten nach
Nahrung genauso wichtig werden wie die Nahrung selbst.

So kann zum Beispiel eine Schale M&Ms schon verstärkend
wirken, ehe ich auch nur eines angerührt habe. Wenn ich diese
Süßigkeit bereits kenne, reizt mich schon ihr Anblick, weil ich
weiß, dass sich das Essen lohnt. Ich greife also nach einem M&M,
esse und erwarte meine Belohnung. Damit steigt die Macht des
visuellen Hinweisreizes.

Hinweisreize, die mit einer Genussreaktion in Verbindung stehen, fordern unsere Aufmerksamkeit, motivieren uns zu bestimmten Verhaltensweisen und stimulieren unseren Drang, etwas haben zu wollen. Wenn solche Reize vorliegen, lernen wir,
uns intensiver für diese Nahrung einzusetzen, um uns die erwar-
tete Belohnung zu sichern. Mit zunehmender Erfahrung festigt

sich die Assoziation zwischen Hinweisreizen und Nahrungsmittel, und wir gehen bei unserer Suche zielstrebiger vor. Das erhöht den Konsum. Wir wollen dieses Nahrungsmittel häufiger essen, und der daraus erfolgende Genuss führt dazu, dass wir das Verhalten wiederholen. Bald ist ein Kreislauf aus Reiz-Verlangen-Belohnung am Werk, der irgendwann zur Gewohnheit wird.[7]

Das »konditionierte Ortsparadigma«[8] ist eine bewährte wissenschaftliche Methode zur Bewertung der verstärkenden Eigenschaften eines bestimmten Hinweisreizes, nämlich des Ortes. Das Experiment beginnt damit, dass ein Tier etwas, das es haben möchte, an einem bestimmten Ort erhält. Anschließend wird verglichen, ob das Tier sich auch nach Entfernen der begehrten Substanz lieber an diesem Ort aufhält als an einem vergleichbaren Ort, wo es diese Substanz noch nie gab.

Im Lauf der Jahre hat sich reichlich Literatur zu diesem Thema angesammelt, die belegt, dass Tiere sich auf Orte konditionieren lassen, wo es zunächst Opiate, Amphetamine, Morphine und andere Drogen gab. In jüngerer Zeit haben sich schließlich einige Wissenschaftler der Frage zugewendet, ob auch bestimmte Nahrungsmittel eine konditionierte Ortsvorliebe bewirken können.

Eine dieser Studien untersuchte, wie Tiere lernen, eine Leckerei mit einem Ort in Verbindung zu bringen.[9] Zunächst wurde bei einem Käfig mit zwei Kammern festgestellt, wie viel Zeit eine Ratte in welchem Käfigteil verbrachte. In keiner der beiden Kammern stand Futter bereit.

Anschließend wurden die Tiere, die zum Zeitpunkt des Experiments nicht hungrig waren, in zwei Gruppen aufgeteilt. Die erste Gruppe bekam in der unbeliebteren Kammer Froot Loops. Die zweite Gruppe erhielt normales Futter in dem von ihnen bevorzugten Bereich. Anschließend bot man der zweiten Gruppe in der weniger beliebten Kammer Cheerios an, einen kalorien- und fettreichen Leckerbissen, während die erste Gruppe an ihrem Lieblingsplatz normales Futter erhielt. Beide Gruppen verbrachten mehr Zeit in dem weniger beliebten Bereich, vermutlich weil sie dort Froot Loops oder Cheerios knabbern konnten.

Danach wurde der anfängliche Test wiederholt. Die Ratten durften ihren Aufenthaltsort wieder frei wählen, und es gab in beiden Kammern kein Futter. Die Ergebnisse waren eindeutig: Unabhängig von der anfänglichen Wahl hatten beide Gruppen gelernt, die Kammer vorzuziehen, in der es Froot Loops oder Cheerios gegeben hatte. Der Kontakt mit zucker- oder fettreichen Speisen hatte sie darauf konditioniert, den Ort zu bevorzugen, an dem der Kontakt stattgefunden hatte.

Der Ort ist auch für Menschen einer der mächtigsten Hinweisreize. Wer an seiner Lieblingspizzeria vorbeikommt, verspürt plötzlich ein Verlangen, das eben noch nicht da war.

———

Der Nachweis, dass zucker- und fettreiche Produkte Verstärker sind, stammt aus zwei Schlüsselergebnissen aus Tierversuchen: Tiere sind bereit, für solche Nahrung härter zu arbeiten, und die Nahrungsmittel intensivieren die Macht der Hinweisreize, zum Beispiel des Ortes, an dem das Tier den Reiz einmal entdeckt hat.

Es gibt drei weitere Eigenschaften von Nahrung, die intensiven Einfluss auf unser Verlangen nach mehr ausüben.[10]

Da wäre zunächst die *Menge.* Wenn eine Ratte nicht nur einen, sondern zwei Pellets erhält, isst sie beide. Ein Mensch, der nicht eine, sondern zwei Kugeln Eis bekommt, isst ebenfalls beide. Die Größe der Portion spielt also eine Rolle.

Der zweite Faktor ist die *Konzentration* belohnender Zutaten. Mehr Zucker oder Fett pro Portion erhöht die Attraktivität (wenn auch nur bis zu einem gewissen Punkt – zu viel des Guten kann nachteilig wirken).

Ein dritter, wichtiger Faktor ist die *Vielfalt*, wie wir bereits an Anthony Sclafanis Experiment zur Supermarktdiät gesehen haben, die das körpereigene Energiegleichgewicht kippen kann. Doch der Zugang zu unterschiedlichen Nahrungsmitteln ist nur eine Möglichkeit, den Reiz zu erhöhen. Wir können auch der Umgebung, in der eine Speise serviert wird, zusätzliche Reize verleihen, indem wir beispielsweise Licht oder Geräusche als externe Signale einbeziehen. Oder wir fügen weitere Sinnesreize hinzu, zum Beispiel Schokoladenstückchen zum Eis. Eine weitere Möglichkeit, die Vielfalt zu steigern, ist der *dynamische Kontrast*. Ein gutes Beispiel hierfür sind die Kekse von Oreo, bei denen verschiedene Aromen und Konsistenzen kombiniert sind (Keks mit Bitterschokolade und süße Cremefüllung).

Zucker und Fett sind also Verstärker, und Hinweisreize, Menge, Konzentration und Vielfalt erhöhen ihre Wirkung. Das bedeutet jedoch immer noch nicht, dass jeder in gleicher Weise auf diese Nahrungsmittel anspricht. Manche Menschen neigen eher als andere dazu, Nahrung als Verstärker zu empfinden, und sind deshalb bereit, sich stärker dafür einzusetzen. Die Experimente belegen, dass Zucker und Fett sowie die Hinweisreize, die uns signalisieren, dass Zucker und Fett verfügbar sind, bei Menschen, die dafür empfänglich sind, ein konditioniertes Verhalten bewirken können.

7 | Die Beteiligung der Neuronen

Sobald wir zucker-, fett- und salzreiche Nahrung in den Mund stecken, stimulieren wir die Neuronen, aus denen unser Gehirn sich zusammensetzt. Neuronen sind über Schaltkreise miteinander verbunden und kommunizieren untereinander. Auf diese Weise erzeugen sie Gefühle, speichern Informationen und steuern unser Verhalten. Auf belohnendes Essen reagieren sie mit einem Feuerwerk elektrischer Impulse sowie der Freisetzung von Botenstoffen, die zu verbundenen Neuronen weiterreisen. Wir sprechen davon, dass solche Neuronen auf Schmackhaftigkeit codiert sind.[1]

»Was bedeutet es, wenn ein Neuron codiert ist?«, frage ich Howard Fields, Professor für Neurologie und Physiologie an der Universität California, San Francisco.

»Wenn ein Neuron auf die Farbe Rot codiert ist, feuert es bei einem roten Licht stärker als bei jeder anderen Farbe«, erklärt Fields. »Codierung bedeutet, dass das Neuron seine Vorliebe anzeigt, indem es stärker reagiert.«

Ein kleiner Teil der Neuronen ist exklusiv auf nur eine Nahrungseigenschaft codiert. So kann zum Beispiel ein bestimmtes Neuron ausschließlich auf Geschmack reagieren, ein anderes hingegen auf Konsistenz, wieder andere lassen sich nur von Anblick, Geruch oder Temperatur einer Speise stimulieren. Manche Neuronen sind noch spezifischer und reagieren gezielt auf süß, sauer, salzig oder bitter.

Neuronen, die auf Zucker codiert sind, zeigen eine heftige Reaktion auf süße Lebensmittel. »Je süßer die Zuckerlösung, desto heftiger feuern diese Neuronen«, erläutert Fields. »Und je stärker die Neuronen feuern, desto mehr Zucker frisst die Ratte.« Wir wissen auch, dass künstliche Süßstoffe dieselbe Wirkung haben können.

Zusätzlich gibt es Neuronen, die auf bestimmte Geschmackskombinationen ansprechen. »Eine einzelne Zelle kann sehr fein auf diverse sensorische Eigenschaften abgestimmt sein, die der Mund wahrnimmt«, beschreibt Edmund Rolls, Professor für Experimentalpsychologie an der englischen Oxford Universität.[2] Mittels funktioneller Magnetresonanztomographie (fMRI) konnte Rolls aufzeichnen, wie das Gehirn auf Stimulation reagiert. Seine Forschungsarbeit gestattet uns, bestimmte Schaltkreise in Aktion zu sehen. Zum Beispiel würde ein Neuron, das durch die Kombination von etwas Süßem mit fettiger Konsistenz stimuliert wird, bei einem Éclair aktiv werden.

Ein einzelnes Lebensmittel kann auch viele Neuronen gleichzeitig reizen. Die eine Gruppe reagiert dann eventuell auf den zuckrigen Geschmack, während die andere wegen der Cremigkeit in Aktion tritt und wieder eine andere durch das Aroma provoziert wird.

Der kumulative Effekt dieser Reaktion bedeutet, dass sensorische Reize die Neuronen anfeuern, noch aktiver zu werden. Damit verstärkt sich die Botschaft zu essen, und der Essende ist motiviert, sich noch mehr von diesem Reiz zu verschaffen.

———

Im Zentrum der Macht besonders schmackhafter Speisen steht jedoch der Geschmackssinn.[3] Auch wenn Aussehen und Duft einer Speise sowie andere sensorische Reize ihre Anziehungskraft verstärken und uns zum Essen motivieren, hat der Geschmack die bei weitem direkteste Verbindung zum körpereigenen Belohnungssystem. Als einziger unserer Sinne unterhält der Geschmackssinn eine Direktverbindung zum Gehirn, die auf Genuss reagiert. Damit ruft er die stärkste emotionale Reaktion hervor.

Gerard Smith, der bei der Erforschung des Ess- und Trinkverhaltens des Menschen am New Yorker Presbyterian Hospital Pionierarbeit geleistet hat, prägte den Begriff der »orosensorischen Selbststimulierung«[4]. Damit beschreibt er einen zyklischen Prozess, während dessen der Verzehr von Leckerbissen das Gehirn auffordert, unser Verlangen nach diesen Leckerbissen zu erhalten.

Die verstärkenden Eigenschaften von Speisen beruhen in erster Linie auf ihrer Fähigkeit, den Geschmacksapparat zu stimulieren. Wenn wir sagen, ob und wie sehr wir etwas mögen oder überhaupt wahrnehmen, beziehen wir uns in erster Linie auf die Sinne, die diese Speise im Mund anspricht – ihre orosensorischen Eigenschaften. »Wenn wir darüber sprechen, was uns zum Essen treibt oder den Appetit anregt, geht es immer um orosensorische Wirkungen«, erklärt Smith.

Die Neuronen im Gehirn, die sich durch den Geschmack und andere Eigenschaften hoch schmackhafter Lebensmittel ansprechen lassen, gehören zum Opioidschaltkreis, der das primäre Wohlfühlsystem des Körpers darstellt. Die Opioide oder Endorphine sind chemische Botenstoffe, die das Gehirn ausschüttet. Sie haben ähnliche belohnende Wirkungen wie Morphium oder Heroin. Wenn Nahrungsmittel diesen Opioidschaltkreis stimulieren, möchten wir essen.

Sobald wir ein hoch schmackhaftes Lebensmittel in den Mund

nehmen, senden die Geschmacksknospen in der Zunge ein Signal an einen bestimmten Bereich im Kleinhirn, der für die Steuerung vieler unwillkürlicher Tätigkeiten wie Atmung oder Verdauung zuständig ist.

Wenn das Kleinhirn ein solches Signal auffängt, aktiviert es den Neuronenschaltkreis, der natürliche Opioidmoleküle enthält. Diese Schaltkreise, die sowohl durch Leckereien als auch durch Drogen oder Medikamente angeregt werden können, ermöglichen dem Körper, eine Belohnungserfahrung wahrzunehmen. Als unbewusste Reaktion darauf bewegt ein Tier vielleicht Kiefer und Zunge; ein Kleinkind würde lächeln.

Die bewusste Wahrnehmung von Genuss und die Abspeicherung der damit einhergegangenen Erfahrungen ist eine höhere Hirnfunktion. Aus dem Kleinhirn wandert die Geschmacksempfindung durch das Zwischenhirn, bis sie Regionen erreicht, in denen die sensorischen Signale der Nahrung integriert werden. Diese Signale werden am Ende an den *Nucleus accumbens* weitergeleitet, eines der Belohnungszentren des Gehirns.

Die Opioide, die nach dem Verzehr von Speisen mit viel Zucker und Fett erzeugt werden, haben jedoch nicht nur stimulierende Wirkung, sondern können auch Schmerzen oder Stress lindern und uns beruhigen.[5] Kurzfristig fühlen wir uns also besser – was sich gut an Kindern beobachten lässt, die weniger weinen, wenn sie Zuckerwasser bekommen. Es wurde auch beobachtet, dass Tiere weniger Schmerzen empfinden, wenn sie opioidartige Substanzen erhalten, und noch weniger, wenn sie gleichzeitig ungehinderten Zugang zu Zucker haben.

In einem zyklischen Prozess aktiviert hoch schmackhafte Nahrung die Opioidschaltkreise, und diese Aktivierung erhöht wiederum den Konsum hoch schmackhafter Nahrung.[6] Studien haben ergeben, dass Tiere mehr zucker- und fettreiche Nahrung zu sich nahmen, nachdem man ihnen Opioide gespritzt hatte. Vom Menschen wissen wir, dass nach der Einnahme von Stoffen zur Aktivierung der Opioidschaltkreise gutes Essen noch besser schmeckt und man mehr davon isst.

Der wissenschaftliche Fortschritt gestattet uns mittlerweile, molekulare Veränderungen in den neuronalen Schaltkreisen im Gehirn nachzuweisen, und kann damit demonstrieren, auf welche Weise Opioide uns anregen, beruhigen oder uns Genuss verschaffen. So sehen wir zum Beispiel, dass die molekulare Maschinerie, die im Körper Opioide herstellt, sich nach langfristiger Einnahme von Ensure®-Schokolade verändert.

Die Beteiligung der Opioidkreisläufe kann auch ein Phänomen stören, das wir als »geschmacksspezifische Sättigung« bezeichnen. Wenn Tiere eine gewisse Menge von einem Nahrungsmittel gefressen haben, haben sie von diesem Geschmack normalerweise genug und hören auf – wenn jedoch noch etwas anderes bereitsteht, fressen sie weiter.[7]

Dieses Verhalten verändert sich, wenn die Opioidschaltkreise von schmackhaften Speisen stimuliert werden, wie Josh Wooley, Neurowissenschaftler an der Universität California in San Francisco, anhand von Supreme Mini-Treats[TM] – das sind Pellets mit Schokoladen- und Bananengeschmack, die hauptsächlich aus Zucker und Fett bestehen – nachgewiesen hat.[8]

Seine Versuchstiere durften zuerst eine Stunde lang so viele Schokoladenpellets fressen, wie sie wollten. Anschließend hatten sie 90 Minuten lang freien Zugang zu Pellets mit Bananen- und Schokoladengeschmack. Dabei beobachtete Wooley, dass die Tiere nun deutlich mehr Banane fraßen. Das anfängliche Schokoladenangebot hatte das Interesse an diesem Geschmack offenbar gesenkt, aber nicht völlig eliminiert, auch wenn sie noch neugierig genug auf die neue Geschmacksrichtung Banane waren. Umgekehrt galt dasselbe: Wenn die Tiere erst Banane bekamen, fraßen sie später bei freier Auswahl mehr Schokolade.

In der nächsten Phase hingegen geschah etwas ganz anderes, denn nun spritzte Wooley seinen Tieren Opioide ins Gehirn, nachdem er ihnen entweder Schokoladen- oder Bananenpellets angeboten hatte. Die Stimulierung des Opioidschaltkreises war stärker als die natürliche Neigung zu geschmacksspezifischer Sättigung. Diesmal waren die Tiere das alte Futter nicht leid.

Man kann die Rolle des Opioidschaltkreises auch hervorheben, indem man die Opioidproduktion unterdrückt und die Ergebnisse abwartet. Für eine solche Versuchsreihe arbeitet man mit Opioidgegenspielern wie Naltrexon und Naloxon, die beim Menschen gern zur Behandlung von Morphium- oder Heroinabhängigkeit eingesetzt werden, weil sie das Hochgefühl zunichtemachen, das diese Substanzen Süchtigen sonst vermitteln.

Die Wissenschaft verwendet Opioidantagonisten auch, um herauszufinden, wie die körpereigenen Opioide unser Essverhalten beeinflussen.[9] Zum Beispiel stellte Josh Wooley fest, dass Tiere weniger Schokolade fraßen, nachdem man ihnen Naltrexon gespritzt hatte. Dies liegt vermutlich daran, dass durch die Blockierung der Opioidsignale der Belohnungscharakter des Fressens ausblieb.

Andere Forscher haben den Nachweis erbracht, dass Opioidantagonisten die Dauer einer Mahlzeit abkürzen. In einem Versuch fraßen die Tiere, die zuckerreich ernährt wurden, anfangs länger als die, deren Futter auf Maisstärke basierte. So weit, so gut. Doch nach der Verabreichung von Naloxon trat eine Veränderung ein. Jetzt fraßen beide Gruppen weniger, aber bei den Ratten, die zuvor viel Zucker erhalten hatten, war der Effekt dramatischer. Die Störung des Opioidschaltkreises hatte bei der Lieblingsnahrung der Tiere die stärkste Wirkung.

———

Trotz seines großen Einflusses auf unser Verhalten ist der Quell unseres Wohlbehagens im Gehirn ziemlich klein. Die Wissenschaft hat bereits Karten für das Gewebe der Opioidschaltkreise erstellt, die das Genusszentrum bilden, und kann Abbildungen unserer Reaktion auf den Geschmack von Zucker, Fett und Salz machen.

Eine kleine Region liegt im Zentrum all dieser Freuden. Kent Berridge von der Universität Michigan nennt diese Stelle den »hedonistischen Hot Spot«.[10] Seiner Meinung nach bringt uns die Stimulierung dieses gerade einmal stecknadelkopfgroßen Punkts im *Nucleus accumbens* dazu, etwas zu mögen – es *richtig* zu mögen. Diese Stelle »scheint die Lust an einem Geschmack tatsächlich zu vergrößern, sie kausal zu erhöhen«, erklärt Berridge. »Der Hot Spot verleiht der Geschmacksempfindung den zusätzlichen Glanz wahren Genusses.«

8 | Unsere Verdrahtung fordert den leckersten Reiz

Essen und der Wunsch zu essen sind als zwei unterschiedliche Aktivitäten anzusehen, an denen unterschiedliche Prozesse im Gehirn beteiligt sind. Wenn man dies auseinanderhält, ist die Wirkung eines anderen Botenstoffs im Gehirn, des *Dopamins*, leichter zu verstehen.

Während Opioide Nahrungsmittel zum Genuss erklären und das Weiteressen fördern, bestärkt Dopamin unser Verhalten und treibt uns zur Nahrung hin. Dopamin erhöht die Vorfreude, damit wir uns auf eine komplexe Abfolge von Verhaltensweisen zum Suchen und Erlangen von etwas einlassen, über die wir anschließend erneut in den Genuss einer Leibspeise kommen, an die wir uns erinnern.[1] Die Antriebskraft des Dopamins beruht auf einer Fähigkeit, die unser Überleben sichern soll. In der Fachsprache bezeichnet man diese Fähigkeit als »Aufmerksamkeitsbias«.[2] Darunter versteht man »ein übertriebenes Maß an Aufmerksamkeit für stark belohnende Reize auf Kosten anderer (neutraler) Reize«. Diese Form der selektiven Wahrnehmung gestattet uns die Konzentration auf das Wichtigste, damit nur dies eine Handlung zur Folge hat. Sie rückt auch das Belohnungsessen im Bewusstsein ganz nach vorne – je lohnender die Speise, desto mehr Aufmerksamkeit richten wir darauf, und desto mehr bemühen wir uns darum.

John Salamone, Professor der psychologischen Abteilung an der Universität Connecticut, bemerkte schon gegen Ende seines Studiums, dass hungrige Tiere auffällig hyperaktiv reagierten, wenn man ihnen Futter anbot.[3] Sie verhielten sich dann wie Tiere, die mit Amphetaminen behandelt worden waren. Salamone registrierte auch, dass eine Blockierung von Dopamin durch einen Dopaminantagonisten die hektische Aktivität deutlich dämpfte.

Daraufhin untersuchte er, wie intensiv Tiere mit normalem Dopaminspiegel sich im Vergleich zu Tieren mit gesenktem Dopaminspiegel um einen Belohnungshappen bemühen. Sein Team legte vier leckere Pellets an das eine Ende eines T-förmigen Labyrinths und zwei Pellets an das andere Ende. Die Ratten lernten, wo es die größere Portion gab, und bogen an der Gabelung zielsicher dorthin ab. Als die Forscher den Dopaminspiegel der Ratten senkten, liefen die Tiere langsamer, steuerten jedoch weiterhin die vier Leckerbissen an.

Im nächsten Schritt erschwerte Salamone den Zugang zu der Seite mit den vier Pellets durch eine 45 cm hohe Schranke. Nun mussten die Tiere mit normalem Dopaminspiegel lange üben, ehe sie das Hindernis überwinden und ihre Belohnung erreichen konnten. Während Salamone beobachtete, wie sie die Schranke angingen, fühlte er sich daran erinnert, wie Richard Gere in *Ein Offizier und Gentleman* seinen Hindernisparcours meistert: »Die Ratten nehmen Anlauf, springen zur oberen Kante der Schranke, greifen zu und schnellen hinüber. Dann springen sie auf der anderen Seite hinunter und fressen ihre vier Pellets.«

Aus Sicht der Evolution lohnt sich die Mühe. »Dopamin ist an den aktivierenden Aspekten des Futtersammelns beteiligt«, erklärt Salamone. »Das ist sehr wichtig für das Überleben, denn wir müssen dafür in der Lage sein, genügend Energie aufzubringen und ausreichend aktiv zu werden, um Zugang zu notwendigen Reizen zu erhalten.«

Tiere mit Dopaminmangel verhielten sich anders. Sie waren nicht bereit, sich ausreichend zu bemühen, um die Schranke zu überwinden. Stattdessen begnügten sie sich mit der einfacheren Option – sie wählten die offene Seite des Labyrinths, an deren Ende zwei Pellets warteten.

Dopamin erhöht also die Einsatzfähigkeit eines Tieres, doch die entsprechenden Aktivitäten sind sehr gezielt. Eine Dopaminausschüttung angesichts besonders wohlschmeckender Reize lässt ein Tier ausreichend aktiv werden, um der größten Belohnung nachzujagen. Dafür wird die Fähigkeit benötigt, unwichtiges »Hintergrundrauschen« auszublenden.

Howard Fields berichtet von einer Studie, in der Tiere sich zwischen zwei Bereichen entscheiden durften, in denen sie Zuckerlösung vorfanden.[4] Anfangs erhielten die Tiere entweder reines Wasser oder dreiprozentige Zuckerlösung. Danach stand auf der einen Seite eine dreiprozentige, auf der anderen eine zehnprozentige Zuckerlösung bereit. In beiden Fällen zogen sie die jeweils süßere Lösung vor. Eine dreiprozentige Lösung war also gut genug, solange die Alternative ungesüßt war, aber weniger attraktiv, wenn es etwas noch Süßeres gab. Die Neuronen im *Nucleus accumbens* im Gehirn codierten diese Vorliebe, indem sie entsprechend mehr Dopamin für die konzentrierteste Lösung erzeugten.

Tiere wie auch Menschen scheinen eine angeborene Vorliebe für Eigenschaften zu haben, die das natürliche Maß übersteigen. Verhaltenswissenschaftler bemühen sich um Verständnis für die Anziehungskraft solcher »Superreize«.

Betrachten wir hierzu den Austernfischer, einen Küstenvogel mit schwarz-weißem Federkleid, rotem Schnabel und leuchtend roten Beinen.[5] In den 50er-Jahren führte der niederländische Verhaltensforscher Nikolaas Tinbergen seine mittlerweile klassischen Studien zum Brutverhalten dieses Vogels durch und entdeckte dabei etwas Erstaunliches: Wenn ein Austernfischer vor der Wahl stand, sein eigenes kleines Ei oder das Riesenei eines viel größeren Vogels zu bebrüten, wählte der Vogel unweigerlich das Riesenei.

Bei Untersuchungen an Silbermöwen und Graugänsen zeigte sich dasselbe Phänomen.[6] Beide Vogelarten bevorzugten das Ei, das sie rein biologisch unmöglich hätten legen können.

Schmetterlinge verhalten sich genauso. Wenn ein Männchen ein Weibchen umwirbt, nimmt es das Weibchen, das am schnellsten mit den Flügeln schlägt. Angesichts eines künstlichen Reizes, der noch schneller flattert, lässt es das Weibchen links liegen.

Die meisten maßgeblichen Untersuchungen zu Superreizen wurden schon vor Jahrzehnten durchgeführt[7], auch wenn einige Autoren und Wissenschaftler das Thema im Zusammenhang mit Ernährung neuerdings wieder aufgreifen.[8] Ich wollte mich mit einem der Pioniere auf diesem Gebiet unterhalten und kontaktierte John Staddon, inzwischen Professor für Biologie und Neurobiologie an der Duke Universität. Meine Anfrage schien ihn zu erstaunen. »Dazu habe ich vor Urzeiten mal was geschrieben«, meinte er überrascht, dass ich sein Werk entdeckt hatte.

Ich wollte seine damaligen Ergebnisse genauer unter die Lupe nehmen, weil ich überlegte, ob sie vielleicht auch auf Nahrung übertragbar sind.

Staddon und ich sprachen über das Konzept des »asymmetrischen Selektionsdrucks«. Vom evolutionären Standpunkt aus ist es sinnvoll, wenn ein Vogel das größere Ei dem kleineren vorzieht. Kleinere Eier sind häufiger nicht überlebensfähig, so dass eine Spezies, die regelmäßig solche Eier bevorzugt, wahrscheinlich nicht dauerhaft überlebt hätte. Die Vorliebe für Rieseneier ist die logische Folge einer Vorliebe für das Ei, das am ehesten überlebensfähig erscheint.

Ich bat Staddon um eine Stellungnahme zu unserer heutigen Ernährungsweise. »Ich ernähre mich von Fett und Zucker, die eine hohe Energiedichte aufweisen. Und diese Produkte habe ich künstlich geschaffen. In der Wildnis gab es so etwas nicht. Ist das ein Superreiz?«, frage ich ihn.

Staddon hält dies für möglich. »Das ist nicht nur übertrieben, sondern auch in der Natur nie da gewesen.« Diese Merkmale zählen zur Definition eines Superreizes. »Warum bevorzuge ich einen übertriebenen Reiz?« Für seine Erklärung greift Staddon wieder auf den asymmetrischen Selektionsdruck zurück: »Unsere Vorfahren wurden bestraft, wenn sie einen ungewöhnlich kleinen Reiz bevorzugten, aber nicht, wenn sie einem ungewöhnlich großen Reiz nachjagten.« Seinen Worten zufolge hat uns die Evolution einen »Präferenzgradienten« beschert – ob Riesenei oder geschmacksoptimierte Lebensmittel, immer scheint *viel* erstrebenswerter zu sein als *wenig*.

Die enorme Auswahl von heute lässt uns auf diesem Gradienten noch weiter gehen. »Der Selektionsdruck bewirkte, dass mehr Zucker stets besser war als weniger«, erläutert Staddon. Der Zuckergehalt moderner Lebensmittel übersteigt unseren natürlichen Erfahrungshorizont – und das bedeutet, dass wir umso mehr danach gieren.

9 | Essen als Belohnung – ein übermächtiger Impuls

Als Wissenschaftler hatte ich bereits begriffen, dass schmackhafte Speisen unsere Aufmerksamkeit in Beschlag nehmen und dass Dopamin das Appetenzverhalten fördert, das uns zu diesen Speisen bringt. Weil ich regelmäßig bei Schokoladenjoghurteis mit Zuckerstreuseln und Keksteig schwach werde, verstand ich das auch ganz persönlich.

Vor gar nicht allzu langer Zeit galt es noch als etwas Besonderes, sich überhaupt eine Packung Eis kaufen zu können. Man hatte die Wahl zwischen Vanille, Schokolade und Erdbeer, und wenn wir alle drei Geschmacksrichtungen in einer Packung bekamen, war das eine großartige Neuerung. Etwas später holten wir uns in den Eisdielen exotische Köstlichkeiten wie eine Kugel Stracciatella oder Malaga, die heute längst zum Standard zählen. Die Lebensmittelhersteller wissen schon lange, wie sie ihre Kunden ansprechen müssen.

Bisher wurde nicht untersucht, wie geschmacksoptimierte Nahrungsmittel auf unser Dopaminsystem wirken, doch es ist ziemlich naheliegend, dass der Effekt derselbe ist wie bei anderen Kombinationen stimulierender Reize. Schokolade mit ihrem hohen Fettgehalt und Zucker erhöht bei satten Tieren den Dopaminspiegel. Wenn man Zucker mit Alkohol kombiniert, werden ebenfalls mehrere Sinne gleichzeitig angesprochen. Die stärkste Erregung findet jedoch statt, wenn alle drei Anreize zusammenkommen: Ein Tier, das eine Kombination aus Zucker, Schokolade und Alkohol frisst, schüttet am meisten Dopamin aus.

Je komplexer ein Nahrungsmittel aufgebaut ist, desto intensiver ist die Wirkung.[1] Bei Erfrischungsgetränken reicht Süße allein nicht aus. Auch die Temperatur und das Prickeln, das wir empfinden, wenn der Trigeminusnerv durch Kohlensäure gereizt wird, tragen zum Gesamteindruck bei.

»Ein komplexerer Reiz wird eher als Belohnung empfunden«, erklärt Gaetano Di Chiara, Experte für Neurowissenschaften und Pharmakologie der Universität Cagliari.[2]

Zu den derart komplexen Reizen zählen bekannte, angenehme Geschmäcker, besonders wenn sie nicht jederzeit leicht zugänglich sind, eine Vielzahl von Sinneseindrücken und die Lernerfahrung, die mit einem angenehmen Erlebnis mit demselben Nahrungsmittel in der Vergangenheit einherging.

Wir haben entdeckt, dass eine Erhöhung der multisensorischen Aspekte eines Reizes oder die Hinzufügung anderer, passender Reize auch die verstärkende Wirkung erhöht. Je intensiver Speisen immer mehr Sinne zugleich ansprechen, desto größer erscheint uns die Belohnung, und desto mehr lernen wir, für sie aktiv zu werden. Ein Großteil der Erregung findet dabei in der Großhirnrinde statt, wo die Nervenzellen im *orbitofrontalen Kortex* bei Belohnungsessen zur Hochform auflaufen. Je stärker unser Wunsch nach geschmacksintensiviertem Essen, desto aktiver ist diese Region. Die Erregung im Gehirn[3], die durch solche Vielfachreize[4] entsteht, erhöht unser Verlangen nach weiterer Stimulation.

Das ist nicht gerade die Sprache, mit der die Lebensmittelindustrie ihre Produkte anpreist. Doch mit Hilfe der Wissenschaft können wir begreifen, wie Lebensmittel zu Schlüsselreizen werden.

10 | Aktivierung der Gehirnschaltkreise, die unser Verhalten steuern

Unsere Gehirnaktivität wird nicht nur durch die Nahrung selbst angeregt, sondern schon durch Hinweise, dass es irgendwo in der Nähe etwas zu essen gibt. Zunächst müssen wir durch Erfahrung lernen, dass ein Hinweisreiz mit einer bestimmten Speise in Verbindung steht. Sobald dies erfolgt ist, erzeugt eher das Signal, das auf die Speise hindeutet, als die Speise selbst die Dopaminreaktion. Damit wird bereits dieser Hinweisreiz zum Auslöser des Verlangens, und wir sprechen von einem »konditionierten Reiz«. Der Hinweis greift und verführt uns zum Handeln.

Schon im Biologieunterricht hören Schüler von Pawlow und seinen Hunden. Ende des 19. Jahrhunderts begann der russische Wissenschaftler Iwan Petrowich Pawlow, die Reflexreaktionen seiner Tiere zu untersuchen. Bei seinem bekanntesten Experiment zeigte er, dass Hunde, wenn er während des Fütterns eine Glocke läutete, den Klang der Glocke bald mit dem Futter in Verbindung brachten. Irgendwann setzte bei den Hunden schon beim Läuten der Glocke die Speichelbildung ein, auch wenn es gerade kein Futter gab. Die Glocke wurde zum konditionierten Reiz und erzeugte eine vorhersehbare Reaktion.

Eine Konditionierung kann sehr rasch eintreten.[1] In einer Studie erhielten die Teilnehmer fünfmal in Folge morgens eine zucker- und fettreiche Zwischenmahlzeit. Noch Tage später verspürten sie jeden Morgen um diese Zeit den Wunsch nach etwas Süßem, auch wenn sie vorher nie um diese Zeit genascht hatten. Das Verlangen hatte sich bereits festgesetzt.

Ein Wissenschaftler, dessen Dopaminstudien auf den Pawlow'-schen Ergebnissen aufbauen, ist Wolfram Schultz, Professor für Neurowissenschaft an der Universität Cambridge. Schultz interessiert sich für die Ursache und den zeitlichen Verlauf von Dopaminspitzen.[2]

Ein nicht stimuliertes Tier erzeugt relativ stabile Mengen Dopamin, doch sobald man ihm eine Belohnung anbietet, sind vorübergehend hohe Dopaminausschüttungen im Gehirn nachweisbar.

Schultz implantierte Tieren Elektroden in den *Nucleus accumbens* und konnte damit Zeitpunkt und Höhe der Dopaminausschüttung aufzeichnen. In einem Experiment überprüfte er, was geschieht, wenn man Affen als unerwartete Belohnung einen Schluck süßen Saft anbietet. Sofort schnellte der Dopaminspiegel in die Höhe.

Danach bekamen die Affen einen Seh- oder Hörreiz, dem praktisch unverzüglich derselbe Saft folgte. Sobald ihnen diese Abfolge vertraut war, veränderte sich das Muster der Dopaminspitzen. Aufgrund ihrer Lernerfahrung erkannten die Tiere den Hinweisreiz zunehmend als Signal, dass der Saft kam, und reagierten mit erhöhter Dopaminaktivität. Anstatt bei der Belohnung selbst zu reagieren, kam das Dopamin bereits als Reaktion auf den Reiz, der die Belohnung ankündigte. Da Dopamin die gerichtete Aufmerksamkeit beeinflusst, hat die Koppelung von Hinweisreiz und Belohnung eine starke Wirkung auf das Verhalten.

Regina Carelli, Psychologieprofessorin an der Universität North Carolina in Chapel Hill, beobachtete bei Versuchen zur elektrischen Aktivität im Rattengehirn Ähnliches[3]: Schon Millisekunden, nachdem das Tier ein Signal erhalten hatte, hatte es gelernt, es mit schmackhaftem Essen zu verbinden, denn diverse neuronale Teilgruppen reagierten mit robuster Dopamin-Ausschüttung auf den konditionierten Reiz. Wenn das Signal hingegen keine Belohnung versprach, reagierte das Gehirn völlig anders – einige Nervenzellen wiesen eine viel geringere Reaktion auf, andere wurden praktisch überhaupt nicht aktiv.

Der Kontrast war deutlich: Signale, die mit Belohnungen in Verbindung gebracht werden, sorgen für elektrische Aktivität im Gehirn.

Um dieses Phänomen zu erklären, prägte Kent Berridge den Begriff der *Anreizhervorhebung (incentive salience)*[4]. Darunter versteht man das durch Hinweisreize aktivierte Verlangen nach etwas, das eine Belohnung verspricht. Es ist eine erlernte Assoziation – wir lernen das Verlangen nach einem bestimmten Lebensmittel oder etwas anderem, das wir einmal gemocht haben. Vielleicht mögen wir diese Speise inzwischen gar nicht mehr (was jedoch häufig nicht der Fall ist). In jedem Fall bringt uns das Verlangen, nicht das Mögen, dazu, uns dafür anzustrengen, dass wir diese Speise bekommen.

Für ein Verlangen, das durch einen Hinweisreiz ausgelöst wird, reicht Berridge zufolge schon »der Anblick eines Kekses, oder dass jemand sich eine Zigarette anzündet oder in einem Glas Alkohol die Eiswürfel klimpern. ... Solche Hinweisreize haben die Macht, den Wunsch zu wecken, diese Substanz wiederzuerlangen.« Die Erfahrung macht das Signal zu etwas Besonderem. Sobald ein Reiz mit positiven Gefühlen in Verbindung gebracht wird, entwickelt er eine ganz eigene Macht.

Einige solcher Signale haben wir bereits kennengelernt. In Tierversuchen werden gern Geräusche oder Lichtsignale benutzt. Bei uns Menschen kann nicht nur der Anblick einer Speise ein visuelles Signal sein, sondern auch der Anblick eines Restaurants, wo wir diese Speise schon einmal gegessen haben, die Straßenecke auf unserem Weg oder ein Werbeplakat für dieses Restaurant. Geräusche und Gerüche, aber auch indirekte Hinweise wie Tageszeit oder Ort können dieselbe stimulierende Macht ausüben. Dasselbe gilt für Personen und Stimmungen, die einmal positiv oder negativ mit einem Hinweisreiz verknüpft waren. Wenn es nach Kirschkuchen duftet, wird die Erinnerung an die Kochkünste der Großmutter geweckt, und wir verspüren ein Verlangen danach.

Mit dem Antrieb des Dopamins setzen diese Signale nun eine Suche nach Belohnung in Gang, die zu unserer überlebenswichtigen Grundausstattung zählt. Sobald ein Hinweisreiz vom Gehirn als Antrieb eingestuft wird, bringt Dopamin uns dazu, dass wir dem Objekt unserer Begierde nachjagen, und lässt uns nicht mehr so leicht vom Kurs abweichen.

»Die Jagd nach Belohnungen möchte in der Regel allen Hindernissen und Ablenkungen zum Trotz abgeschlossen werden«, ist der Kommentar von Steven Hyman, Professor für Neurobiologie der Universität Harvard.[5] »Wenn ich in mein Arbeitszimmer gehe, weil ich eine Abhandlung über Neuroanatomie suche, kann eine Ablenkung mich von diesem Vorhaben abbringen. Wenn ich aber einer Belohnung nachjage, besonders einer ganz speziellen Belohnung, neige ich eher dazu, diese Aufgabe abzuschließen.«

Mit der Zeit kann die Verbindung von Signal und Belohnung sich weiter verstärken. Wiederholte Erfahrungen führen zu einer Sensibilisierung und intensivieren so die Assoziation. Diese Wirkung kennt man von Medikamenten: Sensibilisierung bedeutet, dass dieselbe Dosis bei wiederholter Anwendung eine stärkere

Wirkung haben kann. »Wenn Hinweisreize eine Anreizhervorhebung bewirken, haben sie Motivationskraft«, erläutert Berridge. »Und die kann entweder durch Lernen entstehen oder wenn eine Sensibilisierung einsetzt, die den durch den Hinweisreiz ausgelösten neuronalen Prozess verstärkt.«

Im Gespräch mit mir stellt Berridge die Theorie auf, dass nur ein Teil der Menschen eine erhöhte Anreizhervorhebung aufweist und Belohnungsessen deshalb vornehmlich bei dieser Gruppe zu vermehrter Nahrungsaufnahme führt. Berridge vermutet, dass diese Menschen intensiver auf Signale ansprechen, die auf Nahrung hinweisen, und deshalb leichter davon überwältigt werden, und zwar unabhängig davon, ob sie das jeweilige Nahrungsangebot mögen oder nicht.

Die Affen von Schultz und die Ratten von Carelli waren wie Pawlows Hunde auf die Erwartung konditioniert, dass einem Hinweisreiz eine Belohnung folgt. Wegen dieser erlernten Verbindung schütten sie schon angesichts des Reizes Dopamin aus. John Salamone und andere haben gezeigt, dass Dopamin anschließend dazu führt, dass wir belohnendes Essen zu uns nehmen, das wiederum den Opioidkreislauf in Gang setzt, der das Vergnügen noch verstärkt.

Wenn man die verschiedenen Studienrichtungen kombiniert, nimmt der Kreislauf klarere Konturen an: Ein Hinweisreiz löst ein dopamingetriebenes Verlangen aus ... Dopamin treibt uns zur Nahrung ... die Nahrungsaufnahme führt zu Opioidausschüttung ... und die Koppelung von Dopamin und Opioiden fördert das Weiteressen.

Der Hinweisreiz bewirkt eine Erregung, wir jagen der Belohnung nach, erleben deren Freisetzung, und die Erregung lässt nach. Hinweisreize sorgen zuverlässig dafür, dass wir uns intensiv um die Belohnung bemühen. Dieses Konzept ist in der Nahrungsmittelindustrie gut bekannt, wo es beim Produktdesign vor allem darum geht, Vorfreude auszulösen.

11 | Wie uns Gefühle ans Essen erinnern

Angesichts der Macht von Zucker, Fett und Salz über unsere
Sinne sollte man meinen, dass alle Menschen nach denselben
Speisen lechzen. Aber das tun wir nicht, denn unsere Vorlieben
sind stark durch frühere Erlebnisse geprägt. Bestimmte Lebensmittel sind so eng mit persönlichen Erfahrungen verbunden, dass
sich diese Gefühle in unser Gedächtnis einbrennen.

Andrew, der Reporter, den wir zu Beginn kennengelernt haben, erinnert sich noch, wie er als Junge bei jedem Sieg seines
Baseballteams zu Carvel mitgenommen wurde, einer legendären
Eiskette in New York. Diese Kindheitserinnerung ist nach wie vor
so präsent, dass er bei jedem Aufenthalt in New York mit seinem
Verlangen kämpft, schnurstracks zu Carvel zu laufen. Nur seine
Frau, die er scherzhaft als seinen »Hauptsponsor« bezeichnet,
kann ihn davon abhalten.

Bei mir sind es Brezeln mit Schokoladenglasur, die emotional
aufgeladen sind. Wenn ich an dem Hotel vorbeikomme, wo ich
mir vor Jahren diese Brezeln geholt habe, erinnere ich mich daran, wie lecker sie waren, und wünsche mir wieder welche. Die
Begleitumstände, die sich einmal um den Verzehr von Belohnungsessen gerankt haben, werden zum Kernstück einer Gefühlserfahrung, und dieses Gefühl wird im Gedächtnis so abgespeichert, dass es jederzeit abrufbar ist. Bei einem Hinweisreiz
sind die Gefühle sofort präsent und lösen Verlangen aus.

Wenn solche positiven Assoziationen sich bei uns einnisten,
können sie unser Verhalten sogar unbewusst lenken. Nahrung
wird zu dem, was Walter Mischel als »heißen Reiz«[1] bezeichnet,

wenn sie im Gehirn eine emotionale Erregung auslöst und so dafür sorgt, dass unser Denken, Fühlen und Reagieren auf unser Verlangen ausgerichtet werden. Erinnerungen sind an die Belohnungsschaltkreise gekoppelt, die unser Verhalten antreiben.

Die Macht von Erinnerung und Belohnung wird durch eine Studie unterstrichen, bei der den Teilnehmern Bilder von verschiedenen Gegenständen vorgelegt wurden.[2] Manche waren mit der Möglichkeit einer finanziellen Belohnung verknüpft, andere nicht. Es überrascht wenig, dass im MRT beim Betrachten der Bilder, bei denen Geld lockte, die dopaminreichen Hirnareale aktiviert wurden.

Drei Wochen später fragten die Forscher dieselben Teilnehmer, welche Bilder sie sich noch ins Gedächtnis rufen konnten, und stellten fest, dass die Versuchspersonen sich deutlich besser an die Bilder erinnerten, die eine Belohnung verheißen hatten.

»Diese Ergebnisse sind ein Beweis für eine Beziehung zwischen der Aktivierung von Dopamin erzeugenden Bereichen ... und der Ausbildung des Langzeitgedächtnisses«, schrieben die Forscher. Oder mit den vielleicht poetischeren Worten zweier Stanford-Wissenschaftler: »Belohnungsschaltkreise können Erinnerungsschaltkreisen ins Ohr flüstern.«[3]

———

An einem schönen Wochenende fuhr ich nachmittags mit meinem Freund Bill Schultz über die Golden Gate Bridge nach Sonoma County. Wir suchten ein Restaurant, in dem er 15 Jahre zuvor ein einzigartiges Dessert gegessen hatte – einen Erdbeermilchshake in einer Schokoladentüte. (Dazu füllt man eine Papiertüte mit Schokolade und friert sie ein, um einen Behälter für den Shake zu erhalten.) Er erinnerte sich sowohl an die optische Gestaltung als auch an die Geschmackskombination lebhaft, und so klapperten wir ein Restaurant nach dem anderen ab, um den Koch zu finden, der diese unvergessliche Zusammenstellung erfunden hatte.

»Wenn Menschen die Erinnerung an eine Speise beschwören, die sie ganz besonders mochten und die aus irgendeinem Grund nicht verfügbar ist, verspüren sie ein Verlangen«, erklärt Marcia Pelchat, Expertin für physiologische Psychologie am Monell Chemical Senses Center.[4] »Die Erinnerung an einen Genuss weckt das Verlangen.«

Bill erinnerte sich sowohl an den Geschmack als auch an die einzigartige Aufmachung des Milchshakes, doch sein Verlangen entsprang der Umgebung und seinen Gefühlen von damals. Der Tag, an dem er den Milchshake getrunken hatte, war ein ganz besonderer gewesen, denn er hatte gegen Ende einer abenteuerlichen Reise quer durch das Land mit Freunden in einem kalifornischen Weinberg im Freien gegessen. Zudem stand seine Hochzeit bevor.

Dieser Sinnesgenuss und die persönliche Geschichte gehörten untrennbar zu der Vorstellung von diesem Milchshake. Während unserer Odyssee durch Nordkalifornien auf der Suche nach einem Geschmack und einer Erinnerung fiel Bill alles wieder ein.

Die Macht solcher Erinnerungen ist nicht zu leugnen. Wenn man uns fragt, was wir am achten November 1989 oder am zehnten September 2001 getan haben, fällt es uns vermutlich nicht mehr ein. Doch die Einzelheiten der darauffolgenden Tage haben sich in das Gedächtnis der Menschen eingebrannt, die diese Tage erlebt haben. Zu diesem verbreiteten Phänomen gibt es zahlreiche Forschungsarbeiten, die darauf hindeuten, dass wir uns Einzelheiten besser merken können, wenn die damit verbundenen Ereignisse uns emotional erreichen.

Darauf zielen auch die abendlichen Werbespots der Lebensmittelkonzerne ab. Sie verkaufen uns weder Nahrung noch Zufriedenheit, sondern Gefühle. Nur darum geht es, ob beim fröhlichen, gemeinsamen Kochen im *Maggi Kochstudio* oder beim Weitergeben von *Werther's Echten* an die Enkel.

12 | Neuverdrahtung durch Belohnungs-happen

Rein theoretisch ist die Stimulation durch belohnendes Essen begrenzt. Der biologische Wert von Dopamin beruht auf seiner Macht, ein Tier zur Nahrungssuche zu animieren. Wenn Nahrung nicht unmittelbar erforderlich ist, schüttet das Gehirn automatisch weniger Dopamin aus. Durch eine Verminderung der Nervenreaktion, die uns sonst zu dem Reiz treiben würde, soll eine Gewöhnung eintreten. Das gehört zum inneren Streben nach Gleichgewicht. »Die Homöostase toleriert keine Exzesse«, erklärt Andras Hajnal, Associate Professor für Neuro- und Verhaltenswissenschaften an der Pennsylvania State University.[1]

Manchmal geschieht dies auch, wie eine Studie von Gaetano Di Chiara ergab. Als er seinen Tieren erstmals Fonzies, einen Leckerbissen mit Käsegeschmack, gab, stieg ihr Dopaminspiegel an. Mit der Zeit setzte jedoch eine Gewöhnung ein, der Dopaminspiegel ging zurück, und der Leckerbissen konnte die Tiere nicht mehr aktivieren.

Hinter dieser Geschichte steckt jedoch mehr. Wenn der Reiz stark genug, neu genug oder im richtigen zeitlichen Abstand erhältlich ist, wird die Dopaminausschüttung unter Umständen gar nicht gedrosselt. Das Verlangen bleibt hoch. Das ist zum Beispiel bei Kokain zu beobachten, wo kein Gewöhnungseffekt einsetzt. Wer solche Drogen konsumiert, erlebt eine dauerhafte Dopaminfreisetzung, die normalerweise immer wieder denselben Spiegel erreicht wie beim Erstkontakt.

Auf vergleichbare Weise verändern auch besonders schmackhafte Speisen die Gehirnumgebung. Ich bat Di Chiara, für mich herauszufinden, was geschieht, wenn ein Tier mehrfach ein Schokoladengetränk mit viel Fett und Zucker bekommt. Nach dem Experiment schickte er eine E-Mail mit dem Hinweis »Wichtige Ergebnisse!!!« in der Betreffzeile. Er hatte nachgewiesen, dass die Dopaminreaktion nicht zurückging, wenn ein Tier das Schokoladengetränk längere Zeit trinken durfte. Es trat keine Gewöhnung ein.

Auch Neuheit verhindert eine Gewöhnung. Der Dopaminspiegel blieb erhöht, wenn die Tiere zuerst Gelegenheit bekamen, Fonzies zu fressen, und dann Zugang zu Schokolade hatten. Eine Gewöhnung an einen bestimmten Belohnungshappen bedeutet also nicht zugleich Gewöhnung an den anderen.

Ein weiterer Antrieb sind Unterbrechungen. Wenn einem Tier genug zuckerlastiges Futter gegeben wird und dieses Futter anschließend erst eine bestimmte Zeitspanne entzogen und dann erneut in ausreichender Menge bereitgestellt wird, geht der Dopaminspiegel eventuell nicht zurück.

Andras Hajnal und ich wollten nun prüfen, was geschieht, wenn das Dopaminsystem entweder dauerhaft oder nur zeitweise einem fett- und zuckerreichen Vanillegetränk ausgesetzt wird.[2] Als wir den Versuchstieren acht Wochen lang täglich dieses geschmacksoptimierte Getränk gaben, wurde ihr Gehirn zu dauerhafter Dopaminausschüttung animiert. Einen Gewöhnungseffekt konnten wir nicht beobachten. Doch als die Tiere es nur noch an zwei Tagen pro Woche erhielten, zeigte sich eine noch höhere Stimulierung, bei der noch mehr Dopamin freigesetzt wurde.

Um eine Gewöhnung zu vermeiden, musste das Futter Hajnal zufolge für das Tier »bedeutsam« bleiben.[3] Das lässt sich erreichen, indem das Tier nur eine winzige Menge des Belohnungsfutters erhält, der Zugang zu diesem Futter nur zu einem ganz bestimmten, absehbaren Zeitpunkt möglich ist oder auf andere Weise eine Erwartungshaltung erzeugt wird. Dabei geht es darum, die Fähigkeit des Gehirns zu unterminieren, sich an einen Dauerreiz zu gewöhnen.

Über die Beziehung zwischen dem von Dopamin angetriebenen Motivationssystem und unserem Verhalten angesichts belohnender Speisen wissen wir noch viel zu wenig. Klar ist jedoch, dass zucker-, fett- und salzreiche Lebensmittel die biologische Verschaltung im Gehirn verändern. Mit Hilfe wissenschaftlicher Methoden können wir nachweisen, wie Nahrungsmittel mit hohem Belohnungs- und Verstärkungscharakter – und die mit ihnen einhergehenden Hinweisreize – die Hirnschaltkreise beeinflussen. Craig Schiltz von der Universität Wisconsin-Madison hat durch Studien nachgewiesen, dass sich die »funktionelle Konnektivität«[4] zwischen wichtigen Gehirnarealen verschiebt: Nach wiederholtem Kontakt mit Reizen und Hinweisreizen verändern sich die Verbindungen zwischen den neuronalen Schaltkreisen und damit auch deren Reaktionsmuster.

Belohnungshappen führen also zu Neuverdrahtungen im Gehirn[5], und dadurch reagieren wir immer sensibler auf Reize, die gutes Essen erwarten lassen. In diesem Teufelskreis stecken Sarah, Andrew, Samantha und Claudia, die wir anfangs kennengelernt haben, fest. Sie können ihre Reaktion auf geschmacksoptimierte Lebensmittel nicht kontrollieren, weil deren Verzehr ihr Gehirn verändert hat.

13 | Essverhalten ist Gewohnheitssache

Gewohnheiten bilden sich heraus, wenn vertraute Reize gut eingeschliffene Nervenbahnen aktivieren, die immer dasselbe Verhalten erzeugen. Auf denselben Hinweisreiz reagieren wir auf dieselbe Weise.

Mit der Zeit ruft der Verzehr besonders schmackhafter Speisen eine automatische Reaktion hervor. Es bilden sich »Aktionsmuster«[1] heraus, eine Art innerer Stempel unserer Aktionen in der passenden Abfolge. Solche Aktionsmuster entwickeln sich rascher und intensiver, wenn unser Verhalten von einem verstärkenden Reiz angetrieben wird.

Sobald so eine Vorgabe im Gehirn angelegt ist, läuft das Verhalten, das sie bewirkt, so routiniert ab, dass wir auf einen Reiz reagieren können, ehe wir ihn überhaupt bewusst wahrnehmen. In der wissenschaftlichen Literatur ist ausführlich belegt, dass Bewegungen schon messbar waren, ehe die Versuchspersonen wussten, dass sie sich bewegen würden. Die Gehirnaktivität setzt die Motorik noch vor dem Bewusstsein in Gang.

Ich kontaktierte Joshua Berke von der Universität Michigan in Ann Arbor, denn ich wollte genauer wissen, wie wiederholte Erfahrungen die Schaltkreise im Gehirn festigen. Er erklärte mir die etwas schwer erkennbare, aber nützliche Unterscheidung zwischen zielgerichtetem und gewohnheitsmäßigem Verhalten.

Ein Beispiel für zielgerichtetes Verhalten ist das Nachdenken über Eis, das in einen Wunsch nach Eis mündet und uns dann gezielte Schritte unternehmen lässt, um ein Eis zu bekommen. Dabei sind bestimmte Motivationsschaltkreise im Gehirn beteiligt.

Wenn ich ins Haus gehe, um eine Packung aus dem Gefrierschrank zu holen, ist diese Handlung zielgerichtet und von der bewussten Erwartung einer Belohnung angetrieben. Ich will Eis, und ich sorge dafür, dass ich es bekomme.

Wenn ich das jedoch oft genug tue, verändert sich der mentale Prozess. Das Verhalten wird zur Gewohnheit – weniger Absicht und mehr Wiederholung –, womit ein anderer Schaltkreis ins Spiel kommt. Nun halte ich gewohnheitsmäßig auf den Kühlschrank zu, sobald ich nach Hause komme, nicht weil ich bewusst etwas essen möchte. Mein motorisches Verhalten hat sich automatisiert.

Dopamin beeinflusst beide Verhaltensweisen, indem es den Motivationsschaltkreis ankurbelt und die Macht der Gewohnheit stärkt. Der Schaltkreis arbeitet in annähernd parallelen Schleifen[2], wobei eine Schleife die motivierende Information verarbeitet und die andere sich auf die motorische Aktivität im Zusammenhang mit Gewohnheiten konzentriert.

Die Bedeutung für jemanden, der seine Nahrungszufuhr kontrollieren möchte, liegt auf der Hand.[3] Beim Erlernen von Gewohnheiten »kodiert das Gehirn ganze Verhaltensabläufe als Leistungseinheiten, die jeweils durch bestimmte Zusammenhänge ausgelöst werden«, erklären es Forscher, die sich mit den neuronalen Abbildern von Gewohnheiten beschäftigen.[4] Hinweisreize in der Umgebung lösen dann ein vorhersagbares, automatisch ablaufendes Handlungsschema aus.

Wenn es um Nahrung geht, befolgen wir damit grundsätzlich ein Essschema, das in die Schaltkreise unseres Gehirns geschrieben wurde.

Gewohnheiten gestatten Lebewesen – unabhängig vom Entwicklungsstand ihres Gehirns – schnell auf Routineereignisse zu reagieren. Das kann hilfreich sein, weil es uns gestattet, etwas zu tun, ohne genau darauf zu achten. Zum Beispiel können wir beim Schuhebinden ein Gespräch führen. Doch diese Annehmlichkeit hat ihren Preis. Wir können nämlich unbewusst handeln und dabei unsere Handlungen aus dem Blick verlieren. Genau um diesen Kontrollverlust geht es hier.

»Mangelnde Kontrolle bewirkt eine Stärkung solcher Gewohnheiten«, erläutert Joshua Berke. »Eine Gewohnheit erspart uns kognitive Anstrengung. Ein System, das angesichts einer immer wiederkehrenden Situation eine feststehende Reaktion erzeugt, über die man nicht nachdenken muss, hat durchaus seinen Sinn.«

Gewohnheiten entstehen langsam, doch wenn sie sich einmal eingeschliffen haben, sind sie von Natur aus schwer zu durchbrechen. »Ein Definitionsmerkmal von Gewohnheiten ist, dass sie sich einer Veränderung widersetzen«, erklärt er. »Gewohnheiten sind sehr unflexibel. ... Sie reagieren sehr widerwillig auf eine veränderte Situation.«

Der Unterschied zwischen einem zielgerichteten und einem gewohnheitsmäßigen Verhalten wird durch eine andere Studie mit zuckerreicher Nahrung klarer.[5] Die Forscher legten hierbei eine Woche lang Zuckerpellets an das Ende eines Gangs, und eine Gruppe Versuchstiere rannte bei der erstbesten Gelegenheit dorthin. Danach wurden die Tiere in einen anderen Raum verlegt, wo sie wieder große Mengen Zuckerpellets bekamen, aber diesmal wurde bei ihnen nach dem Fressen gezielt ein Krankheitsgefühl erzeugt. Als sie am Folgetag wieder in den Gang zurückgesetzt wurden, zeigte sich ein deutlich verändertes Verhalten: Anstatt zum Futter zu rennen, schlenderten sie nur langsam dorthin und hatten kaum Interesse daran.

Ganz anders bei einer Langzeitexposition. In den Folgeversuchen durften die Tiere nicht nur eine Woche, sondern drei Wochen lang am Ende des Gangs Zuckerpellets fressen. Alles andere blieb gleich – nach der dreiwöchigen Testphase wurde ihnen wieder eine große Menge Zuckerpellets angeboten, und wieder wurden sie danach krank. Als sie am nächsten Tag erneut in den Gang kamen, verhielten sie sich genauso wie vor ihrer Erkrankung. Auch diesmal rannten die Tiere eilig auf ihr Futter zu und stopften es in sich hinein.

»Das ist ein schönes Beispiel für den Unterschied zwischen motiviertem Verhalten und Gewohnheit«, meint Berke dazu. Nach einer einwöchigen Testphase hatte die Assoziation, dass dieses Futter krank macht, die Motivation der Tiere gelöscht, mehr davon zu fressen. Nach drei Wochen hingegen hatte sich eine Gewohnheit herausgebildet, und die Tiere handelten unbewusst. Das Ergebnis – sie fraßen Futter, von dem sie schon einmal krank geworden waren – schreckte sie nicht mehr von wiederholtem körperlichen Einsatz ab. Das ist eine Erfahrung, die viele Menschen kennen (auch ich). Dass ich einmal so viel Pizza gegessen habe, bis mir schlecht war, hindert mich nicht daran, sie wieder zu essen.

Je stärker eine Speise das Belohnungszentrum aktiviert, desto stärker ist die Lernerfahrung, die zu automatischem Verhalten führt. Das ist die Gefahr der Gewohnheit. Andererseits haben Gewohnheiten auch ihr Gutes. Wenn wir lernen, die ganze Sache umzudrehen, können wir irgendwann neue Gewohnheiten ausbilden, die uns motivieren, uns andere, gesündere Belohnungen zu suchen.

Die Lebensmittelindustrie

14 | Satt, aber nicht zufrieden

Meine jahrelange Forschungstätigkeit lehrte mich, wie Zucker, Fett und Salz unser Gehirn verändern. Ich verstand gewisse Parallelen zwischen geschmacksoptimierten Nahrungsmitteln und illegalen Drogen sowie die Verbindung zwischen der Stimulation unserer Sinne, Hinweisreizen und dem Gedächtnis. Ich hatte genug Menschen wie Claudia und Maria kennengelernt, um zu begreifen, wieso sie allein beim Gedanken an Essen die Beherrschung verlieren konnten.

Aber ich wusste noch immer nicht, was Hamburger oder Paprikachips so unwiderstehlich macht und auf welche Weise lila Kühe uns verführen können. Auch ohne die entsprechenden wissenschaftlichen Erkenntnisse hat die Lebensmittelindustrie begriffen, was sich verkauft.

Wenn wir davon sprechen, wie komplex Gerichte zusammengesetzt sind, geht es nicht um die traditionelle Komplexität der gehobenen Gastronomie, regionaler Spezialitäten oder der Gerichte bestimmter Volksgruppen. Die westliche Nahrungsmittelindustrie versteht unter Komplexität eher viele, stark angereicherte Schichten anstelle einer gekonnten subtilen Verwendung hochwertiger Zutaten. Das fällt besonders Gästen aus anderen

Kulturen auf. Yoshiyuki Fujishima, Manager bei Ajinomoto, einem der größten Lebensmittelkonzerne Japans, ist der Ansicht, dass diese Fertiggerichte grundsätzlich schlechter sättigen als traditionelle japanische Speisen.

»Was ich in Japan esse, ist mit großer Sorgfalt zusammengestellt. Schon eine kleine Menge stellt mich zufrieden«, konstatiert er. Bei amerikanisierten Gerichten und Fertigmahlzeiten hingegen »braucht man viel, bis man sich satt fühlt«.[1]

Die traditionelle Kochkunst soll satt und zufrieden machen. Industrienahrung jedoch soll zum Essen anregen und besteht weitgehend aus »schnellen Kalorien«. Gail Vance Civille, die eine Beratungsfirma für die Lebensmittelindustrie leitet, erklärt mir, dass Amerikaner einen Bissen früher volle 25-mal kauten, bis sie ihn hinunterschlucken konnten. Heute sind es gerade noch zehnmal.[2]

Das liegt teilweise daran, dass das allgegenwärtige Fett wie ein Gleitmittel wirkt. Wir essen nicht mehr so viel mageres Fleisch, das erst durch reichlich Speichel gut zu schlucken ist. »Wir wollen fetthaltigeres, marmoriertes Fleisch, das beim Essen im Mund schmilzt«, erklärt Civille. Was im Mund schneller zerfällt, ist leichter zu essen. »Wenn Fett drinsteckt, brauche ich nur kurz zu kauen, und schon ist alles weg.«

John Haywood, ein erfolgreicher Entwickler von Restaurantkonzepten, kann ihr da nur zustimmen. Verarbeitung erzeugt seinen Worten zufolge eine Art »Babynahrung für Erwachsene«.[3] Unter »Verarbeitung« versteht er dabei insbesondere die Entfernung aller Eigenheiten von Vollwertkost (Fasern, Spelzen und Schalen), die schwerer zu kauen und zu schlucken sind. Auf diese Weise entsteht Nahrung, deren Verzehr kaum noch Mühe bereitet. »Das rutscht so leicht, dass man beim Essen kaum noch darüber nachdenken muss«, sagt Haywood.

Der Experte, der mich über die Geheimnisse der Lebensmittel-industrie aufklärte, sieht das ganz genauso.[4] »Wir haben mit der Zeit eine Art Metamorphose durchlebt. Nahrungskalorien wur-den immer leichter zugänglich.« Er meint damit den hohen Ver-feinerungsgrad heutiger Nahrung, zum Beispiel bei poliertem Reis oder Mehl ohne jede Kleie. Deshalb ist Nahrung heute »hell und weiß und ganz leicht zu schlucken. Sie bleibt nirgendwo ste-cken. Ohne viel zu kauen, bekommt man jede Menge Kalorien.«

Weil derartige Nahrung im Nu im Schlund verschwindet, wer-den die körpereigenen Signale, die uns »Ich bin satt« mitteilen sollen, einfach überrannt. Als Beispiel führt mein Informant Weiß-kraut-Möhren-Salat, den amerikanischen Cole Slaw, an. Wenn der Kohl grob gehackt ist, muss man ihn eine ganze Weile kauen. Wenn Kohl und Möhren jedoch durch ein fettreiches Dressing weicher werden, geht die typische, sättigende Wirkung des Salats verloren.

Bei Äpfeln und Apfelmus beobachten wir dasselbe Phänomen. Mit dem Schälen gehen viele Fasern verloren. »Dann fügen wir Zucker hinzu und verfeinern das Mus so lange, bis man es prak-tisch trinken kann. Es macht nicht so satt wie ein frischer Apfel, den man zerkauen muss.«

Das soll nicht etwa heißen, dass die Lebensmittelindustrie uns vollständig vom Kauen abbringen möchte. Man weiß durchaus, dass wir Gebäck essen, nicht trinken möchten. »Was soll mit dem Zucker passieren – soll er gleich auf die Zunge?«, fragt mich der Experte. »Ich will kauen. Ich will ihn im Mund fühlen. Die Her-steller zielen nun darauf ab, Speisen zu erzeugen, die man gerade eben ausreichend kauen muss – nur nicht zu viel.«

Was zu leicht rutscht, hinterlässt nicht das Gefühl, etwas Gu-tes gegessen zu haben. Wenn wir Nahrung von allen Ballaststoffen befreien, verliert sie ihre Sättigungskraft. Zucker und Fett lassen Speisen so schnell verschwinden, dass wir am Ende nur mehr wollen.

Anstatt darauf zu achten, was in unserem Mund verschwindet, sind wir mit »Hineinschaufeln« beschäftigt, diagnostiziert Nancy Rodriguez.[5] Die Expertin für sensorische Eigenschaften von Lebensmitteln und Chefin des Produktentwicklers Food Marketing Support Services versichert: »Wir essen, damit der Bauch voll ist.«

15 | Ganz nach unserem Geschmack

Als florierender Wirtschaftszweig entwickelt die Lebensmittelindustrie ihre Produkte keineswegs ins Blaue hinein. »Sie stellen
die nötigen Berechnungen an, um die Schlüsselkomponenten zu
zerlegen«, beobachtet Gail Civille.[1]

Bei Lebensmitteln ist dies riskanter als bei den meisten anderen Produkten im Handel. Die Konzerne nutzen – ob absichtlich
oder nicht – unsere Gehirnbiologie, um uns Produkte zu verkaufen, die den menschlichen Körper verändern.

Dabei hängt der Erfolg davon ab, ob sie den Schlüssel zur Pro-
duktion von Lebensmitteln entdecken, deren sensorische Eigenschaften die richtige Kombination ergeben. Da Menschen unterschiedliche Vorlieben für Süßes oder Salziges haben, ist die passende Mischung stimulierender Zutaten bis zu einem gewissen
Grad von der Zielgruppe abhängig. Doch insgesamt ist die Industrie, wie Civille sagt, »ständig auf der Suche nach dem Rezept, das
die größte Zahl von Kunden anspricht«. Dieser Ansatz ist zu einer wahren Wissenschaft geworden.

Als Robert Smith, ehemals Vizepräsident für Forschung und Entwicklung bei Nabisco, in den Ruhestand ging, hatte er sich in der
Lebensmittelindustrie unangefochtene Verdienste erworben. Unter seiner Führung hatten zwei dauerhaft erfolgreiche Kekssorten
– Oreos und Chips Ahoy! – dem Konzern bemerkenswerten Profit eingebracht.[2] Smith half mir, den Grund dafür zu verstehen.

Sein Credo ist, dass nicht ein einzelner Bestandteil eines Lebensmittels – eine Zutat oder das Ansprechen eines isolierten Sinns – dazu führt, dass wir etwas mögen. Die Industrie sollte sich darauf verlegen, die richtige Kombination der dazu erforderlichen Eigenschaften zu entdecken. »Die Schlüsselkomponenten sprechen viele Sinne gleichzeitig an«, so Smith. »Das sind keine Einzelfaktoren.«

Um die Eigenschaften herauszufiltern, die wir uns wünschen, hat die Industrie standardisierte Prüfverfahren entwickelt, mit deren Hilfe Verbraucher und Berufstester die ansprechenden Eigenschaften eines vorgegebenen Produkts im Einzelnen ermitteln sollen. Die Industrie nennt diese Technik einen »Fingerabdruck«, mit dessen Hilfe man herausfinden will, welche Komponenten der Verbraucher akzeptiert. »An diesem Modell orientieren wir uns, wenn wir festlegen, was den Verbraucher begeistert«, gesteht er.

Smith spielte eine entscheidende Rolle bei der Markteinführung der fettfreien SnackWell's Cookies – deshalb wollte ich unbedingt mit ihm sprechen. Ich wollte wissen, wieso diese Kekse mich derart im Griff haben. Immer wieder passiert es mir, dass ich einen esse, die Schachtel wegpacke und ein paar Minuten später wiederkomme, um noch einen zu nehmen. Und noch einen. Und dann wieder einen. Ich mag dieses Verhalten nicht, mache es aber trotzdem. Oft merke ich nicht einmal mehr, wie viele Kekse ich bereits verzehrt habe, und plötzlich sind sie alle weg.

Der Versuch, einen fettfreien Keks in die Supermarktregale zu schleusen, war für Nabisco mit zahlreichen Hindernissen verbunden. Das erste Problem auf dem Weg zum wirtschaftlichen Erfolg war die Konsistenz des Produkts. Ohne Fett wirkte der Keks anfangs grob und trocken. Der Durchbruch kam erst, als Nabisco herausfand, dass eine kleine Menge der Fettsäure Diglyzerid als Fettersatz taugte. Zusammen mit einer ansprechenden Mischung weiterer Zutaten und Aromen verhalf diese Entdeckung Nabisco zu einem Produkt, das nicht nur mich immer wieder zurückkommen lässt.

»Man muss die richtige Kombination optimieren«, erläutert Smith und betont damit erneut, dass es keinen Sinn hat, sich auf isolierte Geschmacksverstärker zu konzentrieren. »Wenn man nur einen Teil maximiert, ist das Produkt tot. Erst das Zusammenspiel aller Faktoren ergibt einen Keks.«

Von zentraler Bedeutung ist die Verlässlichkeit – das Produkt muss immer gleich schmecken. Außerdem muss ein Keks auch wie ein Keks aussehen. Als Smith während des Entwicklungsprozesses der SnackWell's seine Testgruppen einberief, bat er die Probanden auch um eine Zeichnung, wie sie sich einen Keks vorstellen. Er wusste, dass ein erfolgreiches Produkt der konventionellen Vorstellung zu seinem Äußeren entsprechen muss. »Unsere Vorstellungen sind sehr wichtig«, betont er. »Erst die Ausgewogenheit aller Faktoren treibt den Genussmenschen an.«

Eine weitere Methode, möglichst viele Sinne anzusprechen, sind Kontraste innerhalb eines Produkts. Das zeigen die Oreo Kekse. Sie sind zwar auch auf Grund ihrer ansprechenden Konsistenz beliebt und weil sie sich im Mund gut anfühlen, doch der eigentliche Charme des Produkts liegt im einzigartigen, bitteren Geschmack der Schokoladenwaffel im Gegensatz zur Süße der Cremefüllung. Dieser Widerspruch erzeugt das, was die Industrie als »dynamische Neuerung« bezeichnet.

Bei besonders erfolgreichen Speisen erklärt nicht ein einzelner Bestandteil, warum es bei ihnen klappt. Es geht nicht nur um Zucker, Fett oder Salz, sondern um die richtige Dosierung von allen dreien. Es geht auch nicht um ein spezielles Aroma, sondern um viele, nicht um einen Sinnesreiz, sondern um eine Vielzahl an Reizen.

Inzwischen steht der Industrie ein ganzes Arsenal an Techniken zur Verfügung, die das Komplettdesign erleichtern. Zum Beispiel erzählte mir der Lebensmittelexperte Dwight Riskey, der früher für Frito-Lay tätig war, wie es dazu kam, dass Kartoffelchips gesalzen werden.[3] »Anfangs haben wir unser Salz einfach nur drübergeschüttet, als ob da jemand mit dem Salzstreuer über den Chips stünde«, berichtet er. »Inzwischen gibt es dafür viel bessere, wissenschaftlich fundierte Verfahren. Wir gehen ausgewogener und gezielter vor und erhalten ein viel einheitlicheres Produkt.«

Das Ziel ist die Menge Salz, die exakt mit den anderen Zutaten harmoniert. »Nur eine Variable zu optimieren ist ein schrecklicher Fehler, denn die optimale Salzmenge bezieht sich immer auf die Dicke des Chips und den Zuckergehalt, die ebenfalls optimiert werden müssen«, erklärt Riskey. »Je mehr Variablen man gleichzeitig optimieren kann, desto besser fährt man.«

Ob ein Gericht uns anspricht, hängt vom Zusammenspiel seiner Variablen ab. Für Riskey liegt die wahre Zauberkraft in der Mischung.

16 | Was der Kunde nicht weiß

Es erscheint ironisch, wie viel die Nahrungsmittelindustrie auf Testverfahren, Zielgruppen und andere Formen der Rückmeldung gibt. Denn eigentlich haben die Verbraucher keine Ahnung, was sie essen.[1] Sie behaupten, bestimmte Bestandteile – zum Beispiel Fett – zu meiden, doch bei Blindtests bevorzugen sie in der Regel das fettreichere Produkt. Auch Zucker- und Salzgehalt werden meistens unterschätzt, und wir wissen nicht einmal genau, ob ein Getränk wirklich den Durst gelöscht hat.

Bei Gail Civilles Testreihen neigen die Teilnehmer zu ungenauen Bewertungen wie: »Ich mag das, weil es gut schmeckt.« Wenn sie genauer nachhakt, was sie damit meinen, kommen vage Aussagen wie: »Es ist lecker.« Sie wissen, was sie mögen, aber normalerweise nicht, weshalb.

Diese Unsicherheit nutzen die Hersteller auf meisterhafte Weise. Civille hat die Erfahrung gemacht, dass das Urteil der Verbraucher mitunter durch die Werbung und manchmal auch durch den Gedanken getrübt wird, welche Wahl die »richtige« wäre. Jemand, der weiß, dass zu viel Salz als ungesund gilt, sagt vielleicht: »Ich mag diese Chips, weil sie nicht so salzig sind« – obwohl sie in Wahrheit vielleicht reichlich Salz enthalten.

Ebenso irreführend ist die Aussage, wenn der Testteilnehmer weiß, dass etwas sehr fetthaltig ist. Sobald die Befragten denken: Das sollte ich lieber nicht essen, geben sie eher an: »Das mag ich nicht.« Blindtests ergeben hingegen laut Civille das genaue Gegenteil: »Wir mögen das, was am meisten Salz und Fett enthält.«

Irreführend sind auch die vielen Schichten unserer Nahrung.

So sagen Menschen vielleicht, dass sie Brokkoli mögen, doch eigentlich meinen sie damit gebratenen Brokkoli mit einem Käsehäubchen. Und wenn wir einen knusprigen Kartoffelchip mit Wohlgefallen betrachten, fühlen wir uns in Wirklichkeit von dem Fett und Salz darin angezogen.

Mitunter werden Zucker, Fett und Salz derart von anderen Geschmäckern übertüncht, dass wir sie gar nicht mehr bemerken. Ich bat Civille um Beispiele für solche Produkte: »Was ist salzig, ohne dass ich es bemerke? Was ist süß, ohne dass ich dabei ›süß‹ denke?«

Sie erklärt mir, dass die meisten Brotsorten eine Menge Salz enthalten, weil Salz dem Mehl seinen bitteren Beigeschmack nimmt und damit den Geschmack verbessert – auf einer Verbraucherbewertungsskala von 1 bis 15 erreicht Brot so einen Wert von 10. Manche Brotsorten enthalten zudem viel Zucker. Civille schätzt die Süße eines Brötchens für den McDonald's-Hamburger auf 7 bis 8. Heinz-Ketchup kommt auf einen Wert von 8 oder 9, während Pizzasauce von Pizza Hut in den Bereich 10 bis 12 vorstößt. Ein anderes interessantes Beispiel sind Cracker. Man weiß zwar, dass sie salzig sind, doch viele Menschen reagieren überrascht, wenn sie erfahren, wie viel Fett und Zucker in Crackern stecken.

Hinzu kommen die beliebten Fertig-Dressings. Durch die Grundzutaten Joghurt oder Buttermilch ist der Fettgehalt möglicherweise überschaubar, die Süße jedoch nicht. Je nach Marke haben solche Dressings unserer Expertin zufolge einen Süßegrad zwischen 7,5 und 10. »Die Eltern sagen: ›Meine Kinder wollen nur Fertig-Dressing‹, und ich möchte ihnen zurufen: ›Ja, und ich weiß auch, warum. Weil es süß ist!‹«

Wer neue Lebensmittel ersinnt, scheint genau auf dieses mangelnde Bewusstsein beim Konsumenten abzuzielen. Wenn Lebensmittel mehr Zucker als andere Zutaten enthalten, muss Zucker in der Liste der Inhaltsstoffe an erster Stelle stehen. Sobald jedoch verschiedene Süßungsmittel beteiligt sind, können sie einzeln aufgelistet werden, so dass jedes einzelne weiter unten stehen kann. Gail Civille glaubt, dass diese Vorgabe die Industrie dazu gebracht hat, »drei verschiedene Sorten Zucker einzusetzen, damit niemand sagen muss: ›Da ist zu viel Zucker drin.‹ Jetzt steht der Zucker nämlich nicht mehr ganz oben.«

»Wo stecken denn noch alles vier oder fünf verschiedene Zuckerarten drin?«, will ich wissen. »Frühstückscerealien«, antwortet Civille. Industriell gefertigte Cerealien sind oft mit einer Mischung aus Saccharose (Haushaltszucker), braunem Zucker, Fruktose, Fruktose-Mais-Sirup, Honig und Rübensirup gesüßt. Mit einem gesunden Müsli oder Haferflocken hat das nichts mehr zu tun. »Nur damit der Zucker nicht ganz vorne steht?«, frage ich. »Ja, ich glaube schon. So versteckt man ihn vor den Müttern.«

Tatsache ist: Die Liste der Inhaltsstoffe verschleiert nach wie vor, wie viel Zucker und Fett Lebensmitteln zugesetzt wurde, weil viele Begriffe für die Verbraucher unverständlich sind. Zum Beispiel werben Kellogg's Frosties mit einem Zuckergehalt von nur elf Gramm pro Portion. Aber nirgendwo steht, dass über ein Drittel des Packungsinhalts Zuckerzusätze sind.

17 | Die Skala der Unwiderstehlichkeit

Um das ganze Ausmaß der Bemühungen der Nahrungsmittelindustrie zu begreifen, unwiderstehliche Lebensmittel zu erschaffen, bat ich einen Kollegen, mich am internationalen Pangborn Symposium für wissenschaftliche Sensorik in Harrogate, einem englischen Städtchen nördlich von Leeds, teilnehmen zu lassen. Dort versammelten sich Experten aus Industrie und Wissenschaft, um über ihr Spezialthema und dessen Bedeutung für den Lebensmittelmarkt zu sprechen.

Ein Workshop zur Frage »Kann die Sparte der Sensorik der Industrie zu unwiderstehlichen Produkten verhelfen?« hatte mein Interesse geweckt. Besonders neugierig war ich auf den Beitrag von Michele Foley, Lebensmittelforschungsleiterin bei Frito-Lay, zum Thema: »Einfach unwiderstehlich – was macht ›rundum zufrieden‹ und was bedeutet das?«[1]

Auf den Plätzen für die Teilnehmer ihres Seminars lagen zu Beginn des Vortrags Chipspackungen. »Halten Sie diese Chips für unwiderstehlich?«, leitete Foley das Gespräch ein. Die meisten im Publikum nickten. Daraufhin zeigte Foley ihr erstes Bild, ein Rezept für den Genuss durch Nahrung: Sensorische Stimulierung + kalorische Stimulierung.

Dann beschrieb sie die Studie, mit deren Hilfe sie die Nahrungsbestandteile zerlegen wollte, die der Verbraucher für unwiderstehlich hält. Die zentrale Frage ihrer Arbeiten lautete: »Welche Merkmale erhöhen das Verlangen nach dem Produkt?«

Für diese Untersuchung hatte Foley 2000 Teilnehmer gewonnen, die häufig eines oder mehrere von den 31 verschiedenen

Frito-Lay-Produkte verzehrten, in erster Linie Cracker und Chips in verschiedenen Formen und Geschmacksrichtungen. Es nahmen ausdrücklich nur Leute teil, die diese Snacks kannten, liebten und regelmäßig verzehrten. Die Teilnehmer sollten sich an ihre jüngsten Erfahrungen mit den Produkten erinnern und aus zahlreichen Attributen – einschließlich des Adjektivs »unwiderstehlich« – passende Beschreibungen wählen. Jedes Produkt wurde von 35 bis 70 Prozent der Konsumenten als »unwiderstehlich« bezeichnet, wobei Nacho Cheese Doritos und Cheetos Flamin' Hot in dieser Hinsicht am besten abschnitten.

Danach versuchte Foley, genau zu ermitteln, welche Bestandteile diese Produkte so unwiderstehlich machten. Mit Hilfe von weiteren Testreihen konnte sie ein paar Faktoren herausfiltern, die diese Eigenschaft beeinflussen. Hierzu zählen zum Beispiel die »Konsistenzdynamik«, also wie etwas sich beim Kauen im Mund anfühlt (hart oder knackig, bricht es oder schmilzt es?), aber auch die »Geschmacksdynamik«, also die Vielfalt und Komplexität der Aromen. (In den USA unterscheidet die Industrie sechs Geschmacksfamilien – Milch, gegrillt, Kräuter, würzigscharf, fruchtig-süß und Meeresfrüchte.) Zur Geschmacksdynamik zählt auch der Zeitpunkt, wann ein Geschmack während des Kauens freigesetzt wird. Andere interessante Merkmale sind »Geschmacksintensität« und »Massendynamik«. Darunter versteht man die Art und Weise, wie sich ein Bissen im Mund verändert, zum Beispiel ob er eine teigige Masse bildet oder auf der Zunge zergeht. Foley wollte auch wissen, wie leicht etwas zu essen ist, was sie an der Kauarbeit maß, die in der Regel die Größe und Härte eines Chips widerspiegelt.

Foley nahm die Ergebnisse der Befragung genauer unter die Lupe und konnte letztlich fünf Schlüsselfaktoren für Unwiderstehlichkeit ermitteln. In der Reihenfolge ihrer Bedeutung sind dies: Kalorien, Geschmackseindrücke, leicht zu essen, Schmelzverhalten im Mund und erster Eindruck.

»Das sind die Eigenschaften, die unser Essverhalten ankurbeln«, erklärte sie. Jedes dieser Merkmale beschäftigt die Sinne gleich mehrfach. Insgesamt, so Foley, »geht es darum, im Mund jede Menge Spaß zu erzeugen und ihm viel Neues zu bieten«.

In einem solchen Rahmen wird die besondere Anziehungskraft von Nacho Cheese Doritos verständlich, besonders nachdem Foley die Macht von Käse und anderen Milch- und Sahnearomen betont hatte. Das Produkt kombiniert viele begehrte Eigenschaften – vielfältige Geschmackseindrücke aus drei verschiedenen Käsesorten sowie mehreren Milch- und Sahnesorten, dazu Salz und Öl, die den Genuss mehren. Außerdem vermittelt der erste Bissen harte Knusprigkeit, doch im Mund schmilzt der Chip sogleich zu einer Sauce.

Auch bei Cheetos Flamin' Hot verändert sich der Eindruck im Mund während des Essens. »Kinder vergleichen die Empfindung mit einer ›Achterbahnfahrt‹«, berichtete Foley. »Erst schmecken sie nach Käse, dann werden sie scharf und schließlich würzig.« Zwischendurch entstehen Eindrücke wie knusprig, aufregend und witzig. Solche Chips sind ein absolutes Kunstprodukt. »Die Käsegrundmasse wird mit Schärfe oder pikanter Würze gespickt. Das macht sie umso interessanter und komplexer.«

Foley ist bewusst, welche Geschäftsinteressen hinter ihrer Arbeit stehen. »Hier geht es nicht um Prophezeiungen, was die Kunden mögen«, sagt sie, »sondern um Sicherheit.«

Zu diesem Zweck gehört aus Sicht der Industrie ein hoher Grad an »Wiederholung« in Form der Anzahl der Leute, die einen Snack mehr als einmal kaufen. Foley untersuchte dieses Verhalten über zwei Jahre hinweg alle sechs Monate. Dabei kam heraus, dass ein Produkt, das man beim ersten Verzehr mag, nicht unbedingt zum Verkaufsschlager wird. Entscheidend für den wiederholten Kauf ist, dass der Verbraucher den Geschmack nach dem sechsten oder siebten Chip immer noch genauso mag wie bei den ersten beiden.

»Man muss dem Konsumenten zu einem angenehmen Erlebnis und einem angenehmen Nachgeschmack verhelfen«, erklärt sie. »Ich habe festgestellt, dass der Unterschied zwischen dem ersten und dem letzten Eindruck sich auf den Nachkauf auswirkt. Es geht einzig um das Produkt, und ob die Leute die Sinneserfahrung machen, die sie sich wünschen.«

Beim Pangborn Symposium stellte Foley die Frage: »Wie bauen wir alle diese Erkenntnisse nun in unsere Produkte ein?« Ihre Antwort: Aromen, Konsistenz und weitere Sinneseindrücke machen ein Grundprodukt reizvoller.

Ein gutes Beispiel hierfür sind mit Käse und Schinken überbackene Pommes frites (bacon-cheese fries). Sie schmecken laut Foley nicht nur nach Milchprodukt und Gegrilltem, sondern liefern auch noch jede Menge verschiedener Konsistenzen. »Manche Stücke sind außen knusprig und innen weich. Sie sind warm. Sie sind vermutlich klebrig und ziehen Fäden, also braucht man zum Essen immer wieder die Finger und muss sie anschließend ablecken. Das alles regt die Sinne an.«

In einer ihrer Untersuchungen bat Foley Probanden, die regelmäßig Kartoffelchips von Frito-Lay verzehrten, um eine Einstufung verschiedener Chipssorten in Bezug auf ihre Unwiderstehlichkeit. Ganz unten landeten Baked Lay's – sie haben einen einfachen Geschmack und schmelzen nicht im Mund. Es dürfte kein Zufall sein, dass sie auch den niedrigsten Fettgehalt aufweisen. Danach folgten Classic Lay's, die durch den karamellisierten Geschmack des Frittierfetts komplexer wirken und leichter im Mund zergehen. Zudem sind sie salziger. Noch besser schmeckten Kartoffelchips mit Sour-Cream-and-Onion-Geschmack, die weitere Geschmackseindrücke vermitteln.

Am unwiderstehlichsten für die Testpersonen waren die Kettle Cooked Chips. Diese Sorte hat einen etwas geringeren Fettgehalt und schmeckt ähnlich wie Classic Lay's, ist aber komplexer. Man muss etwas gründlicher kauen, sie haben eine harte, knusprige Konsistenz und keine einheitliche Form, so dass jeder Bissen einzigartig wirkt.

Bei vielen dieser Chipsvarianten kommt es darauf an, wie die verschiedenen Schichten und Anreicherungen kombiniert werden. Das ursprüngliche gebackene Produkt wird mit Fett versetzt. »Das bringt zusätzliche Kalorien und ein verändertes Mundgefühl«, erläutert Foley. »Danach fügt man Aromen hinzu, dann kommt die passende Konsistenz, und so klettert man auf der Skala der Unwiderstehlichkeit immer höher.«

Eine weitere Strategie zur Erhöhung der Unwiderstehlichkeit ist das Dippen. Dips und Saucen verstärken die Aromen in einem Chip um mehrere Schichten. »Dippen ist eine Methode, Chips noch genussreicher zu machen«, versichert Foley. Denn wenn man seinen Chip in eine Sauce tunkt, werden jede Menge Sinneseindrücke erzeugt.

Aber nicht jedes Produkt lässt sich optimieren. »Ich kann üben, die gebackenen Kartoffelchips von Lay's zu mögen, aber davon werden sie für mich nicht unwiderstehlich«, so Foley. Zusätzliche Aromen und andere Faktoren können den mangelnden Fettgehalt dieser Sorte nicht wettmachen, der zu den unverwechselbaren Eigenschaften der meisten Chips zählt. Alle anderen Zusätze jedoch unterstützen das beabsichtigte Ziel, einen möglichst großen Eindruck zu hinterlassen, damit das Produkt zumindest »leckerer, interessanter und anregender« wird.

»Grundsätzlich machen wir Lebensmittel praktischer und lustiger. Das ist unser erklärtes Ziel.«

»Sie nehmen also Geschmackseindrücke und unterschiedliche Kochtraditionen und verwandeln sie in Snacks?«, hake ich nach.

»Und wir machen sie leicht zugänglich«, antwortet Foley.

»Und die Fähigkeit, verschiedene Eigenschaften für die Sinne auszuwählen«, fahre ich fort, »darum geht es bei der Lebensmittelwissenschaft, oder?«

»Genau darin besteht unsere Aufgabe.«

Auf der Pangborn-Konferenz kam auch Howard Moskowitz zu Wort, der als Experte für Verbraucherverhalten gilt.[2] Er erläuterte, dass die wichtigsten sensorischen Eigenschaften eines Produkts in vielen denkbaren Kombinationen überprüft werden müssen, um herauszufinden, was dem Kunden schmeckt. Damit widerspricht er dem traditionelleren Immer-eins-zu-einer-Zeit-Evaluationsansatz, bei dem Ernährungsberater zuerst den richtigen Süßegrad festlegen, dann die Salzmenge und so weiter. Für Moskowitz ist das »nicht unbedingt der Königsweg zu unwiderstehlichen oder allgemein akzeptierten Produkten«.

In der lukrativen, wettbewerbsgeprägten Welt der Lebensmitteloptimierung winkt ein immenser Profit – wenn die Leute ein Produkt kaufen wollen. »Wenn man aus den unterschiedlichen Zutaten das Optimum erzeugt«, so Moskowitz, »besteht eine reelle Chance, dieses Arsenal aus chemischen und physischen Inhaltsstoffen in ein erfolgreiches Produkt zu verwandeln.«

Es gab noch mindestens einen weiteren Grund, weshalb ich über das Material vom Symposium in Harrogate so froh war, und zwar das Poster von Wilma den Hoed und E. H. Zandstra, das die Frage stellte: »Was macht Lebensmittel begehrenswert?«[3] Die beiden Wissenschaftler erforschen für Unilever, den europaweit größten Konzern für Konsumprodukte, die Wahrnehmung und das Verhalten der Konsumenten. Zur Zielsetzung ihrer Arbeit fanden sie klare Worte: »Für Produktentwickler ist es interessant, Lebensmittel mit Bestandteilen zu versetzen, die das Begehren der Verbraucher sowohl kurzfristig als auch langfristig erhöhen.«

Zusätzliche Faktoren, um die Begehrlichkeit zu erhöhen? Das entspräche tatsächlich den Absichten der Industrie. Den Hoed und Zandstra baten zu diesem Zweck niederländische Verbraucher, unmittelbar nachdem sie einen starken Wunsch nach einem bestimmten Produkt verspürt hatten, einen Fragebogen auszufüllen. Außerdem schlossen sie die Probanden zu Themengruppen zusammen, in denen sie die sensorischen Eigenschaften von Speisen ermittelten, die ihnen schmeckten.

Es dürfte niemanden überraschen, dass die Testpersonen Produkte mit einem hohen Kalorien- und Fettgehalt bevorzugten. Außerdem führten sie typische sensorische Merkmale an, beispielsweise eine Doppelkonsistenz (stellen Sie sich ein Stück

Schokolade vor, das außen fest und in der Mitte fruchtig weich ist), ein spezieller Geschmack (wie bei einer stark gewürzten Sauce) oder ein Geschmack mit zwei Komponenten (zum Beispiel süß und würzig). Die Verbraucher erklärten auch, dass die Speisen, die sie sich wünschten, ihre Stimmung positiv beeinflussten, entspannten und Energie lieferten.

Die Studie kam zu dem Ergebnis, dass der Verbraucher auf die Dauer Lebensmittel kauft, mit denen er zwei Merkmale verbindet: »Einzigartige Geschmacksmerkmale ... und erlernte Eigenschaften, welche die Stimmung positiv verändern.«

18 | Mehr Schein als Sein

Chemische Aromastoffe sind eine weitere Geheimwaffe aus dem Arsenal der Nahrungsmittelkonzerne, mit deren Hilfe Lebensmittel hyperschmackhaft gemacht werden.[1]

Als ich beim Jahrestreffen des Institutes der Lebensmitteltechnologen in New Orleans im Kongresszentrum herumspazierte, kam ich am Stand einer Firma vorbei, die sich auf die Herstellung solcher chemischer Geschmacksstoffe spezialisiert hatte. Das Standpersonal reichte mir eine Eisschokolade, und schon der erste unwahrscheinlich schmackhafte Schluck verriet mir, dass dies etwas Besonderes war. Der Geschmack schien auf der Zunge zu explodieren. Er erinnerte mich an eine unvergessliche Schokolade, die ich vor Jahren getrunken hatte. Dieses Markenzeichen des Restaurants Serendipity in Manhattan ist angeblich nach einem Geheimrezept aus vierzehn Spitzenkakaos gebraut.

Die Zutaten in dem Eisgetränk auf dem Lebensmitteltechnologiekongress waren eine ganz andere Geschichte, denn dieses Produkt enthielt Schokoladentoffee-Karamell-Aroma, Kristallzucker, Kakaopulver, Trockenmilchpulver, Traubenzucker, Schlagsahne und Salz – Schlüsselkomponenten der Schmackhaftigkeit, die durch künstliche Aromen zusammengehalten wurden.

»Wie viel Kakaopulver steckt da drin?«, möchte ich von der Lebensmittelwissenschaftlerin am Stand wissen.

»Ganz wenig«, antwortet sie. Der Hersteller durfte Kakaopulver als Inhaltsstoff auflisten, weil tatsächlich etwas drin war, doch zum Geschmack trug es wenig bei. Den erzeugt die moderne Chemie viel besser.

»Wir leben davon, dass wir einen bestimmten Geschmack vermitteln, auch wenn diese Zutat gar nicht drin ist«, fügt die Dame hinzu.

Ich war gerade einem weiteren elementaren Prinzip der modernen Nahrungsmittelindustrie begegnet. Neben Zucker, Fett und Salz beinhaltet vorgefertigte Nahrung heute in hohem Maße künstliche Aromastoffe.

Nachdem mir dies bewusst geworden war, konnte ich sie überall finden, zum Beispiel auch beim beliebten Oreo-Keks. Zu den Grundzutaten gehören Süßungsmittel in Form von Zucker und Maissirup, Öl und künstliches Vanillearoma. Eine bekannte Café-Kette in der Nähe meines Hauses bietet einen Mokka an, in dem Kaffee und Milch mit einer Fertigmischung mit ähnlichen Zutaten versetzt sind – Zucker, Kokosöl, getrockneter Maissirup und zahlreiche Zusatzstoffe für den Geschmack.

Wir können auch Speiseeis unter die Lupe nehmen. Traditionell besteht diese Köstlichkeit aus Vollmilch, Eiern, Zucker und verschiedenen Zusätzen. Mit wachsender Beliebtheit hat die Industrie etwas ganz anderes daraus gemacht. Die Grundsubstanz ist eine Trockenmischung aus Milchpulver, Zucker und Glukose, Milchbestandteilen und einer Kombination aus Gummi und Emulgator. Im Restaurant oder in der Eisfabrik werden dann Sahne und zahllose Aromen und Farbstoffe sowie eingestreute Süßwaren, Früchte und Nüsse zugesetzt, die zwischendurch zum Kauen anregen sollen.

Solche vorgefertigten, weitgehend künstlichen Aromen, die man zur Eismasse geben kann, stellt beispielsweise David Michael & Company her, ein 100 Jahre altes Unternehmen für Geschmacksinnovationen aus Philadelphia. Die Firma rühmt sich ungewöhnlicher Zusammenstellungen wie Apfel-Kerbel, Heidelbeer-Lavendel, Schokolade-Espresso-Chipotle, Kokos-Ananas-Thaibasilikum oder Birne-Aprikose-Ingwer. »Ohne Umwege zu Ihrem Geschmacksziel«, verspricht das Marketing.

Als ich mir nach dem Kongress die Internetseiten der Lebensmittelindustrie ansah, wurde mir der Unterschied zwischen Schein und Sein in unserer Nahrung noch bewusster. Mit Chemikalien kann man praktisch alles erzeugen. David Michael liefert Rindfleischaroma in den Nuancen gegrillt, geschmort, scharf angebraten oder durchgebraten. Füllungen oder Säfte kann man statt mit Obst mit künstlichem Fruchtaroma versetzen, und die Firma bietet einen flüssigen Butterersatz an, Butter Plus, von dem ein Pfund fünfzig Pfund echte Butter ersetzt.

Es gibt viele derartige Unternehmen. Savoury Systems vertreibt gebrauchsfertige Aromen, die in erster Linie auf Hefeextrakt und hydrolisiertem Gemüseprotein beruhen, um damit Fleischgeschmack zu imitieren. Im Angebot findet man Hühner-, Rinder-, Schweine-, Puten- und Schinkenaroma, aber auch Geschmacksverstärker, die Fleisch nach Rauch, gebratenem Truthahn, Brathähnchen oder im Feuer geröstetem Knoblauch schmecken lassen sollen. Die vor Chemie nur so strotzenden Meeresfrüchte-Aromen umfassen Hummer- und Garnelenextraktpulver, Krabbenpulver und Muschelaroma.

Kraft bietet Käsepulver für Blauschimmelkäse oder Sahnekäse an, das in Wirklichkeit kaum Käse enthält. Dem Unternehmen zufolge sind die Pulver und Milchproduktaromen von Kraft dazu da, »beliebigen Produktzusammensetzungen Käsegeschmack zu verleihen«, womit es möglich wird, den Käse- und Milchgehalt der Gerichte zu verringern, ohne dafür Geschmack zu opfern. Viele verarbeitete Lebensmittel erhalten ihre »Käsenote« über Pulver auf Molke- oder Magermilchpulverbasis.

Solche Imitate gestatten zahlreiche Kombinationen, mit denen fast jede bekannte Geschmacksrichtung erzeugt werden kann – auch wenn die Industrie dabei ein Grundnahrungsmittel vollständig verwandelt. So schmeckt ungegrilltes Fleisch, als hätte es auf dem Grill gelegen. Die Schicht auf den Tortillachips sieht aus wie Käse, enthält aber vor allem Öl und Aromen. »Mit chemischen Bausteinen, organischen Säuren, Fettsäuren, Gewürzen, Extrakten, Ölen und zahlreichen anderen Zutaten können Geschmacksexperten jede Geschmacksrichtung, von Anchovis bis hin zu Woköl, erzeugen«, erklärt der Autor einer Fachzeitschrift für die Industrie.[2]

Sobald die Hersteller die Grundzutaten Zucker, Fett und Salz mit künstlichen Stoffen versetzen, können sie fast nach Belieben neue, reizvolle Produkte für den Lebensmittelmarkt kreieren.

Ursprünglich sollte die chemielastige Verarbeitung von Lebensmitteln die Lagerfähigkeit verlängern und Herstellungskosten senken. Erst in jüngerer Zeit sind Geschmacksintensivierung und Verbraucherzufriedenheit in den Mittelpunkt der kreativen Lebensmittelchemiker gerückt. Gesucht wird der Volltreffer.

Die Hersteller sind heute dazu in der Lage, ihren Produkten praktisch jede vorstellbare sensorische Eigenschaft zu geben und – vor allem – ein einzelnes Produkt so zu gestalten, dass es vielfältige Sinneseindrücke auslöst.

Das ist das erklärte Ziel der Firma SensoryEffects, die Nuggets und Flocken herstellt, die Brot, Muffins, Keksen und Frühstückscerealien hinzugefügt werden können, um die Waren nach Wunsch mit Geschmack, Aroma, Farbe oder Konsistenz zu versehen. Das

Unternehmensmotto lautet »jeder Sinn bei jedem Bissen«, und die Produkte, die nicht einmal der Kühlung bedürfen, kosten weniger als Obst, Gemüse, Käse oder die Gewürze, die sie ersetzen. Laut Aussage der Firma haben diese Produkte »das Ziel, die Backwarenhersteller mit allem zu beliefern, was nötig ist, um das sensorische Erlebnis auf allen Ebenen zu steigern«.

Bei der Konferenz in New Orleans habe ich viele andere Produkte gesehen, die einem ähnlichen Zweck dienen. Foran Spice Company bietet eine Gewürzmischung für Brot an, die Zucker, Zimt und den Gewürzextrakt Cassisöl kombiniert. Wild Flavors verkauft »Geschmackssysteme« für Backwaren, darunter weiße Mandelschokolade, Chambordschokolade, Sahnekaramell und Piña Colada. Verwöhnen ist explizites Marketingthema. »Der Kunde will Produkte, die verwöhnen und eine besondere Stimmung vermitteln«, steht im Prospektmaterial der Firma. »Verwöhnaromen und sahnige Konsistenz leisten einen wichtigen Beitrag zu einem dekadenten Erlebnis.«

Andere Hersteller konzentrieren sich darauf, Fleisch und Milchprodukten neue sensorische Effekte zu verschaffen. Auf dem Stand von Bell Flavors and Fragrances wurde Schweinefleisch angeboten, das in einer Barbecuesauce mit Colageschmack gekocht war – womöglich das beste Barbecue, das ich je probieren durfte. Der Vertreter der Firma pries die »Topnoten«, die als Geschmack hervortraten.

Bei Comax Flavors trank ich Weißen Pfirsichtee aus Fruktose-Mais-Sirup, weißem Teepulver, Zitronensäure und Aromastoffen. Diese Köstlichkeit bestand praktisch ausschließlich aus künstlichen Zutaten. Comax verkauft auch ein Butteraroma, das echte Butter »mit einem ähnlich sättigenden Aroma, Geschmack und Mundgefühl« ersetzen soll. Der Hersteller erklärt ganz offen, wie solche Produkte auf die Sinne wirken: »Wir verwandeln Technologie in guten Geschmack. Aufregend, stimulierend, beruhigend und lange anhaltend.«

Verbraucher ahnen kaum, in welchem Ausmaß die Industrie in den letzten Jahren Geschmacksstoffe eingesetzt hat, um den Kunden zufriedenzustellen, doch die Werbeaussagen der Firmen sind eindeutig. Zum Beispiel prahlt Food Marketing Support Services: »FMSS identifiziert sensorische Spielräume für die gezielte Produktentwicklung und maximale Akzeptanz beim Kunden«, und: »FMSS-Künstler regen die Sinne an und erschaffen bemerkenswerte Produkte.«

Das Gewürzimperium McCormick, das eine Armada von Wissenschaftlern, Trendforschern, Köchen, Lebensmitteltechnologen und Geschmacksanalysten beschäftigt, äußert sich ebenso deutlich. »Die Sinne befriedigen« gilt hier als Megatrend. McCormick prophezeit einen Zuwachs bei Mahlzeiten, die »Geschmack, Farbe, Aroma und Konsistenz bieten« und »eine wahrhaft multisensorische Erfahrung ermöglichen«.

Nach zwei Tagen auf dem Lebensmitteltechnologiekongress wusste ich aus erster Hand, dass die Lebensmittelindustrie keineswegs mit dem Erfolg zufrieden ist, den sie mit dem Verkauf von mehreren Lagen Zucker auf Fett auf Salz erzielt. Man greift auch zu chemischen Substanzen, um die Begierde der Verbraucher zu vergrößern.

19 | Produktoptimierung

Um bei der Lebensmittelherstellung sensorische Eigenschaften aufzupeppen, reichen chemische Zusätze nicht aus. Moderne Produktionsabläufe machen Lebensmittel auch einheitlicher, billiger und leichter verfügbar. Das Ergebnis ist eine nahezu unbegrenzte Auswahl und viel mehr Möglichkeiten, unsere Speisen zu genießen.

John Haywood unterstützt Restaurantketten beim Design neuer Produkte und Menü-Ideen. Wir trafen uns in Manhattan im Outback Steakhouse in der 23rd Street, um darüber zu sprechen, wie landwirtschaftliche Erzeugnisse in der Fabrik optimiert werden.

Die aktuelle Lebensmitteltechnologie »liefert uns Werkzeuge für die Optimierung des Ausgangsprodukts«, erläutert Haywood.[1] Und dieser Grundstoff kann nahezu alles werden. Die Verarbeitung »glättet den Geschmack« und nimmt alles weg, was den Verbraucher auch nur im Geringsten irritieren könnte, berichtet er. »Dieses ganze verfeinerte Zeug richtet sich an die breite Masse. Es polarisiert nicht. Die Lebensmittelwissenschaft gestattet uns, möglichst viele Leute gleichzeitig anzusprechen.«

Weil jeder Schritt des Herstellungsprozesses streng kontrolliert wird, sind die Produkte am Ende immer gleich. Die Kontrolle hat aber noch einen zweiten Vorteil. »Industriell hergestellte Lebensmittel verschaffen uns mehr Freiheit«, verrät Haywood. »Du kannst hineinmischen, was immer du willst. Du drehst so lange am Rädchen, bis Fett, Zucker und Salz genau abgestimmt sind.«

Für Zucker, Fett und Salz am Rädchen drehen. So hatte ich mir die Lebensmittelerzeugung bis dahin nicht vorgestellt, aber genau so läuft es.

Ich kehrte zu meinem Informanten aus der Industrie zurück, um genauer zu erfahren, wie so etwas abläuft. Er konnte mir jede Menge über die Techniken erzählen, die Nahrungsmittel heute so viel genussvoller machen als einst.[2]

Zur Genussfähigkeit gehören aus seiner Sicht fünf Faktoren: Vorfreude, Erscheinungsbild, Aroma, Geschmack und das durch die Konsistenz vermittelte Mundgefühl. Viele Strategien zur Optimierung der Genussfähigkeit betreffen die Vorfertigung im Werk, mit deren Hilfe Nahrungsmittel in praktischer, schnell nutzbarer Form in die Restaurants und Supermärkte gelangen. Bis vor wenigen Jahrzehnten waren solche Optionen für geschmacksoptimierte Teilfertigprodukte undenkbar.

Relativ neu sind schockgefrostete, einzeln entnehmbare Lebensmittel. Traditionell wurde Nahrung in bestimmten Mengen als Block eingefroren. Das Problem dabei war, dass eine solche Packung viel Wasser enthielt, was ihren Inhalt beim An- oder Auftauen leicht verderblich machte. Bei der heute gängigen Methode werden Lebensmittel wie Shrimps, Kartoffeln oder Hähnchenteile mit kalter Luft, kaltem Stickstoff oder kaltem Kohlendioxid begast, damit sie in kleinen Stücken gefrieren.

Bevor die Lebensmittel einzeln schockgefrostet werden, werden sie häufig vorgebraten. So kann man sie direkt aus der Packung noch gefroren zum zweiten Braten in die Pfanne oder Fritteuse geben. Viele Restaurantketten verwenden vorgebackene Pommes frites und zunehmend auch andere vorgebackene Bestandteile. Die so zubereiteten Produkte schmecken frischer und angenehmer, und die Fettschicht, die während des Vorbackens hinzukommt, macht die Lebensmittel unempfindlich gegen Feuchtigkeit und verleiht ihnen einen goldenen Schimmer.

Vorgebackene, schockgefrostete Lebensmittel werden auch zu Hause gern verwendet. Derart behandelte Shrimps sind überall erhältlich und haben alle Eigenschaften eines Genießerprodukts. Die Vorfreude beginnt damit, dass Shrimps lange der gehobenen Gastronomie vorbehalten waren und daher nach wie vor als etwas Besonderes gelten. Hinzu kommen ein ansprechendes Äußeres und »ein gutes Kau- und Mundgefühl – nicht zu zäh, und der Mund wird nicht müde«. Abgepackte Shrimps werden vor dem Gefrierprozess häufig paniert und vorfrittiert, wodurch sie meiner Quelle zufolge »diese knusprige Außenseite mit jeder Menge Fett« erhalten, die wir als so lecker empfinden.

Von Pommes frites bis zu Shrimps, von gegrillten Hähnchenflügeln bis zu Frühlingsrollen, von Hähnchennuggets bis hin zu Nachos – in den Küchen der Fastfood-Restaurants wird unsere Nahrung immer häufiger zusammengebastelt anstatt gekocht. Aber auch viele normale Restaurants gleichen schon lange eher Laboratorien als Orten, an denen echtes, kreatives Kochen stattfindet.

Ein Grund für die Automatisierung der Zubereitung ist die Senkung der Lohnkosten. Ansonsten würde man »der Schnippelpest erliegen«, wie es ein Investor nannte. Die Ausgaben für eine frische Zubereitung vor Ort – zum Beispiel durch Gemüseschnippeln – sind ein erheblicher Kostenfaktor. Deshalb ist es so schwie-

rig, frisches, gesundes Essen für die Massenverköstigung bereitzustellen.

Ein weiterer Vorteil der Vorfertigung ist, dass das Personal
nicht lange über die Zubereitung nachdenken muss. So werden
Chicken Wings meistens schon im Werk gewürzt, paniert und
vorgebacken, danach einzeln schockgefrostet und ausgeliefert,
um vor dem Servieren erneut frittiert zu werden. Die cremige,
fettreiche Sauce zum Dippen, die dazu gereicht wird, kommt normalerweise aus dem Glas. »Bis auf den letzten Frittiervorgang ist
alles vorgefertigt«, berichtet meine Quelle.

Fleisch kommt entbeint, fertig geschnitten und vakuumver-
packt in die Restaurants, damit Farbe und Geschmack erhalten
bleiben. Das erhöht zugleich den Genuss, denn das Fleisch »kann
keinen unangenehmen Beigeschmack entwickeln, bleibt länger
›frisch‹ und ist immer gleich«, versichert mir meine Quelle. »Man
braucht nur noch die Packung aufzureißen und es auf den Grill
zu legen.«

Fertigprodukte gestatten der Industrie eine weitere Vereinfachung. Statt ganzem Knoblauch oder frischen Zwiebeln werden
Knoblauchpulver, Zwiebelpulver oder Extrakte aus Knoblauch-
und Zwiebelöl eingesetzt. Pulverisierte Tomaten schmecken wegen des Wasserentzugs konzentriert und süßer als echte Tomaten. Frische Kräuter und Gewürze wie Rosmarin, Oregano oder
schwarzer Pfeffer werden gern durch die entsprechenden ätheri-
schen Öle ersetzt. Damit entfällt jede Kontamination, und der
Geschmack bleibt zuverlässig gleich. »Alles ist stark verarbeitet,
und dadurch kommt es weniger auf die ursprünglichen Zutaten
an«, erklärt mir der Berater. »Wann immer das Produkt vom
Band fällt, hat es damit genau dieselben Eigenschaften.«

Da die Industrie durch diese gesteuerte Fertigung mehr Kontrolle über ihre Produkte erhält, kann sie die einzelnen Elemente der Genussfähigkeit – Vorfreude, Erscheinungsbild, Aroma, Geschmack und Konsistenz – leichter optimieren. Das war sicher der Grund, warum mir McDonald's Southern Style Hähnchenbrust so gut schmeckte (bis ich die Liste der Inhaltsstoffe las, die Zucker, Salz, modifizierte Tapiokastärke, Maltodextrin und künstliche Aromen umfasste – noch *vor* dem Panieren und Braten).

Nur die Vorfertigung gewährleistet ein immer gleiches Produkt, damit ein Burger von McDonald's an jedem Ort der Welt gleich schmeckt. Außerdem spielt der wirtschaftliche Aspekt eine Rolle, denn man kann so derart die Preise drücken, dass die Kunden sich jeden Tag so etwas leisten können. Laut meinem Informanten macht die Möglichkeit der Optimierung »mehr genussreiches Essen verfügbar. ... Jede optimierbare Eigenschaft wurde auch optimiert – im Hinblick auf Genuss, Preis, Verfügbarkeit und Einheitlichkeit. Die Industrie ist hervorragend gerüstet, herauszufinden, was den Kunden anspricht, und es ihm dann in ökonomischer, allgemein verfügbarer und sehr einheitlicher Form anzubieten.«

Michele Foley von Frito-Lay hat mich überzeugt, dass die Industrie weiß, wie man unwiderstehliche Produkte erzeugt. Jetzt lupfte ein anderer Insider den Vorhang vor der Fertigungstechnik, mit der bestimmte Speisen nicht nur leicht und günstig verfügbar und schnell zuzubereiten sind, sondern auch viel angenehmer zu essen.

20 | Verkaufsstrategien

Dass die Lebensmittelindustrie mit unserer Nahrung und der Form, wie sie dargeboten wird, Profit machen will, dürfte niemanden überraschen. Verblüffend ist nur, wie genial die Konzerne ihr Ziel erreichen. Ich sprach mit einem Risikokapitalgeber für solche Unternehmen, der seine Worte nicht auf die Goldwaage legte.[1] »Das Ziel ist, den Kunden an die Angel zu bekommen«, gab er offen zu.

Michele Foley hatte davon gesprochen, das Begehren zu wecken, was an den heute vermarkteten Lebensmitteln noch deutlicher zu erkennen ist als die »Unwiderstehlichkeit«. Besonders begehrenswerte Lebensmittel haben meist mehrere Schichten aus Saucen, Käse und Panade. »Im Zweifelsfall einfach Käse und Speck draufschmeißen«, gilt in der Welt der Restaurantketten als Standardwitz, wie mir der Restaurantberater John Haywood verriet.

Solche Schichten verbessern nicht nur das Mundgefühl und erleichtern das Essen, sondern sind auch billiger zu produzieren als die Hauptzutat – Fisch oder Fleisch –, die sie geschmacklich abrunden sollen. Außerdem wirken sie appetitlich, direkt und vertraut. »Begehrenswertes Essen ist wie Nachhausekommen«, so Haywood. »Ich muss mich nicht besonders anstrengen, um es zu verstehen. Ich brauche auch nicht alle möglichen Düfte oder Dinge zu akzeptieren, die mir fremd sind. Und wahrscheinlich kann ich mir hinterher die Hälfte einpacken lassen.«

Eine von McCormick gesponserte Studie sollte herausfinden, was Menschen dazu bringt, bestimmte Speisen attraktiv zu finden. In einer Internetumfrage stellten die Forscher Fragen zu 21 Lebensmittelkategorien – von Chips, Käsekuchen und Eis bis hin zu Hamburgern, Pizza und Oliven. Auf diese Weise erhielten sie Antworten von mehreren tausend Menschen. »Mir ging es darum, den Code für das Begehren zu knacken«, berichtet Jacqueline Beckley, die eine Produktentwicklungsabteilung leitet und am Entwurf der Studie mitgearbeitet hat.[2]

Auf der Grundlage dieser Daten wurden die Teilnehmer in drei Gruppen aufgeteilt: die Traditionellen, die Abwechslungssucher und die Fantasievollen. Später fügte man als vierte Gruppe noch diejenigen hinzu, die auf gesunde Ernährung Wert legen.

Traditionell orientierte Menschen wünschen zuverlässige, vertraute Eigenschaften, während Abwechslungssucher etwas Neues wollen (für diese Gruppe werden zum Beispiel immer neue Geschmacksrichtungen bei Kartoffelchips angeboten). Die Fantasievollen lassen sich laut Beckley »mit Ambiente, Romantik oder Emotionen« ködern. Ihnen geht es nicht um die Nahrung, sondern um das Konzept, das sie vermittelt.

Lebensmittelhersteller und Fastfood-Restaurants können für jede dieser Gruppen begehrenswerte Produkte entwerfen. Nehmen wir zum Beispiel den Hamburger. Im Brötchen mit etwas Ketchup befriedigt er den Traditionellen. Mit Zwiebeln, Speck und drei Lagen Käse freut sich der Abwechslungssucher darüber. Und wenn man dem Fantasievollen zusätzlich eine Grillparty vorgaukelt, bekommt er nicht genug davon. Lassen wir das Brötchen weg und kleben das Etikett »Low Carb« darauf, stellen wir sogar Ernährungsbewusste zufrieden.

Ich frage Beckley, was den Hamburger sonst noch begehrenswert macht. »Ein Hamburger bietet alle nötigen Geschmacksrichtungen und die richtige Konsistenz. Man freut sich so darauf, dass einem das Wasser im Mund zusammenläuft. Wenn man anfängt zu kauen, fühlt man sich richtig lebendig. Für einen kurzen Moment bleibt die Zeit stehen.«

Wenn man begreift, was Nahrung für wen ansprechend macht, versteht man viele Eigenschaften von Nahrung, die über den Geschmack hinausgehen, ob Konsistenz, Duft oder andere sensorische Eigenschaften, die zur Erregung beitragen. Beckley hält Begehren für eine »körperliche Angelegenheit. ... Der Körper versucht, sein Glück zu steuern. Er will in den Zustand der Glückseligkeit gelangen.«

Dazu gehört auch eine angenehme, anregende Atmosphäre. Die Menschen möchten das Gefühl haben, ein gutes Geschäft zu machen. »Sobald die Teller größer werden und besser gefüllt sind, steigt der Umsatz«, berichtet der Investor. Es kostet ein Restaurant nicht viel, wenn die Portionen so groß ausfallen, dass die Gäste viel essen können und trotzdem etwas übrig bleibt.

Außerdem achtet die Industrie genau darauf, in welchem Umfeld Speisen angeboten werden. Dabei kann sie sich auf umfangreiche Forschungsarbeiten stützen, die zeigen, wie Sinnesreize – Vielfalt auf dem Teller, Verpackung, Beleuchtung, Geräuschpegel und andere Aspekte des Ambientes sowie die jeweilige soziale Situation – den Verzehr anregen können.[3] Sogar der Produktname spielt eine Rolle. Bei einer Untersuchung kam heraus, dass die Beschreibung in der Speisekarte (»Saftiges italienisches Fischfilet« anstatt »Fischfilet«, »Traditionelle rote Cajun-Bohnen mit Reis« statt »Rote Bohnen mit Reis« oder »seidenmatter Schokoladenpudding« statt »Schokoladenpudding«) die sensorische Wahrnehmung beeinflusst.[4] Die Probanden behaupteten, dass die Speisen mit der genaueren Beschreibung besser aussahen, besser schmeckten und besser sättigten.

Beim kreativen Brainstorming, wie man mehr Kunden anlocken könnte, kam Starbucks auf den Frappuccino, wie mir der Investor erzählte. Denn die Geschäfte waren zwar frühmorgens voll, nachmittags jedoch »waren sie so leer, dass man dort hätte Bowling spielen können«. Die Erfindung eines cremig-süßen, milchshakeartigen Kaffeegetränks stellte diese Regel auf den Kopf.

Starbucks lernte eine grundlegende Lektion: Mach ein attraktives Angebot leicht und ständig verfügbar, erneuere es regelmäßig, und schon kommen die Gäste immer wieder.[5] Wenn Speisen in praktisch jedem Umfeld verfügbar sind, steigt die Anzahl der Hinweisreize und der Gelegenheiten zum Verzehr, während alle Schranken fallen, meint David Mela, leitender Wissenschaftler für Gewichtskontrolle am Unilever Health Institute.[6] »Der Umweltreiz hat sich verändert.«

Bezeichnen wir es als die große Taco-Prüfung – die Herausforderung, kontrolliert zu essen, obwohl immer Nahrung verfügbar ist. »Vor 40 Jahren musste man sich vielleicht einmal im Monat bei einem entsprechenden Anlass der Taco-Prüfung unterziehen. Jetzt findet sie täglich statt«, erklärt Mela. »Solche Lebensmittel sind jeden Tag und überall vorhanden. Sie sind billig, und sie sind leicht erhältlich. Sie sind ständig im Angebot.«

Ein weiteres wichtiges Verkaufsinstrument ist die Portionsgröße. Extragroße Portionen und All-you-can-eat-Buffets gestatten dem Gast den Zugang zu einem unendlichen Essensangebot zu einem Bruchteil der Kosten. Wer mehr auf dem Teller hat, isst auch mehr. Der Lebensmittelberater John Haywood ließ mich verstehen, warum große Portionen im Restaurant so attraktiv sind. Bei unserem Treffen im »Outback« bestellte ich Aussie Fries – Pommes frites mit einer Käse-Speck-Kruste. Haywood betrachtete den gewaltigen Teller, der mir vorgesetzt wurde, und nannte ihn einen »billigen Sattmacher«. Dann erklärte er mir, was das Restaurant mit diesem Gericht beabsichtigt: »Diese 20 Cent mehr Zutaten bescheren mir einen fünf Dollar dicken Wow-Effekt.«

»Es geht ausschließlich um die Frage: ›Wie verdiene ich ein bisschen mehr an diesem einen Teller?‹«, erläutert Mike McCloud, ehemals Manager bei Coca Cola.[7] Vor 30 Jahren hätte ein Schokoladenmuffin noch aus echten Eiern, echter Schokolade und echter Butter bestanden – eine köstliche kleine Kalorienbombe.

Dann »kam die Gier«, so McCloud. Bald dachten die Konzerne so: »Ich will keinen 60-Gramm-Muffin mit echter Butter verkaufen, sondern lieber einen etwas teureren 150-Gramm-Muffin für ein paar Cent mehr, mit dem ich mehr Profit mache.«

Deshalb sind Muffins heute größer, enthalten jedoch kaum noch echte Zutaten. Statt Butter wird irgendeine Mischung aus Fett und Öl verwendet. Auf der Liste der Inhaltsstoffe steht häufig »Palm- oder Kokosöl« als Hinweis darauf, dass der Hersteller die Zutat kauft, die zum jeweiligen Zeitpunkt am günstigsten ist.

Eipulver ersetzt Eier, und hinzu kommen zahlreiche günstige, künstlich hergestellte Süßungsmittel. Statt mit echten Lebensmitteln backt die Industrie mit »einer chemischen Mischung aus Konservierungsstoffen und Öl«, so McCloud.

Aus seiner Sicht liegt dies an den geringen Kosten für Fette und Zucker. »Wenn McDonald's etwas im selben Tempo umsetzen und damit Geld verdienen kann wie jetzt, ist denen völlig egal, ob das vor Fett und Zucker nur so strotzt.«

McCloud sieht auch das Profitstreben hinter den immer größeren Getränkeangeboten. Als er in der Coca-Cola-Zentrale in

Atlanta arbeitete, »lautete eine der zentralen Fragen: ›Wie kriegen wir die großen Kunden – also McDonald's oder Burger King – dazu, ihre durchschnittliche Bechergröße zu erhöhen?‹« Ein kleiner Becher hatte früher knapp 240 ml Inhalt, doch McCloud und seine Kollegen wollten die Norm in Richtung 360 ml verschieben. Außerdem bemühten sie sich, die Größe der großen Portion von 450 auf 900 ml zu verdoppeln.

Da die Limonaden der Fastfood-Restaurants praktisch nur aus Sirup und kohlensäurehaltigem Leitungswasser bestehen, liegt die Gewinnspanne bei etwa 90 Prozent. McDonald's zierte sich nicht lange. McCloud: »Wir mussten sie bloß davon überzeugen, dass 90 Prozent von einem Dollar gut sind, aber wäre es nicht super, 90 Prozent von 1,50 Dollar zu verdienen und nur drei Cent mehr zu investieren?«

Neben den größeren Bechern wollte Coca Cola den Verkauf auch ankurbeln, indem man die Kunden von Wasser auf süße Getränke umlenkte. Dazu wurde errechnet, wie viel Flüssigkeit ein Mensch im Jahr durchschnittlich zu sich nimmt – und dann versucht, den Gesamtanteil süßer Getränke zu steigern.

»Wir sollten mehr Sirup verkaufen. Also sagten wir uns: ›Wie kriegen wir die Gäste dazu, mehr Limonade und weniger Wasser zu trinken?‹ Wir rieten den Lokalen davon ab, kostenlos Wasser bereitzustellen, weil das nicht profitabel ist.« Zugleich wurden die Gäste ermuntert, die Megabecher Zuckerwasser als gutes Geschäft anzusehen.

Wenn die großen Getränkefirmen Normen verändern wollen, sind sie oft erfolgreich, so McCloud. »Coke und Pepsi sind so einflussreich, dass sie die Gewohnheiten der Menschen wirklich ändern können.«

Allerdings liegt hierin auch ein Widerspruch. Denn während die Hersteller einerseits so viele anregende, fett- und zuckerreiche Lebensmittel so leicht verfügbar machen, reagieren sie andererseits auf die Verbraucher, die um ihre Gesundheit fürchten. Das ist sogar ein lohnendes Feld für die Industrie.

Viele Hersteller und Restaurants stellen auf ihren Webseiten inzwischen Kalorien- und Nährstoffrechner zur Verfügung, damit der Kunde selbst ermitteln kann, wie viel Fett, Salz, Kohlenhydrate und Zucker er zu sich nimmt.

Derart paradoxe Entwicklungen spiegeln einen breiten Trend wider, wie Datamonitor belegt, ein führender »Business-Geheimdienst«. In einem Verbrauchertrendbericht[8] erklärt die Firma, dass »beim Wunsch nach Gesundheit und Schlemmen zwei gegensätzliche Trends aufeinanderprallen«. Verbraucher, die scheinbar widersprüchliche Wünsche erfüllt haben möchten, stellen dem Bericht nach eine interessante Marktlücke dar. »Gesundes Schlemmen ist eine Meganische, die von der Getränke- und Nahrungsmittelindustrie bisher nicht ausreichend bedient wird.«

Die Konzerne reichern ihre Produkte zunehmend mit Zusatzstoffen an, welche die Verbraucher glauben machen sollen, dass diese Produkte gesund sind. Es geht nur darum, durch »zwingende« Behauptungen, die manchmal »wie eine Lockerungsübung für kreatives Schreiben aussehen«, die Aufmerksamkeit des Kunden zu fesseln, räumen Experten der Industrie ein.

Und offenbar funktioniert das auch. Wo sich anfangs kleine, spezialisierte Läden für gesunde Ernährung etablierten, läuft der Wettbewerb längst in großem Stil. So bietet Kellogg's in den USA Müsliriegel mit der Fettsäure DHA an, die als »Gesundheitsriegel für ein blitzgescheites Gehirn« angepriesen werden – mit der kühnen Behauptung, sie seien wertvoll für den Erhalt eines gesunden Gehirns. Selbst wenn DHA gesund sein mag, sind die übrigen Zutaten keine große Überraschung – vornehmlich Zucker und Fett.

Die meisten Fastfood-Restaurants stellen keine solchen Behauptungen in den Raum, aber diejenigen mit den hinreißendsten Zucker-auf-Fett-auf-Salz-Gerichten bieten häufig auch fettarme Varianten an. McDonald's vermarktet offensiv seine Salate und Wraps, indem an den Drive-In-Schaltern und den Restauranttheken überall Bilder von den neuen Gerichten zu sehen sind.

Aber verkauft sich das auch? Ein Manager der Nahrungsmittelindustrie zuckt nur mit den Schultern. »Ist das nicht egal? Das ist eine reine Imagefrage.«

21 | Lila Kühe

Aus Sicht der Industrie geht es letztlich nur um den Unterschied zwischen braunen und lila Kühen, meint der Marketingexperte Seth Godin.[1] Braune Kühe sind Produkte, die zwar absolut angemessen, aber im Grunde langweilig sind. Eine lila Kuh hingegen fällt aus dem Rahmen. »Die lila Kuh fällt auf«, schreibt Godin. »Sie ist so bemerkenswert, dass man darüber spricht und darauf achtet.« Und von dieser allgemeinen Aufmerksamkeit träumen die großen Konzerne.

Lila Kühe lernte ich in New Orleans beim Kongress der Lebensmitteltechnologie kennen, wo Nancy Rodriguez von Food Marketing Support Services den Einfluss von Godins Buch beschreibt, der sich wiederum auf ein Beispiel aus dem 19. Jahrhundert beruft. Diese Perspektive hat sie im Hinterkopf, wenn sie im Supermarkt prüft, was in den Regalen steht. Rodriguez sagt, dass sie wissen will, wer dort seine lila Kühe platziert und wieso. Deshalb sucht sie nach Produkten, bei denen es »Klick« macht – die Erzeugnisse, die ihre Sinne ansprechen, Leidenschaft und Persönlichkeit ausstrahlen und Aufmerksamkeit erregen.[2]

Geschmack ist für Rodriguez das Leitbild der Innovation. Er soll »auf eindrückliche Weise Aroma liefern«. Lila-Kuh-Produkte jedoch geben weitere mächtige Hinweisreize. »Damit ein Produkt das Siegertreppchen erreicht, kommt es auch auf akustische Reize an – das Knuspern bei Frittiertem, das saftige Sprudeln von Zitronenlimonade«, meint sie. »Das Aroma prägt sich dem Gedächtnis ein und hat emotional einen enormen Einfluss, weil es den Speichelfluss und das Verlangen steuert. ... [Der] Sehsinn nimmt Form, Konsistenz und Farbe wahr, die den Kunden in ihren Bann schlagen.«

Solche Kombinationen ergeben kühne Produkte, an die sich der Kunde erinnert, besonders wenn ihre »Verpackungen schreien: ›Nimm mich! Sieh mich an!‹«, und in einer Sprache vermarktet werden, welche die Sinne anspricht. Ihrem Publikum aus der Lebensmittelindustrie erklärt Rodriguez: »Die Innovationskraft wahrhaft bemerkenswerter Produkte ist der einzige Weg zu dauerhaftem wirtschaftlichen Erfolg.«

Das Konzept der Lila-Kuh-Produkte ließ mich über ein Grundprinzip der Lebensmittelindustrie nachdenken – das Hinzufügen zusätzlicher Ebenen sensorischer Stimulation. Produktentwickler und Lebensmitteltechnologen kombinieren Zutaten und fügen komplexe Geschmacksstoffe, vielfältige Konsistenzen, appetitliche Farben und viele andere Neuerungen hinzu, um ihren Produkten den zündenden Kick zu verpassen. Die Experten von McCormick drücken dies in der Geschmacksvorhersage der Firma so aus: »Egal, wo die Leute essen – zu Hause oder auswärts –, eines bleibt. Sie wollen Geschmack: gewagt, tröstlich, unerwartet und international.«[3]

Diese Vorstellung kam auch in einem Artikel zum Ausdruck, in dem es um die Verwandlung einfacher Gerichte in sensationelle Sinneserfahrungen ging. Für den Lebensmittelwissenschaftler, der sich dort äußerte, ging es um die Erschaffung von »Nahrungsmitteln, die alle Sinne befriedigen. ... Heiß und kühlend, würzig und süß, knackig und cremig sowie bitter und salzig verbinden ihre berückenden Aromen zu einer multisensorischen Erfahrung und einer Geschmacksutopie.«

»Sagt niemals: ›Das ist das Beste‹, und bleibt dort stehen«, so ein Firmensprecher. »Vielleicht gibt es noch etwas anderes, das aufregend daherkommt. Deshalb schaut man sich auch nach Neuem um und konzentriert sich auf die Zukunft. Deshalb will ich Aufregung, Staunen und ein ständiges Wow, Wow, Wow.«

Nicht nur Zucker, Fett und Salz. Nicht nur alle Sinne. Nein, all das und jede Menge Wows. Auffallen. Noch einen Tick mehr. Für Schlemmer. Sucht die lila Kuh, die sich im Hirn des Kunden einnistet.

Auf Essen konditioniert

22 | Völlerei wird gefährlich

Den größten Teil der Menschheitsgeschichte haben wir uns von unverfälschten tierischen und pflanzlichen Produkten ernährt. Inzwischen essen wir weitgehend optimierte, gehaltvolle Nahrung, die kaum noch Ähnlichkeit mit ihren natürlichen Vorbildern hat.

Nachdem ich mehr über das menschliche Belohnungssystem und die Macht der Erregung erfahren hatte, entwickelte ich eine andere Einstellung zu Nahrung, die all unsere Sinne anspricht. Die Konzerne machen durch die Erfindung hyperschmackhafter Produkte aus Zucker, Fett und Salz nicht nur Milliardengewinne, sondern sie erzeugen auch Lebensmittel, die in der Lage sind, unser Gehirn neu zu verdrahten, damit wir immer mehr davon haben wollen.

Um zu verstehen, warum ein Schokoladenkeks mich nicht mehr loslässt, wandte ich mich an Mathea Falco, die in Washington die gemeinnützige Einrichtung Drug Strategies leitet, in der man nach wirkungsvollen Ansätzen gegen Drogenmissbrauch sucht.[1]

»Wie kommt es, dass ein lebloser Gegenstand auf dem Teller in unserem Kopf so wichtig werden kann«, frage ich sie. »Warum können manche Menschen an nichts anderes mehr denken? Was hat es mit diesem Reiz auf sich?«

»Es ist ein Drache, David«, meint sie. »Und dieser Drache ist größer als Sie.«

———

Jerome Kagan ist ein renommierter Entwicklungspsychologe aus Harvard. Er lehrte mich, dass die wirkungsvollsten Belohnungen solche sind, die unsere Gefühle verändern können.[2] Der Verzehr hoch schmackhafter Lebensmittel fällt genau in diese Kategorie, denn er stimuliert das Gehirn auf eine Weise, die momentanen Genuss signalisiert. Dieses Vergnügen kann ein Ersatz für andere Gefühle sein, denn es beansprucht aktiv das Gedächtnis, und das Gehirn kann sich nur auf eine begrenzte Menge Reize in einem gegebenen Zeitraum einstellen.

Allerdings wird unser Verhalten nicht nur von der Lust am Schlemmen angetrieben. Geschmacksoptimierte Produkte beeinflussen auch unsere Aufmerksamkeit. Manchmal entsteht diese Aufmerksamkeit automatisch, weil wir nun einmal essen müssen, um zu überleben, manchmal jedoch nicht, denn die meisten Menschen der Industrienationen leben im Überfluss.

Lebewesen überleben, indem sie sich auf die wichtigsten Reize in ihrer Umgebung konzentrieren. Wenn wir von einem wilden Tier verfolgt werden, in einem brennenden Haus festsitzen oder ein Kind krank wird, sind diese Umstände vordringlich – andere Reize treten in den Hintergrund. Doch es gibt Parallelreaktionen, die uns dazu bringen, Dinge zu beachten, die wir sonst ignorieren würden – zum Beispiel Gummibärchen.

Ein appetitanregender Hinweisreiz, der sich – gegen unseren Willen – in unsere Gedanken schleicht und unsere Gefühle anspricht, kann zu impulsivem Verhalten führen. Praktisch jeder hat irgendeinen wunden Punkt, an dem ein solcher Reiz ansetzen und zu Konflikten und unerwünschten Gedankenschleifen führen kann.

Mit einem Kollegen sprach ich darüber, wie unsere Schaltkreise darauf aus sind, sich auf den anregendsten Reiz zu konzentrieren, und weshalb wir uns deshalb den Bauch vollschlagen. Während des Gesprächs riss ich absichtlich eine Packung Schokoladenkekse auf. Seufzend fragte er mich: »Musste das sein?«

Ich hatte ihn mit meinem Tun darauf hingewiesen, dass eine dicke, knusprige Schokoladenleckerei bereitstand. Plötzlich wandte sich seine Aufmerksamkeit von der wissenschaftlichen Diskussion ab und einem Reiz zu, den er weder aktiv gesucht hatte noch wollte. Sein konditioniertes Gehirn reagierte augenblicklich auf die sensorischen Eigenschaften dieser Kekse.

———

Schmackhaftes Essen setzt einen Teufelskreis des Überessens in Gang. Hochgradig belohnendes Essen wird zum Verstärker, weil wir gelernt haben, dass wir uns danach besser fühlen, so dass wir gern zurückkehren und alles Nötige tun, damit es uns erneut besser geht. »Verstärkungslernen ist ein Mechanismus, mit dessen Hilfe der Körper herausfindet, welche Handlungsweise voraussichtlich angenehme Folgen hat«, erklärt Wai-Tat Fu von der Universität Illinois.[3] Wenn wir gelernt haben, dass bestimmte Verhaltensweisen sich lohnen, handeln wir. Und sobald der Motivationsschaltkreis im Gehirn aktiviert ist, machen wir immer weiter.

Ausschlaggebend für diesen Prozess ist die Macht der Erinnerung. Wir erinnern uns an die Erfahrungen beim Verzehr hoch schmackhafter Nahrung und die nachfolgende Belohnung. Dieser Schaltkreis macht uns für Signale empfänglich, die auf die emotional positiv besetzte Erfahrung hindeuten. Sobald wir diese Signale erneut wahrnehmen, greifen wir auf die dazugehörigen Erinnerungen zu, die uns wiederum anregen, bis wir die Handlungen wiederholen, die schon einmal Genuss erzeugt haben.

Wenn mächtige Reize jederzeit auf uns einwirken, wiederholt sich dieser Prozess immer wieder. Je mehr Sinne diese Reize ansprechen, desto größer die Belohnung und desto stärker die emotionale Reaktion. Je stärker die emotionale Reaktion, desto mächtiger die Erinnerungen. Je mächtiger die Erinnerungen, desto stärker die Reize. Die Handlung beruht auf der Reaktion, und die Reaktion erzeugt neues Handeln.

Irgendwann brennen sich die Handlungen, die Genuss hervorrufen, dem Gehirn ein, und es bildet sich eine feste Routine aus. Das ist ein Erbe der Evolution – automatisches Handeln ist einfach praktischer, als wenn man jedes Mal mühsam abwägen muss, ob man etwas tun soll oder nicht. »Es ist sehr wertvoll, wenn bestimmte Dinge gewohnheitsmäßig ablaufen«, erklärt Bernard Balleine von der University of California in Los Angeles.[4]

Sobald sich unser Verhalten automatisiert hat, ist die emotionale Komponente – der Wunsch, sich besser zu fühlen – nicht mehr erforderlich. Dieses Prinzip kennen wir aus den Experimenten zur Macht der Gewohnheit. Die Tiere fraßen das Futter weiter, obwohl sie nach seinem Verzehr krank geworden waren. Sie schadeten sich also selbst, indem sie sich mehr auf die Gewohnheit als auf die neue Erfahrung verließen.

Wenn unsere Schaltkreise sich an ein festes Verhaltensmuster angepasst haben, stecken wir im Teufelskreis aus Reiz-Verlangen-Belohnung-Gewohnheit fest. Wir wiederholen immer wieder dasselbe, weil wir uns daran gewöhnt haben. »Am Anfang steht Lernen durch Belohnung, aber bald wird das Verhalten stark automatisiert und läuft unbewusst ab«, erläutert Raymond Niaura von der medizinischen Fakultät der Brown University.[5]

An diesem Punkt handeln wir fast buchstäblich gedankenlos. Wir lassen uns von Nervenverbindungen leiten, die sich tief in unsere Belohnungsschaltkreise eingegraben haben. Solche Reaktionen erleben wir nicht nur bei schmackhaftem Essen, sondern auch bei anderen Belohnungen wie der Gelegenheit, sexuell aktiv zu werden, oder bei Drogen, die unsere Psyche beeinflussen. Diese Region wird in erster Linie von Reflexen gesteuert, nicht durch logisches Denken.

Neurowissenschaftler bezeichnen die Gewohnheiten, die in diesen Nervenverbindungen abgelegt sind, als Grundkonditionierung. »Hier werden Gewohnheiten vom Reiz-Reaktions-Typ aufgebaut, die weitgehend unbewusst ablaufen und sehr schwer zu kontrollieren sind«, erklärt Philip David Zelazo, Psychologieprofessor an der Universität Toronto, der die Entwicklung der Steuerungsfunktionen im Gehirn erforscht.[6] Sobald Gewohnheiten sich im Kleinhirn eingenistet haben, erinnern wir uns nicht mehr daran, wie und warum sie entstanden sind. »Mit der Zeit bekommt man nur noch mit: ›He, sobald ich in dieser Situation bin, handle ich meist so.‹«

Etwas löst das automatisierte Verhalten aus, und wir reagieren unserer Konditionierung entsprechend, ohne darüber nachzudenken oder es auch nur bewusst wahrzunehmen. »Man steckt in diesem Verhalten fest, wo eins zum anderen führt, bis man wieder von vorne anfängt, und denkt nicht einmal mehr nach«, so James Leckman von der Universität Yale.[7]

Und wenn das Programm einmal läuft, ist es schwer zu stoppen. »Sobald die Schwelle überschritten ist, gibt es kein Halten mehr«, urteilt Raymond Miltenberger, Professor der Forschungsabteilung Kind und Familie an der Universität South Florida und Experte für Störungen der Impulskontrolle.[8]

Mit der Zeit kann uns die Kluft zwischen der erwarteten und der tatsächlich eintretenden Belohnung irritieren. Um dieselbe Befriedigung zu erzielen wie zu Beginn, wollen wir vielleicht mehr davon: mehr Neues, mehr Stimulation, mehr Kalorien. Nicht ein Stück Kuchen, sondern zwei. Chicken Wings und danach Kuchen mit Schokolade. Mehr Zucker und Fett im Essen. Mehr Abwechslung. Die flüchtige Natur der gesuchten Belohnung kann eine immer heftigere Aufwärtsspirale der Genusssucht in Gang setzen.

Ein Spielsüchtiger kann in der Regel nicht nach einem einzigen Einsatz zufrieden aufhören, und viele Menschen können sich von hyperschmackhaftem Essen nicht nach wenigen Bissen abwenden. Wir sind darauf konditioniert, mehr Belohnung zu wollen. Die Schranken zum Wiederholungsverhalten sind niedergerissen. Wir suchen unablässig nach dem nächsten starken Sinneseindruck.

Das ist das Ergebnis einer Industrie, die unsere Sinne mit diversen Schichten in der von ihr produzierten Nahrung stimuliert. Speisen mit reichlich Zucker, Fett und Salz sowie die Reize, die auf sie hinweisen, fördern insgesamt das Mehr: mehr Erregung ... mehr an Essen denken ... mehr Verlangen nach Essen ... mehr dopamingesteuertes Suchtverhalten ... mehr Konsum ... mehr opioidgetriebene Belohnung ... mehr Überessen, damit es uns besser geht ... spätere Sättigung ... mehr Kontrollverlust ... mehr ans Essen denken ... mehr gewohnheitsmäßiges Verhalten ... und letztlich immer mehr Gewicht.

All diese Reaktionen werden angesichts stärkerer Reize und allgegenwärtiger Auslöser immer akuter. Überall in unserem Umfeld winken Fett und Zucker. Hyperschmackhafte Lebensmittel sind Superreize. Und wenn ein solcher Reiz sich als Belohnung erweist, wollen wir mehr davon.

23 | Die Botschaft der Appetitzügler

Wenn Überessen von Veränderungen in den Schaltkreisen für Belohnung, Lernen und Gewohnheit herrührt, müssten Medikamente, die diese Schaltkreise beeinflussen, unser Verhalten verändern und die Impulskontrolle unterstützen können. Genau hier schien eine Wirkstoffkombination aus Phentermin und Fenfluramin – bekannt als Phen-Fen oder auch Fen-Phen – anzusetzen.

Das Medikament erwies sich als riskant und wurde 1997 vom Markt genommen, da in einigen Fällen lebensgefährliche Nebenwirkungen am Herzen auftraten.[1] Auch wenn die Kombination heute nicht mehr eingesetzt wird, verrät uns die Art, wie sie sich in die Belohnungsschaltkreise des Gehirns einklinkte, viel über die biologische Seite des Überessens. Ärzten zufolge war Phen-Fen das effektivste Mittel gegen Übergewicht, das sie je erlebt hatten.

Das Mittel beeinflusste nämlich zwei Neurotransmitter des Gehirns, Serotonin und Dopamin.[2] Es erhöhte den Serotoninspiegel, der wiederum die Dopaminaktivität und damit die Aktivität der Belohnungsschaltkreise dämpfte.[3] Insgesamt sank so das Verlangen nach Belohnungen.

Untersuchungen zufolge kann Serotonin auch den Belohnungseffekt illegaler Drogen wie Kokain senken. Wenn man zum Beispiel einem Versuchstier, das darauf konditioniert ist, für Kokain einen Hebel zu betätigen, Substanzen verabreicht, welche die Serotoninausschüttung ankurbeln, hört das Verhalten auf. Damit lassen sich Meldungen aus der Psychopharmakologie erklären, dass Phentermin und Fenfluramin den Drogenkonsum senken können.[4]

Wenn aber dieselbe medikamentöse Therapie bewirken kann, dass sowohl Essen als auch illegale Drogen weniger Macht auf uns ausüben, sprechen sie höchstwahrscheinlich dieselben Gehirnregionen an. Das bedeutet, dass die Belohnungsschaltkreise, die bei geschmacksoptimierten Produkten aktiv werden, dieselben sind, die auf Drogen reagieren.

———

Ärzte, deren Patienten Phen-Fen nahmen, erzählen immer wieder das Gleiche. Ihre Patienten erklärten unisono, dass sie damit in der Lage waren, nicht ständig ans Essen zu denken.

»Jeder, der mal Übergewichtige mit Phen-Fen behandelt hat, kennt die Worte: ›Zum ersten Mal fühle ich mich normal‹«, berichtet Richard Atkinson, Leiter eines Zentrums zur Erforschung von Übergewicht.[5]

Atkinson beschreibt einen solchen Patienten, der ohne medikamentöse Hilfe 45 kg abgenommen hatte und dann all seine Willenskraft brauchte, um das neue Gewicht zu halten. Wenn dieser Mann an einer Bäckerei vorbeikam, erinnerte er sich daran, wie oft er hineinmarschiert war, ein Dutzend Donuts gekauft und alle auf einmal in sich hineingeschlungen hatte. Wenn er während seiner Diät an diesem Geschäft vorbeikam, redete er inbrünstig auf sich ein: »Weitergehen, weitergehen.« Normalerweise brachte er die nötige Willenskraft auf, seinen Weg fortzusetzen, aber es war unglaublich anstrengend.

All das veränderte sich durch die Einnahme von Phen-Fen. Die Donuts waren nicht mehr vordringlich. Auch der ständige Hunger ließ nach, und der überwältigende Drang, sich etwas zu essen zu holen, war verschwunden.

Stark übergewichtige Menschen, die am Najarian Center in Los Osos, Kalifornien, mit Phen-Fen behandelt wurden, machten ähnliche Erfahrungen. »Sie kauften viel weniger Lebensmittel und ließen sich seltener zu Junk Food verführen«, berichtet der Gründer und Leiter des Zentrums, Thomas Najarian.[6] »Sie dachten nicht mehr den ganzen Tag ans Essen. Es trieb sie nicht mehr um. ... In der Regel senkte Phen-Fen den Belohnungswert.«

Louis Aronne vom Weill Cornell Medical College in Manhattan kann diese Aussagen bestätigen.

»Wie war Phen-Fen für die Patienten? Was haben sie Ihnen erzählt?«

»Es ging ihnen gut«, so Aronne. »Sie hatten eine normale Einstellung zum Essen. Sie sagten Dinge wie: ›Ich bin da, das Essen ist da, aber ich fühle keinen Drang zu essen. Früher hätte ich das Essen gesehen und wäre halb verrückt geworden. Das passiert mir jetzt nicht mehr.‹«[7]

Eine weitere Anekdote steuert Michael Weintraub von der medizinischen und zahnmedizinischen Hochschule der Universität Rochester bei. Bevor seine Patienten Phen-Fen erhielten, sagten sie: »Wenn ich frühstücke, denke ich an den Donut zum zweiten Frühstück. Und während ich den Donut esse, denke ich ans Mittagessen. Und an den Nachtisch.«[8] Mit Phentermin und Fenfluramin waren solche Gedanken schlagartig verschwunden.

Die Beobachtungen aus der Praxis waren einhellig: Phen-Fen veränderte nicht nur das Essverhalten der Patienten, sondern auch, wie sie Nahrung wahrnahmen. Endlich fühlten sie sich satt und hatten sich im Griff. Die Wirkstoffkombination schien die Verbindung zwischen den Hinweisreizen für belohnendes Essen und den Schaltkreisen, die auf diese Reize ansprechen, zu kappen.

24 | Warum wir nicht einfach Nein sagen

Allmählich entwickelte ich eine übergreifende Theorie[1] zum Belohnungsessen: Der fortwährende Kontakt mit geschmacksoptimierten Produkten verändert unser Gehirn und konditioniert uns auf die fortwährende Suche nach weiteren Reizen. Mit der Zeit beeinträchtigt das machtvolle Verlangen nach Nahrungskombinationen aus Zucker, Fett und Salz unsere Fähigkeit zum bewussten Neinsagen.

Das hieraus erwachsende Verhalten bezeichne ich als »konditioniertes Hyperessen«. Es ist *konditioniert*, weil es zur automatischen Reaktion auf überall verfügbare Nahrung und die Hinweisreize darauf wird. *Hyper-* bezieht sich auf das übertriebene Essverhalten, das auf motivierenden Faktoren beruht, die wir nur schwer steuern können.

Konditioniertes Hyperessen läuft auf dieselbe Weise ab wie andere Reiz-Reaktions-Störungen, an denen Belohnungen beteiligt sind, zum Beispiel Spielsucht oder Alkohol- und Drogensucht. Solche Störungen zeichnen sich durch eine hochgradige Empfänglichkeit für sensorische Reize aus und führen üblicherweise zu dem Empfinden, keine Kontrolle mehr zu haben, zu chronischer Unzufriedenheit und zwanghaftem Denken.

Ich glaube, das ist es, was Sarah, Andrew, Samantha und Claudia so zu schaffen macht. Um gegen konditioniertes Hyperessen anzugehen, muss man verstehen, welche Verhaltensmuster damit einhergehen.

Wie kann konditioniertes Hyperessen die Steuerfunktionen im gesunden menschlichen Gehirn überwältigen, die uns doch gestatten sollten, angesichts geschmacksoptimierter Produkte Nein zu sagen? Was erklärt die Macht der Erregung? Wie kann ein Keks viel mehr werden als ein Keks?

Die drei mächtigen, miteinander verbundenen Faktoren, die unsere Selbstkontrolle aushebeln, können sich auf grundlegende Nervenfunktionen stützen: Hinweisreize, Initialzündung und Gefühle. Diese Auslöser verstärken die Anziehungskraft geschmacksoptimierter Produkte und machen es vielen Menschen schwer, sich davon abzuwenden.

1. Der lange Arm der Hinweisreize

Wir haben gesehen, dass uns ein Hinweisreiz nicht nur aufmerken lässt, sondern uns auch zum Handeln motivieren kann. Wenn wir uns eine Belohnung erhoffen, wollen wir das haben, was unser Fühlen verändert.

Auf dem Weg zum Sport fahre ich am Drive-In einer beliebten Burgerkette vorbei. Sobald ich näher komme, warte ich auf den Anblick und überlege, wie gut jetzt ein Hamburger und ein paar Pommes schmecken würden. Der Gedanke ist verführerisch, aber ich bin doch irritiert, und schon diskutiere ich mit mir selbst: »Doch, heute halte ich an. Nein, das sollte ich nicht. Nein, doch, nein, doch, nein.« Der anhaltende Zwiespalt lässt mich an nichts anderes mehr denken. Ich fühle mich unwohl, und diesen Zustand habe ich selbst herbeigeführt. Wenn ich jetzt nachgebe, kann ich den Zwiespalt lösen und meine Erregung dämpfen. Das unangenehme Gefühl wird vorübergehend verschwinden. Aber dafür kommen andere Kräfte ins Spiel. Wenn ich oft genug anhalte, wird meine Reaktion rasch zur Gewohnheit, und dann machen alle Bemühungen, den Reiz zu unterdrücken, ihn nur noch stärker.

Der Reiz, der mich in den Drive-In zieht, ist die Erwartungshaltung, doch sie ist nicht der einzige Auslöser. Hinweisreize können stärker werden, ohne dass wir es bewusst mitbekommen. Scheinbar unvermittelt denken wir an ein Bauernfrühstück mit Schinken und Eiern oder an unseren Lieblingskuchen, ohne zu merken, dass unser Begehren gerade durch Werbung, eine Erinnerung oder einen Ort angeknipst wurde.

»Wir nehmen den Gedanken wahr, aber nicht unbedingt das, was ihn ausgelöst hat«, bestätigt David Kavanagh, Professor für klinische Psychologie an der Universität Queensland in Brisbane.[2]

Nach der Initialzündung – woher auch immer – baut ein Gedanke auf dem anderen auf, bis ein eindringliches Bild entsteht. Anfangs überlege ich vielleicht nicht nur, wie lecker jetzt ein Stück Kuchen wäre, sondern auch gleich, wo ich es bekäme, welchen Weg ich dazu einschlagen müsste und wie viel besser es mir dann ginge. Gleichzeitig sage ich mir womöglich, dass ich diesen Wunsch gar nicht haben und gar keinen Kuchen essen sollte.

»Das läuft alles parallel«, so Kavanagh. »Wenn jemand versucht, Selbstkontrolle auszuüben, während er ein Verlangen verspürt, tritt das alles gleichzeitig auf.«

Damit wird es schwierig, das Verlangen nach hoch schmackhaften Lebensmitteln von den konfliktreichen Gedanken, ob man sie sich nun besorgen soll oder nicht, zu trennen. »Man denkt darüber nach und nähert sich innerlich immer mehr, womit man wiederum die Macht des Begehrens nährt«, erklärt Kavanagh. »Die reflexartige Planung und das Verlangen werden einander damit sehr ähnlich.«

»Die Gedanken werden also immer größer?«, werfe ich ein.

»Das Bild wird immer komplexer. Man nimmt den Geschmack, den Duft, die Größe und das Mundgefühl wahr. Je detaillierter man sich das ausmalt, desto mehr Macht bekommt diese Vorstellung über die Gefühle, und desto mehr steigt die Motivation.«

Diese Gedanken drängen sich immer mehr auf und nehmen immer mehr Raum in unserem Kopf ein, aber noch versuchen wir, uns zu beherrschen. Der gefühlsmäßige Antrieb, etwas zu wollen, ringt mit dem verzweifelten Wunsch, der Versuchung zu widerstehen. Botschaften, die uns zum Handeln bringen wollen, prallen gegen innere Botschaften, die Selbstkontrolle fordern. Das Gehirn wird zum Schlachtfeld.

Schließlich bleibt uns nur noch ein Ausweg aus dem belastenden Krieg in unserem Inneren: Wir greifen nach der Speise. Der Kampf um die Selbstbeherrschung endet, und wir ergeben uns dem Konsum. Doch die Befriedigung ist nicht von Dauer. Wenn wir auf einen schmackhaften Hinweisreiz so reagieren, dass die Belohnung auf dem Fuß folgt, stärken wir die Verbindung zwischen Reiz und Belohnung. »Sie haben den Wunsch, Sie essen das Gewünschte, und schon ist die Verstärkung da«, sagt Marcia Pelchat vom Monell Chemical Senses Center.[3] »Wenn Sie den Appetitanreger essen, den Sie heute wollen, wirkt er morgen noch appetitlicher, weil er mit noch mehr positiven Gefühlen einhergeht. Sie erhöhen damit die Anzahl der Erinnerungen an diese Speise.«

Bald hat der nächste Hinweisreiz Sie an der Angel. Das Verlangen wächst, und das Spiel beginnt von Neuem.[4]

2. Der erste Eindruck zählt

Manchmal reicht bereits ein Bissen, um konditioniertes Hyperessen auszulösen. In der Fachsprache heißt dieser Vorgang »Priming« und bedeutet, dass hier ein Pfad angelegt wird. Auch damit kann Überessen angestoßen werden, obwohl wir gar keinen Hunger haben.

Die Lebensmittelkonzerne kennen dieses Phänomen, wenn sie uns umschmeicheln. Auch die Anonymen Alkoholiker warnen ihre Mitglieder vor dem ersten Schluck, denn schon kleinste Mengen können alle Dämme brechen lassen.

Die biologischen Vorgänge des Primings sind zwar noch nicht abschließend erforscht, doch es scheinen dieselben Schaltkreise beteiligt zu sein, die auf Hinweisreize reagieren. Geschmacksoptimierte Nahrung teilt dem Gehirn mit: »Das ist etwas Begehrenswertes, besorg dir mehr davon«, wie mir Harriet de Wit von der psychiatrischen Fakultät der Universität Chicago erklärt.[5] Unmittelbar nach dem ersten salz- und fettreichen Kartoffelchip »will man mehr davon als eine Minute zuvor. Es ist, als würde der Chip das Dopaminsystem anregen, das für unsere Motivation und das Streben nach Belohnungen zuständig ist. Das System springt an, und wir wollen mehr.«

Der Prozess des Primings ist im Motivationsschaltkreis des Gehirns verankert und bringt Tiere dazu, einem Reiz nachzugehen. Ursprünglich unterstützte dieses Verhalten die Anpassung und ist eines der Elemente, mit deren Hilfe unsere Spezies so überlebensfähig war. »Wenn Anpassung sich lohnt, erscheint es logisch, dass ein Tier hungriger reagiert, sobald es ein bisschen Futter findet«, meint de Wit.

Wie bei unseren Reaktionen auf Hinweisreize funktioniert auch das Priming teilweise, indem es Erinnerungen an frühere Genusserfahrungen auslöst und die Belohnungspfade im Gehirn aktiviert. Außerdem scheint für de Wit eine Art »Abstinenzdurchbruch« damit verknüpft zu sein: »Wenn jemand versucht hat, sich von Käsekuchen fernzuhalten, und lange ohne ihn ausgekommen ist, dann aber wieder ein Stückchen probiert, passiert es leicht, dass er viel zu viel davon zu sich nimmt«, berichtet sie. »Er gibt gewissermaßen auf, und dann schaukelt sich das Fressen hoch.«

Wenn wir Hunger haben, kann fast jedes Lebensmittel einen solchen Fressanfall bewirken – eines der großen Risiken bei einer Diät. Ohne Hunger sind dazu jedoch nur hoch schmackhafte Speisen in der Lage. »Der erste kleine Bissen weckt den Wunsch, mehr davon zu bekommen. Und sobald man isst, will man noch mehr«, beobachtet de Wit.

Deshalb fällt das Aufhören so schwer. Martin Yeomans von der Universität Sussex unterbrach seine Probanden immer wieder beim Essen, um zu fragen, wie viel Hunger sie haben.[6] Manche Versuchsteilnehmer schätzten ihren Hunger nach der halben Mahlzeit höher ein als vor dem Essen.

Eine Untersuchung, die zwei hoch schmackhafte Gerichte – Pizza und Speiseeis – unter die Lupe nahm, unterstreicht die Macht des Primings.[7] Die Ergebnisse zeigten, dass unsere Motivation, gezielt einem bestimmten Reiz nachzugehen, steigt, sobald der erste Pfad gelegt ist.

Für diese Studie bekamen 28 Männer zuerst ihr Mittagessen, so dass man davon ausgehen durfte, dass sie keinen Hunger hatten, als der Rest des Experiments stattfand. Nach dem Essen wurden die Männer drei verschiedenen Gruppen zugewiesen. Die eine bekam Pizza, die zweite Eis, die dritte nichts davon. Das Priming lief ab, indem man der ersten Gruppe eine mittelgroße Pizza mit Mozzarella vorsetzte und der zweiten zwei große Schalen mit Vanille- und Schokoladeneis und die Teilnehmer dazu einlud, davon zu probieren. Unmittelbar danach durften die Männer in einem Fragebogen die sensorischen Eigenschaften des angebotenen Lebensmittels bewerten, darunter Duft, Geschmack und Erscheinungsbild.

Einige Minuten später wurden beiden Gruppen Pizza *und* Eis angeboten, und jeder durfte sich nach Herzenslust bedienen. Die Probanden aßen jeweils mehr von der Speise, von der sie bereits probiert hatten.

Im Gegensatz zu Hinweisreizen ist Priming nicht von langer Dauer. Die Speise, bei der es im Gehirn »Klick« macht, muss also leicht verfügbar sein. Wenn ich einen Keks nehme und die Schale vor mir steht, esse ich wahrscheinlich weiter. Sind aber keine mehr da, oder muss ich erst welche kaufen, wird die Initialzündung unterminiert, weil der Reiz nicht ausreicht, um unser Verhalten zu ändern.

3. Der Einfluss der Gefühle

Bei Menschen, die konditioniertes Hyperessen erleben, wird die Macht der Hinweisreize oft durch Gefühle verstärkt, welche die Selbstkontrolle außer Kraft setzen und den Drang zu essen erhöhen. »Das ist eine Art Selbstmedikation«, glaubt George Koob vom Salk Institute.[8] »Die Leute beeinflussen ihren Erregungszustand. Sie beruhigen sich mit Nahrung.«

Rajita Sinha von der medizinischen Hochschule der Universität Yale erklärt mir, dass ein Kontrollverlust besonders durch Niedergeschlagenheit und Ärger begünstigt wird.[9] »Wenn in einer emotional aufgeladenen Atmosphäre diese beiden Gefühle im Spiel sind, finden Sie sich unversehens in der Küche wieder.«

Weil es mir nach einem Keks wieder besser geht, gewöhne ich mich schnell daran, mir einen zu holen, wann immer ich traurig oder wütend bin. Mit der Zeit verknüpfen meine Nervenbahnen die Gemütsveränderung mit der Erfahrung »Ich esse meinen Keks«, und die Verbindung wird stärker.

»Solche Produkte vermitteln Genuss und Beruhigung zugleich«, erklärt mir Koob. »Mit anderen Worten, sie lindern das Jucken.« Dummerweise kehrt das Jucken zurück.

Ärger und Unruhe können Hinweisreizen den Boden bereiten, meint Charles O'Brien, Professor an der Universität Pennsylvania.[10] »Ein Hinweisreiz, der im Grundzustand [wenn der Körper ausgeglichen ist], keine Wirkung mehr hat, erzeugt nach wie vor Verlangen und physiologische Veränderungen, wenn man ihn präsentiert, nachdem sich der Betroffene geärgert hat.«

Das ist zum Beispiel gut bei Rauchern zu beobachten. »Ich kann mich daran erinnern, wie in einem Raum heftig diskutiert wurde, und plötzlich alle ihre Zigaretten anzündeten – teils um noch aufmerksamer zu werden, teils um sich zu beruhigen«, berichtet Koob. »Ich glaube, wenn Menschen lernen, so zu essen, geschieht dasselbe.«

Solche Reaktionen wurden mittels Bildgebungsverfahren nachgewiesen, wo die Reaktion der Probanden auf einen angebotenen Milchshake überprüft wurde.[11] Dabei erzeugten die Forscher einmal eine düstere Stimmung, indem sie traurige Musik spielten und die Teilnehmer baten, eine besonders bedrückende Erfahrung aus ihrem Leben zu erzählen. Anschließend reagierten die Gehirnregionen, in denen das Belohnungszentrum liegt, stärker auf die Hoffnung auf den erwarteten Milchshake als bei Teilnehmern in neutraler Stimmung.

»Wir interpretierten diese Ergebnisse als Hinweis darauf, dass emotionale Esser die Vorstellung, einen Milchshake zu bekommen, mit einer Belohnung verbinden, wenn sie in diesem Moment unangenehme Empfindungen haben«, so Eric Stice vom

Forschungsinstitut Oregon. »Bei nicht-emotionalen Essern ist dies nicht der Fall, ebenso wenig bei neutraler Stimmungslage. Das Phänomen trat nur bei negativer Stimmung auf.«

Wenn die Gefühle eine Belohnung verstärken, lässt sich der Drang, sich eine Belohnung zu verschaffen, noch schlechter steuern.[12]

———

Auch Stress verstärkt jeden der Faktoren, die das Überessen befeuern, weil er unsere Erregung erhöht. »Wer aufgeregt ist, reagiert stärker auf einen Reiz – der Reiz bekommt etwas mehr Macht«, so Bernard Balleine.[13]

Man könnte es als das Pappklammer-am-Rattenschwanz-Phänomen bezeichnen. Wenn man eine Pappklammer auf den Schwanz einer Ratte steckt, bedeutet das für das Tier einen gewissen Stress. Sein normales Verhalten wird davon nicht beeinträchtigt, aber es reagiert doch bei allen gewohnten Verhaltensweisen heftiger.

Andererseits hat dieses Phänomen auch seine Grenzen. Massiver Stress – zum Beispiel ein Todesfall in der Familie – kann diese Reaktion unterbrechen und das Überessen unterbinden.

Um den Einfluss von leichtem Stress bildlich darzustellen, bat mich Balleine, mir vorzustellen, ich wäre in einem mir vertrauten Konferenzsaal. Solange die Atmosphäre noch entspannt war, sollte ich mich umsehen: »Sie nehmen Reize wahr, aber die haben noch keine Auswirkungen auf Ihre Bewegungen.« Dann verändert sich die Dynamik der Besprechung, und ich ärgere mich über jemanden. Plötzlich bekommt ein vorhandener Reiz, der früher einmal eine Belohnung versprochen hat, ganz neue Macht.

Bei mir ist dieser Reiz wahrscheinlich der Teller Kekse auf dem

Tisch. Unter normalen Umständen fiele es mir nicht schwer, ihn zu ignorieren und ihm zu widerstehen. Wahrscheinlich würde ich mich bewusst davon abhalten, einen Keks zu nehmen. Doch sobald es stressig wird, fällt die Zurückhaltung immer schwerer. Der Stress verstärkt mit der Erregung auch mein Appetenzverhalten und übertönt damit die Stimme des Bewusstseins, die sich bemüht, Nein zu sagen.

»Wenn dieser leichte Erregungszustand eintritt, neigt der stärkste Hinweisreiz in der Umgebung dazu, die Bewegungsreaktion in Gang zu setzen, die schon früher mit dem Reiz einherging«, so Balleine. »Es geht dabei um das Niveau der gefühlsmäßigen Erregung.«

Kritisch sind vor allem Übergangsphasen. Der Verzehr von fett- und zuckerreichen Speisen scheint eine Möglichkeit zu sein, um unangenehme »Übergangsgefühle« zu lindern. Solche Gefühle empfinden wir beim Wechsel von einer Handlung zur nächsten. Die Besprechung ist zu Ende, und wir steigen ins Auto. Das Fernsehprogramm ist vorüber, und wir gehen in die Küche. Mit der Veränderung unseres Handelns ändert sich unser Erregungszustand.

»Gibt es denn Belege, dass es uns nach dem Essen wirklich besser geht?«, fragte ich Loma Flowers, Professorin für Klinische Psychiatrie der Universität Kalifornien. »Aber sicher«, nickte sie.[14] »Nach dem Essen geht es den Menschen besser. Sie essen, weil sie beunruhigt sind. Und diese Unruhe wird beschwichtigt. Es funktioniert wirklich wie Valium.« Nur hält die Wirkung natürlich nicht lange an.

Wenn wir lernen, dass ein Reiz eine Belohnung verheißt, treibt dieses Wissen unser Wollen an und erregt uns weiter. Unsere Aufmerksamkeit richtet sich zunehmend auf das Objekt unserer

Begierde, das uns ganz in seinen Bann schlägt und anzieht. Die Erwartung, dass es uns besser gehen wird, erhöht unsere Konzentration und damit auch unser Begehren.

Dabei ist uns jedoch nicht klar, dass die Speise, deren Verzehr uns getröstet hat, im Gehirn ihre Spuren hinterlässt und eine neue Leere erzeugt, die gefüllt werden möchte, sobald wir wieder geködert werden. So entsteht eine Spirale des Habenwollens.

25 | Wie wir in die Falle tappen

Hinweisreize, Priming und emotionale Auslöser treiben uns im Grunde alle auf dieselbe Weise zum konditionierten Hyperessen – sie aktivieren »die Geister, die ich rief«. Solche Geister sind frühere Sinneserfahrungen und Gefühle beim Essen, die in unserem Gehirn gespeichert sind. Sie nehmen durch Erwartungen Gestalt an. Mark Goldman, Co-Direktor des nationalen Instituts für Alkoholmissbrauch und Alkoholismus, bezeichnet dieses Phänomen als »Erinnerungsspuren«.[1]

Wenn wir erwarten, dass Lebensmittel uns Genuss vermitteln (positive Verstärkung) oder Stress lindern (negative Verstärkung), erhöht diese Erwartungshaltung den Wert der Belohnung. Wer eine Belohnung erwartet, fühlt sich dazu aufgerufen, etwas dafür zu tun.

»Erwartungen tragen viel dazu bei, dass der ursprüngliche Verstärker noch stärker wird«, so George Koob.[2] »Sobald das Muster, wie wir uns angesichts eines Reizes verhalten, im Gehirn angelegt und gespeichert ist, unterstützt die Erwartung auch Entscheidungen angesichts verschiedener Handlungsmöglichkeiten.«

Der Glaube, dass wir uns durch Essen besser fühlen, unterstützt unseren Wunsch nach Nahrung.[3] An diesem Punkt ist der Schritt zwischen dem Wunsch nach Nahrung und dem Gefühl, sie zu brauchen, sehr kurz. Die Nahrungsaufnahme wird zu etwas, was wir tun, damit eine bestimmte emotionale Wirkung eintritt.

»Wenn Essen in der Regel meine Verstimmung hebt, tritt diese Erinnerung mit der Zeit in den Vordergrund«, erklärt Gregory Smith von der psychologischen Fakultät der Universität Kentucky.[4] Sobald wir also Essen mit einem erwünschten Ergebnis verbinden, handeln wir zunehmend automatisch, um dieses Ergebnis zu erreichen.

Ich glaube also – zum Beispiel –, dass ich mich nach einem Milky Way besser fühle, weil das schon einmal so war. Diese Erwartung treibt mein Handeln an. Und schon stecke ich in einem Kreislauf aus Verlangen, Befriedigung und neuem Verlangen. Das konditionierte Hyperessen erhält eine Eigendynamik.

Wie stark der Einfluss von Belohnungsessen ist, lässt sich an einer Skala ablesen. Viele Menschen mögen bestimmte Lebensmittel und wollen sie gern essen, aber nur ein Teil davon denkt regelmäßig oder ständig daran. Wir müssen noch tiefer schürfen, um zu begreifen, warum nur bestimmte Menschen hier ihre Achillesferse haben und warum die zunehmende Konzentration auf die Belohnung sich bei diesen armen Teufeln zur Besessenheit auswachsen kann.

»An Käsekuchen zu denken ist kein Problem, solange es Sie nicht beeinträchtigt«, meint David Kavanagh.[5] »Erst wenn Sie den Gedanken gar nicht wollen, reden wir von Besessenheit.«

Eine Frau, der Käsekuchen nicht mehr aus dem Sinn geht, obwohl sie ihn am liebsten aus ihren Gedanken verbannen würde, fragt sich: »Was hat dieser Gedanke mit mir zu tun? Offenbar bin ich ein sehr schwacher Mensch. Ich bin jemand, bei dem eine Diät sinnlos ist.«

Das Gehirn registriert einen Konflikt. Dieser Konflikt macht unglücklich und ruft (ironischerweise) damit den Gedanken auf den Plan, dass nur der Käsekuchen Erleichterung verspricht. Irgendwann denken wir: »Ich fühle mich grässlich, aber wenn ich diesen Käsekuchen wirklich essen würde, würde es mir gleich besser gehen.«

Je mehr wir versuchen, den Gedanken an Käsekuchen zu verdrängen, desto heftiger wird der Konflikt. Geläufig ist dieses Phänomen als das »Eisbär-Problem«: Wenn jemand Sie auffordert, nicht an einen Eisbären zu denken, schiebt dieser Eisbär sich immer mehr in den Vordergrund. Untersuchungen belegen, dass wir Gedanken nur kurzfristig unterdrücken können. Sobald wir uns einreden: »Daran sollte ich lieber nicht denken«, konzentrieren wir uns zunehmend darauf. »Der Versuch, einen Gedanken zu unterdrücken, macht ihn noch vordringlicher«, so Kavanagh.

So bringt uns die Vorstellung, nicht zu essen, letztlich dazu, mehr zu essen. Das Gefühl, mir etwas zu versagen, erhöht den Belohnungswert von Nahrung, was für gewöhnlich zum Naschen und häufig zu Übertreibungen führt. Sobald aus dem Wunsch ein Bedürfnis erwächst, machen wir genau das, was wir doch unbedingt vermeiden wollten – wir essen das Stück Torte. Und dann sind wir von uns enttäuscht, was die nächste Entgleisung noch wahrscheinlicher macht.

Aus dieser Falle kommen wir erst heraus, wenn wir verstehen, wie unser Gehirn funktioniert, was konditioniertes Hyperessen auslöst und was wir essen können, ohne damit ein Verhalten einzuläuten, das Belohnung suggeriert und so Gewohnheiten den Weg bereitet.

26 | Auf Fressen konditioniert

Als ich anfing, mit anderen über den Verlust der Selbstkontrolle beim Essen zu sprechen, begegneten mir zwei gegensätzliche Reaktionen. Viele Menschen verstanden sofort, worum es ging, denn sie kannten ein solches Verhalten häufig aus schmerzlicher eigener Erfahrung. Eine kleinere Gruppe hingegen, die unkontrolliertes Essen nicht von sich persönlich kannte, war überzeugt, dass man sich mit mehr Willenskraft dagegen wehren könne.

Mir wurde klar, dass ich konditioniertes Hyperessen nur mittels einer klaren Definition einschließlich charakteristischer Merkmale als verbreitetes Verhaltensproblem in den Blickpunkt der Aufmerksamkeit rücken konnte.[1] Außerdem brauchte ich den wissenschaftlichen Nachweis für meine wachsende Überzeugung, dass zwischen Übergewicht und konditioniertem Überessen eine Verbindung besteht.

Anfangs hatte ich vor allem viele Fragen. Anhand welcher Merkmale sollte ich konditioniertes Hyperessen definieren? Wer ist davon betroffen? Welche Verbindung besteht zu Übergewicht? Warum tritt konditioniertes Hyperessen auch bei Menschen mit Normalgewicht auf? Ich bat drei Kollegen der Universität Kalifornien in San Francisco um Hilfe: Elissa Epel, Expertin für kognitive Gesundheitspsychologie, den Biostatistiker Michael Acree und Tanja Adams, eine Postdoktorandin der Psychologie.

Die wissenschaftliche Literatur lieferte uns eine gute Ausgangsbasis.[2] Hier fanden wir Belege, dass Übergewichtige bei geschmacksoptimierten Lebensmitteln durchaus unterschiedlich reagieren.[3] Außerdem sahen wir, dass Überessen keineswegs ausschließlich Übergewichtige betrifft. Belohnenden Lebensmitteln können viele Menschen nicht widerstehen, ob dick oder dünn.

Allerdings scheinen die stark Übergewichtigen[4] eher zu jenem zügellosen Fressverhalten[5] zu neigen, das Belohnungsessen solche Macht verleiht. Eine entlarvende Studie ergab, dass übergewichtige Frauen im Laufe des Tages deutlich mehr Nahrung zu sich nehmen als schlanke Frauen. (Das klingt nach einer Binsenweisheit, doch es kursieren nach wie vor viele absurde Vorstellungen, weshalb Menschen zunehmen, und mir ist wichtig, dass Sie verstehen, dass die Kalorien eben doch zählen.) Interessanter für mein Ziel, das Essverhalten zu entschlüsseln, war jedoch, dass die übergewichtige Gruppe mehr Kleinigkeiten zwischendurch, häufiger am frühen und späten Abend aß und zu ungewöhnlichen Essenszeiten deutlich mehr verzehrte.[6]

Viele Menschen mit mäßigem bis starkem Übergewicht neigen zudem dazu weiterzuessen, obwohl sie schon satt sind. Bei einer Umfrage zu der Frage: »Wie häufig essen Sie weiter, obwohl Sie keinen Hunger mehr haben?«, waren die Frauen, die antworteten, dass sie »praktisch jeden Tag essen, obwohl sie schon satt sind«, erheblich häufiger stark übergewichtig als diejenigen, die so etwas nur selten oder nie taten.[7]

Stark übergewichtige Frauen waren auch eher bereit, sich aktiv um Nahrung zu bemühen, was ein Definitionsmerkmal von verstärkendem Verhalten darstellt.[8] In einer Untersuchung durften zwei Gruppen weiblicher Teilnehmer sich Punkte verdienen, die sie gegen stark zucker- und fetthaltige Süßigkeiten eintauschen konnten. Alternativ bekamen sie Zugang zu Videospielen, durften ein Video ansehen, Zeitschriften lesen oder am Computer Solitär spielen (lauter Unterhaltungsmöglichkeiten, die nachweislich einen hohen Verstärkungscharakter haben). Die eine Gruppe war stark übergewichtig, die andere nicht.

Es gab keine signifikanten Unterschiede, was die persönlichen Vorlieben für die angebotenen Belohnungen oder den Hunger der Teilnehmerinnen anging. Dennoch tendierten die übergewichtigen Frauen im Vergleich zu den schlanken Frauen durchweg eher dazu, sich Punkte für Nahrung zu verdienen als für Handlungsmöglichkeiten. Das erinnert uns daran, dass Mögen und Wollen nicht dasselbe sind.[9]

All diese Ergebnisse dienten als Grundlage meiner Untersuchungen, welches Essverhalten mit konditioniertem Hyperessen einhergeht. Gemeinsam mit meinen Kollegen suchte ich nach den nötigen Daten für meine Analyse und stieß dabei auf die Reno Diet Heart Study von Sachiko St. Jeor, einer Ernährungswissenschaftlerin der Universität Nevada.[10] Die Reno-Studie aus dem Jahr 1985 sollte damals in erster Linie den Zusammenhang zwischen Herz-Kreislauf-Erkrankungen und Gewicht ermitteln. Bisher hatte niemand die gesammelten Daten in Bezug auf die Fragen ausgewertet, die mich interessierten.

Die Reno-Studie war eine der größten und umfassendsten Untersuchungen zum Essverhalten aller Zeiten. 508 Männer und Frauen aller Altersgruppen, von denen die Hälfte mäßiges bis starkes Übergewicht aufwies und die andere Hälfte nicht, gaben fünf Jahre lang Auskunft über ihr Gewicht, ihre Einstellung zum Essen und ihr Essverhalten. Drei Jahre nach Abschluss dieses Fünf-Jahres-Zeitraums konnten die Forscher einen Großteil der Teilnehmer erneut befragen.

Ihre Daten umfassten Richtig-oder-falsch-Antworten zu Aussagen wie: »Wenn ich anfange zu essen, kann ich manchmal gar nicht mehr aufhören«; »Mein Magen ist häufig wie ein Fass ohne Boden«; oder: »Ich habe immer Hunger, darum kann ich schlecht aufhören zu essen, solange noch etwas auf dem Teller liegt.« Außerdem gab es Antworten auf Fragen wie: »Wie häufig denken Sie intensiv an Nahrung?«

Alles in allem konnten wir uns dank dieser Informationen auf drei interessante Verhaltensweisen konzentrieren: Kontrollverlust beim Essen, ausbleibendes Sättigungsgefühl und das ständige Kreisen der Gedanken um Nahrung.[11] Nach allem, was ich über die klassischen Symptome anderer konditionierter Verhaltensweisen wusste, ließen sich alle drei Merkmale schlüssig als Kennzeichen für konditioniertes Hyperessen einstufen.

Nun kam ein ausgeklügeltes, statistisches Verfahren zum Einsatz, die so genannte »latente Klassifikationsanalyse«[12], mit der wir bestimmen wollten, ob solche Eigenschaften bei einer Gruppe häufiger auftraten. Es stellte sich heraus, dass etwa ein Drittel der Teilnehmer bei mindestens zwei dieser Faktoren hohe Werte aufwies (oder in wenigen Fällen sehr hohe Werte bei einem Faktor).[13]

Besonders auffällig war in meinen Augen, wie stark die Zahlen mit dem Gewicht zusammenhingen. Etwa 50 Prozent der stark übergewichtigen Teilnehmer und 30 Prozent der mäßig Übergewichtigen wiesen charakteristische Züge konditionierten Hyperessens auf. Bei den Normalgewichtigen waren es nur 17 Prozent. Auch die Aufschlüsselung nach Geschlecht war interessant: Bei den Frauen mit starkem Übergewicht neigten 56 Prozent zu konditioniertem Hyperessen, bei den Männern immer noch 43 Prozent. Wer zu konditioniertem Hyperessen tendierte, hatte auch doppelt so häufig schon früh mit Übergewicht zu kämpfen.[14]

Die ansehnliche Minderheit schlanker Teilnehmer mit Merkmalen konditionierten Hyperessens wurde ebenfalls genauer unter die Lupe genommen.[15] Die meisten erzielten hohe Werte auf Fragen zu ihrer Fähigkeit, dem Drang zur Nahrungsaufnahme bewusst entgegenzusteuern. Auf diese Weise konnten sie ihr Gewicht während des Zeitraums der Studie im gesunden Bereich halten – was jedoch keine Aussage gestattet, ob diese Strategien auf Dauer ausreichen würden. Dieser Bevölkerungsanteil ist vermutlich in Gefahr, mit der Zeit doch Speck anzusetzen.

Offenbar hat also ein erheblicher Anteil der Bevölkerung Probleme mit konditioniertem Hyperessen. Unsere Daten deuten darauf hin, dass diejenigen, die ein solches Verhalten an den Tag legen, doppelt so häufig starkes Übergewicht entwickeln wie andere Menschen.[16]

Meine Kollegin Dana Small, die am John B. Pierce Labor und an der Universität Yale tätig ist, half mir, Fakten zu den biologischen Abläufen hinter dem konditionierten Hyperessen zusammenzutragen. Wir beleuchteten diese Frage von zwei Seiten: Wie Menschen angesichts von Nahrung mit hohem Belohnungscharakter reagieren, und was sich dabei tatsächlich in ihrem Gehirn abspielt.[17]

Zunächst entwickelten wir eine Skala weiter, mit deren Hilfe wir den Grad des konditionierten Hyperessens anhand von elf Selbsteinschätzungen der Teilnehmer einstufen konnten.[18] Dazu verwendeten wir Aussagen wie: »Meinen Lieblingsspeisen kann ich unmöglich widerstehen«, oder: »Es gibt Tage, an denen ich irgendwie nur noch ans Essen denken kann.« Die Verhaltenstests bestätigten, dass die Menschen, die auf der Skala für konditioniertes Hyperessen hohe Werte erreichten, auch eher bereit waren, sich aktiv um Nahrung zu bemühen.

Um die Reaktionen auf Hinweisreize zu prüfen, bat Small ihre Teilnehmer auch, an Schokolade zu schnuppern und dann einen Schokoladenmilchshake zu probieren. Normalerweise wird ein angenehmer Duft mit zunehmender Gewöhnung weniger anziehend. Bei konditionierten Hyperessern jedoch ist dieses Phänomen nicht zu beobachten. Wer auf der Skala für konditioniertes Hyperessen hohe Werte erzielte, fand den Duft im Gegenteil mit der Zeit *noch* angenehmer.

Schließlich sahen wir uns an, was sich im Gehirn der Teilnehmer abspielte, und beobachteten auffällige Unterschiede in den Belohnungszentren.[19] Bei Teilnehmern mit hoher Punktzahl war die neuronale Aktivität erhöht, während sie auf den Hinweisreiz »Schokoladenduft« (die Antizipationsphase, in der eine Belohnung erwartet wird) und auf den Geschmack des Milchshakes (Konsumphase) reagierten.[20]

Besonders interessant war die Reaktion in der Amygdala. Dieses Gehirnareal, das uns normalerweise gestattet, uns eine Belohnung zu erhoffen, war bei konditionierten Hyperessern auch während des Essens aktiv. »Die verstärkte Amygdalareaktion bringt den ganzen Schaltkreis aus dem Gleichgewicht«, so Small. Das würde bedeuten, dass der Vorgang des Essens, bei dem die durch Reize ausgelöste Erwartungshaltung eigentlich zurückgehen sollte, diesen speziellen Teil der Bevölkerung weiter zum Essen anregt.[21] Es ist auch ein physiologischer Nachweis für das, was wir aus eigener Anschauung kennen: Der Verzehr von belohnendem Essen kann uns dazu antreiben, uns mehr davon zu verschaffen.

Erinnern Sie sich an die Pfade im Gehirn, die uns gestatten, uns auf den schmackhaftesten Reiz in der Umgebung zu konzentrieren oder uns die Flucht vor wilden Tieren, aus dem brennenden Haus oder die Pflege kranker Kinder ermöglichen? Diese Pfade wurden von den geschmacksoptimierten Lebensmitteln vereinnahmt, die heute an jeder Ecke erhältlich sind.

———

Auf diese Grundlage stützt sich meine These, dass konditioniertes Hyperessen ein Syndrom darstellt, das einen ganzen Symptomkomplex umfasst.[22] Wir haben auch Grund zu der Annahme, dass konditioniertes Hyperessen mit dem Körpergewicht zusammenhängt.

Wenn wir konditioniertes Hyperessen so definieren, können wir überlegen, welche biologischen Vorgänge bei den Betroffenen ablaufen. Zudem wird die Diagnose erleichtert, und der Einfluss der Umgebung rückt in ein ganz anderes Licht. In anderen Zusammenhängen – bei Infektionskrankheiten und chemischen Giftstoffen – ist uns geläufig, dass Umwelteinflüsse mit einem Symptomkomplex zusammenhängen können. Nur beim Essen haben wir dieses Phänomen bisher nicht erkannt.

Andererseits stößt die Definition von konditioniertem Hyperessen über einen Symptomkomplex natürlich auch an Grenzen. Während viele Menschen zumindest bis zu einem gewissen Grad unter die Definitionskriterien fallen, können wir nicht behaupten, dass alle gleichermaßen betroffen sind, auch wenn wir vermuten, dass alle gefährdet sein dürften. Ehe wir also konkrete Aussagen machen, müssen wir mehr über die Gehirnreaktionen der Menschen wissen, die sich auf der Skala des konditionierten Hyperessens irgendwo im Mittelfeld bewegen.

Deshalb sollten solche auffälligen Verhaltensmuster vorerst nicht als atypisch oder pathologisch gelten, sondern eher als eine psychologische Anpassungsreaktion auf die Umgebung, die bei bestimmten, hierfür empfänglichen Personen auftritt. Diese erlernten Reaktionen, die durch Motivationsschaltkreise im Gehirn angetrieben werden, tragen mit allergrößter Wahrscheinlichkeit erheblich zur explosionsartigen Ausbreitung von Fettleibigkeit bei.

27 | Die Wurzeln der konditionierten Esssucht

Erste Hinweise zum Phänomen des konditionierten Überessens gab es bereits vor Jahrzehnten.[1] Die riesigen Fortschritte der Neurowissenschaft gestatten uns seit einigen Jahren, diesen alten Informationen auf ganz neue Weise nachzugehen.

Schon in den 70er-Jahren des 20. Jahrhunderts zeigte sich der Sozialpsychologe Stanley Schachter von der Universität Columbia davon überzeugt, dass Übergewichtige nicht richtig auf innere Signale wie Hunger, Sättigung oder Nahrungsbedarf reagieren. Damals wussten wir noch nicht so viel über die Fähigkeit des Gehirns, sich auf schmackhafte Reize zu konzentrieren, und über die Funktionsweise des Belohnungssystems, doch Schachter stellte die Hypothese auf, dass Übergewichtige eher aufgrund von externen Reizen essen als aufgrund von inneren Signalen. Seine Theorie wurde daher als Externalitätstheorie[2] bezeichnet.

Schachters Cracker-Studie[3], die das Essverhalten von schlanken und übergewichtigen Personen verglich, deutete auf Vorstellungen hin, die wir damals noch nicht komplett verstanden. Er teilte seine Probanden zunächst in zwei Gruppen ein, von denen die eine so viele Sandwiches bekam, wie sie wollte, während die andere nur einen Fragebogen über Ernährung ausfüllen sollte. Anschließend hatten alle Teilnehmer gleichermaßen Gelegenheit, fünf verschiedene Sorten Cracker zu probieren.

Es überrascht kaum, dass schlanke Menschen, die bereits Sandwiches gegessen hatten, weniger Cracker verzehrten als schlanke Menschen, die nur den Fragebogen ausgefüllt hatten.

Die Übergewichtigen allerdings nahmen ungefähr die gleiche Anzahl Cracker zu sich – unabhängig davon, ob sie vorher Sandwiches gegessen hatten. Schachter vertrat deshalb die Theorie, dass der Anblick von Nahrung auf Übergewichtige eine stärkere Anziehungskraft ausübt als die innere Botschaft, gar keinen Hunger zu haben.

Bei einem Experiment mit Roastbeef-Sandwiches kam man zu ähnlichen Ergebnissen.[4] Richard Nisbett, damals ebenfalls an der Universität Columbia, bot seinen Probanden Nahrung in unterschiedlicher Menge an. Entweder legte er nur ein gut belegtes Sandwich auf den Tisch oder gleich drei. Außerdem teilte er beiden Gruppen mit, dass im Kühlschrank noch mehr wären und dass sie sich gern bedienen dürften. Die Übergewichtigen aßen, was sie bekamen, ohne sich mehr zu holen – sie aßen alles, was sie sahen. Visuelle Hinweisreize waren also von entscheidender Bedeutung. Normalgewichtige zeigten ein beständigeres Essverhalten – sie aßen etwa eineinhalb Sandwiches, ohne sich davon beeinflussen zu lassen, wie viel ihnen angeboten wurde oder ob sie extra zum Kühlschrank gehen mussten.

Solche Studien machten die Externalitätstheorie über zehn Jahre lang zur vorherrschenden Lehrmeinung über Gewichtszunahme. In den 70er-Jahren galt sie in den meisten Lehrbüchern als Haupterklärungsansatz zum Essverhalten bei Übergewicht. Dann aber stellte Judith Rodin, damals an der psychologischen Fakultät der Universität Yale, die diese Theorie ursprünglich zusammen mit Schachter entwickelt hatte, ihre Gültigkeit in Frage.

Externalität wäre eine zu starke Vereinfachung, schrieb sie in einem Artikel im *American Psychologist* im April 1981.[5] Rodin war mittlerweile davon überzeugt, dass die Theorie einer näheren Beleuchtung nicht standhielte, und wies darauf hin, dass andere

Wissenschaftler bei der Frage, wie Menschen jeder Gewichtskategorie auf externe Reize reagieren, deutliche Unterschiede registriert hatten. Besonders verwirrend erschien die Beobachtung, dass auch manche schlanke Menschen beim Anblick oder Duft von Essen zum Überessen neigen.

Rodins Kritik fand Nachfolger, so dass die Gewichtsforschung sich zunehmend vom Einfluss externer Hinweisreize abwandte und lieber das Konzept der bewussten Zügelung untersuchte, die Überessen mit Diäten in Verbindung bringt. Die Theorie des gezügelten Essens geht davon aus, dass Menschen ihre Essgelüste zügeln, um abzunehmen, diese Disziplin jedoch langfristig nicht aufbringen können. Irgendwann verlieren sie die Beherrschung, stopfen sich voll und nehmen die verlorenen Pfunde wieder zu.[6]

Allerdings konnte auch die Theorie des gezügelten Essens keine lückenlose Erklärung liefern, warum wir zunehmen.[7] Mittlerweile bedauert man in der Fachwelt, dass die Theorie der Externalität womöglich zu früh verworfen wurde.

Schachter und Rodin hatten sich einst auf die Fahnen geschrieben, den einen Punkt zu finden, der Übergewichtige von Normalgewichtigen unterscheidet. Beide haben wichtige Entdeckungen gemacht, ohne deren Bedeutung im vollen Ausmaß zu überblicken. Die Externalitätstheorie belegte die Macht der Hinweisreize. Inzwischen wissen wir, dass sie darauf beruht, dass sie bei hoch schmackhaftem Essen den Belohnungsaspekt verstärken. Die Theorie des gezügelten Essens berücksichtigte das in der Tat bestehende Entzugsrisiko, von dem wir heute wissen, dass auch dieser Umstand das Verlangen nach Belohnungen erhöht.[8]

Neuere Untersuchungen lassen zudem vermuten, dass Externalität und Zügelung zwei unterschiedliche Ausdrucksformen desselben Problems darstellen, nämlich der konditionierten Esssucht.

28 | Angeboren oder anerzogen?

Nun stellt sich natürlich die Frage, ob konditioniertes Essen genetisch angelegt oder über die Umwelt erlernt ist. Wird es wie blaue Augen oder die Körpergröße von Generation zu Generation weitervererbt? Oder spiegelt es Gewohnheiten wider, die wir zu Hause und in der Schule, mit Freunden und bei der Arbeit als Reaktion auf breite Trends, die von der Lebensmittelindustrie propagiert werden, gelernt haben? Diese Fragen sind nicht abschließend geklärt, doch es gibt erste Lösungsansätze.

Myles Faith vom Zentrum für Gewichts- und Essstörungen an der medizinischen Hochschule der Universität Pennsylvania hat sich auf die Frage spezialisiert, wie stark Essverhalten und Fettsucht bei Kindern genetisch bedingt sind.[1] Faith wollte wissen, wie sehr Kinder dazu neigen zu essen, obwohl sie keinen Hunger haben. In einer seiner Studien gestattete er Fünfjährigen, beim Abendessen nach Belieben zuzugreifen, bis sie erklärten, sie wären satt, und freiwillig aufhörten. Nach dem Essen erhielten die Kinder zehn Minuten lang Zugriff auf Naschereien. Sowohl das Hauptessen als auch die Snacks waren besonders appetitanregende Speisen, die zum Überessen verleiten.[2]

Zusätzlich ermittelte Faith für diese Studie auch das Gewicht der Mütter, denn während der letzten 50 Jahre wurde wiederholt und eindeutig belegt, dass das Gewicht der Mutter einer der besten Vorhersagefaktoren für das Gewicht des Kindes ist. Auf der Grundlage des Gewichts der Mütter vor der Schwangerschaft stufte Faith die Kinder als »stark übergewichtsgefährdet« oder »wenig gefährdet« ein. Stark gefährdete Jungen griffen eher zu den Naschereien, auch wenn sie kurz zuvor noch erklärt hatten, sie wären satt. Die stark gefährdeten Jungen nahmen dabei doppelt so viele Kalorien zu sich wie ihre wenig gefährdeten Kameraden. (Bei Mädchen trat dieses Phänomen nicht auf.)

Die Neigung zum Überessen scheint somit in der Familie zu liegen – ob es nun die Gene sind oder die gemeinsame Umgebung. Faith war übrigens nicht zu Spekulationen bereit, welcher Faktor hier mehr zählte. »Wir wissen, dass die Familie eine Rolle spielt, aber wir können Gene und Umgebung nicht auseinanderdividieren«, schrieb er.

Als ich die verfügbaren Daten genauer unter die Lupe nahm, entdeckte ich zwei Zwillingsstudien.[3] Zwillinge werden besonders gern untersucht, wenn es darum geht, den relativen Einfluss der Gene oder der Umwelt zu bestimmen. Bei einer Studie registrierten schwedische Wissenschaftler »einen starken Einfluss genetischer Faktoren auf das Essverhalten einer großen, nicht selektierten Population junger, erwachsener, männlicher Zwillinge«. Dennoch war die Erbanlage nicht der Hauptfaktor. Die Schweden schätzten, dass die Gene zur individuellen Neigung zum unkontrollierten Essen etwas weniger als die Hälfte beisteuern.

Bei der anderen Zwillingsstudie kam man zu derselben Schlussfolgerung. Eine der Autorinnen war Cynthia Bulik, eine Expertin für Essstörungen an der psychiatrischen Fakultät der Universität North Carolina in Chapel Hill. Sie bezeichnete den Kontrollverlust beim Essen als »Verhaltensweise mit gemäßigtem Erbeinfluss«.

Andere Arbeiten schätzen den Einfluss der Gene etwas höher ein. »Essen ohne Hunger ... ist in erheblichem Maße genetisch gesteuert«, folgern die Autoren einer anderen Untersuchung.[4] Sie schätzen, dass es zu 51 Prozent die Gene sind, die einen Menschen zum Essen ohne Hunger verleiten.

Wieder andere Studien stellen diese Ergebnisse erneut in Frage. Zum Beispiel deutete eine Analyse von Fragebögen, die man Zwillingen vorgelegt hatte, darauf hin, dass der Kontrollverlust zwar mit dem Gewicht zusammenhängt, aber nicht erblich bedingt ist.[5] In einer weiteren Untersuchung schätzten die Wissenschaftler den Anteil der Gene an der Neigung zum hemmungslosen Essen auf etwa 17 Prozent, stellten jedoch eine signifikante Übereinstimmung unter Ehegatten fest.[6] Damit ist Hemmungslosigkeit möglicherweise eher ein Abbild dessen, was wir zu Hause tun, als eine genetisch angelegte Verhaltensweise.

Letztlich gestattet der gegenwärtige Stand der Forschung also keine sicheren Aussagen. Menschen reagieren jedoch definitiv sehr unterschiedlich auf externe Reize – manche sind impulsiver, während andere ein geschickteres Vermeidungsverhalten beherrschen.[7] Die meisten Studien legen nahe, dass die Gene unser Essverhalten bis zu einem gewissen Grad beeinflussen, beharren aber auch auf dem Einfluss der Umwelt. Welcher Faktor wichtiger ist, bleibt somit vorläufig offen.[8]

Mein Eindruck ist, dass möglicherweise nicht unser Essverhalten genetisch festgelegt ist, sondern eher – bis zu einem gewissen Grad – unsere Reaktion auf Reize. Eines erscheint sicher: Auch wenn unsere Gene uns zu unkontrolliertem Essen motivieren, können sie doch nur aktiv werden, wenn uns echte Leckerbissen winken. »Es gibt Umweltfaktoren, welche die zugrunde liegende genetische Veranlagung auslösen«, so Cynthia Bulik.

Bei Menschen wie Tieren hat sich also mit der Zeit eine genetische Empfänglichkeit herausgebildet, doch zu Fressanfällen kommt es erst in der entsprechenden Umgebung. Und in genau so einem Umfeld bewegen wir uns heute.

Um zu begreifen, wann konditioniertes Hyperessen das Gehirn vereinnahmt, sollten wir berücksichtigen, in welchem Alter erste Hinweise auf Essen als Belohnung auftreten. Das Phänomen scheint im frühen Kindesalter einzusetzen und mittlerweile immer jüngere Kinder zu betreffen.

Lange ging man davon aus, dass Kleinkinder und Kindergartenkinder ihre Nahrungszufuhr im Lauf des Tages automatisch so steuern, dass sie eine etwa konstante Kalorienzahl aufnehmen. Dieses »Kompensationsverhalten« ist durch zahlreiche Arbeiten belegt. Wenn wir einem Vorschulkind Lebensmittel vorsetzen, die kalorienreicher sind als sonst – also mehr Kalorien in derselben Nahrungsmenge –, gleicht das Kind dies aus, indem es anschließend weniger andere Speisen isst. Auf diese Weise erhält der Körper sein Gleichgewicht.

Doch dieses selbstgesteuerte System verändert sich. Susan Johnson, die am Zentrum für Gesundheitswissenschaften der Universität Colorado das Kinderesslabor leitet, berichtet, dass die Wissenschaft einen Wandel beobachtet, der die gesamte Bevölkerung umfasst.[1] Noch in den 8oer-Jahren kompensierten die Zwei- bis Vierjährigen 90 Prozent der zusätzlichen Nahrungskalorien. In den 90ern wurden hingegen nur noch ungefähr 45 Prozent der Zusatzkalorien ausgeglichen.

Johnson führte eigene Studien durch und stellte dabei fest, dass schon die Drei- und Vierjährigen sehr große Mengen verschlingen konnten, mitunter bis zu 800 Kalorien in einer einzigen Mahlzeit. Und sie verlangten immer noch mehr. »So ein Verhalten habe ich früher nicht beobachtet«, sagt sie dazu. »Vor 15 Jahren hätte ich voller Überzeugung behauptet, dass Vorschulkinder kompensieren. Aber in neueren Untersuchungen zeigt sich eine mangelhafte Regulierung des Verhaltens in unglaublichem Ausmaß.«

Johnson untersuchte auch die Altersgruppe zwischen fünf und zwölf.[2] Dabei verglich sie die Wirkung von zwei verschiedenen Fruchtgetränken mit ähnlichem Geschmack, aber unterschiedlichem Kaloriengehalt in Bezug darauf, wie viel Nahrung Kinder anschließend bei einer Mahlzeit zu sich nahmen. Bei denen, die nach dem kalorienreichen Getränk weniger aßen, als wenn sie etwas Kalorienarmes getrunken hatten, sprach man von Kompensationsverhalten.

Johnson fand heraus, dass Schulkinder nur bis zu einem gewissen Grad kompensieren, und dass diese Fähigkeit besonders bei den Mädchen von Jahr zu Jahr abnimmt. Je älter sie werden, desto schlechter konnten sie ihre Kalorienzufuhr regulieren.

Zum Beispiel verzehrten fünfjährige Mädchen nach einem kalorienreichen Getränk etwa 80 Prozent weniger Kalorien. Das bedeutete, dass sie immer noch 20 Prozent mehr Kalorien zu sich nahmen als die, die kalorienarme Getränke erhielten. Mit acht Jahren glichen die Mädchen nur noch 60 Prozent der Zusatzkalorien aus dem Getränk durch weniger Essen aus, und mit elf lag der Prozentsatz bei 30 Prozent.

Kontrollverlust – eines der Definitionsmerkmale für konditioniertes Überessen – scheint also schon bei Kindern zunehmend aufzutreten. »Bei einigen unserer Untersuchungen zur Portionsgröße bemerke ich eine neue Form der Hemmungslosigkeit bei Kindern«, meint Johnson. »Bisher kannte ich keine Kinder, die immer weiteressen, bis man sie schließlich unterbricht und sagt: ›Du bist fertig.‹ Inzwischen essen sie, bis sie fast platzen.«

Jennifer Fisher ist Expertin für Kinderernährung am Zentrum für Übergewichtsforschung und Aufklärung an der Temple-Universität. Sie hat dieselben Beobachtungen gemacht.[3] Bei verschiedenen Gelegenheiten tischte sie Kindern zwischen drei und fünf Jahren mittags entweder eine altersgemäße Portion Makkaroni mit Käse auf oder eine doppelt so große. Zu beiden Mahlzeiten wurden Milch, Apfelmus, Möhren und Kekse als Beilage gereicht. Manche der Kinder, welche die doppelte Portion bekamen, aßen deutlich mehr davon als andere, aber im Durchschnitt nahm diese Gruppe etwa 25 Prozent mehr Kalorien zu sich als die Kinder, die kleinere Portionen bekommen hatten. Teilweise kompensierten die Mehresser dies, indem sie weniger Beilagen zu sich nahmen. Insgesamt nahmen sie aber immer noch 15 Prozent mehr Kalorien zu sich.

»Große Portionen können bei Vorschulkindern einen übergewichtsfördernden Umwelteinfluss darstellen, weil sie zu überhöhter Nahrungszufuhr bei den Mahlzeiten führen«, folgerten die Autoren.[4] Mit anderen Worten: Wenn man ihnen mehr vorsetzte, aßen sie auch mehr.

In einer Folgestudie an denselben Kindern bekamen alle eine altersgemäße Portion Makkaroni mit Käse. Anschließend bot man ihnen verschiedene Spielzeuge und ein großes Tablett mit zehn ordentlichen Portionen süßer und salziger Leckereien wie Popcorn, Kartoffelchips, Nüssen, Salzbrezeln, Keksen, Bonbons und Speiseeis an. Obwohl die Kinder gesagt hatten, sie wären satt, durften sie zehn Minuten lang essen, was sie wollten, ehe die Wissenschaftler prüften, wie viele Kalorien sie zu sich genommen hatten.

Es stellte sich heraus, dass diejenigen, die mehr genascht hatten, auch die waren, die in der Vorstudie bei der doppelten Portion Käsemakkaroni stärker zugeschlagen hatten. Aufgrund ihrer mangelnden Fähigkeit, nur bei Hunger zu essen, schienen sie für die Hinweisreize, die von den großen Portionen ausgingen, besonders anfällig zu sein.

Vermutlich hat es schon immer Menschen gegeben, die bereits von Kindesbeinen an Anzeichen für konditioniertes Überessen zeigten. Doch je mehr stimulierendes Essen immer leichter verfügbar ist, desto häufiger stoßen wir auf solches Verhalten. Und das Besorgnis erregende Essverhalten beginnt bereits immer früher.

30 | Die Kultur der Völlerei

Die Frage »Gibt es etwas zu essen?« hatte einst eine soziale und wirtschaftliche Dimension. Wir wollten tatsächlich wissen: »Droht eine Hungersnot?«, oder: »Können wir uns das Essen noch leisten?« Diese Vorstellung existiert im Westen so nicht mehr. Heute meinen wir normalerweise: »Kann ich irgendwo Lebensmittel kaufen?«, und: »Kann ich sie irgendwo verzehren?« Die Antwort auf diese Fragen lautet in der Regel: »Ja.« Damit bietet unsere Gesellschaft geradezu Laborbedingungen zur Erforschung des konditionierten Überessens.

Wir haben intensive und häufige Begegnungen mit Nahrung. Überall eröffnen neue Imbisse und Restaurants, während gleichzeitig das Übergewicht zunimmt.[1] Hoch schmackhafte Speisen sind jederzeit verfügbar, Tag und Nacht und überall. Die Öffnungszeiten von Fastfood-Restaurants und Läden werden immer weiter ausgedehnt. Im Drive-In brauchen wir nicht einmal aus dem Auto zu steigen, und die Autos verfügen über Getränkehalter. Tankstellen werden zu Minisupermärkten ausgebaut, Apotheken bieten zumindest Fitnessriegel an, und selbst im Fitnessstudio sind kleine Mahlzeiten erhältlich.

Aber es geht nicht nur darum, dass wir ständig Nahrung kaufen können. Wir können sie auch leichter verzehren, ob im Auto oder im Gehen, bei gesellschaftlichen Anlässen oder bei der Arbeit. Früher war es verpönt, auf der Straße zu essen oder Popcorn knabbernd ins Büro des Kollegen zu stapfen. Heute gilt so ein Benehmen nicht mehr als unfein. »Die Schranken sind gesunken«, erklärt David Mela von Unilever.[2]

Inzwischen wird bei den meisten Besprechungen und praktisch jedweden Zusammenkünften etwas zu essen angeboten. »Es ist immer etwas da«, stellt Mela fest. »Man kommt dauernd an Orte, wo Nahrung verkauft wird oder wo andere Menschen essen.«

Wir leben mittlerweile so, dass wir rund um die Uhr essen können. Und viele Menschen tun genau das. »Essen ist so leicht verfügbar und so allgegenwärtig, dass es die Energiezufuhr für Kinder und Erwachsene kräftig in die Höhe getrieben hat«, meint Susan Johnson von der Universität Colorado.

Auch der Zerfall der traditionellen Esskultur, durch den der Unterschied zwischen Mahlzeiten und Zwischenmahlzeiten zunehmend verschwimmt, fördert den erhöhten Verzehr und damit letztlich konditioniertes Hyperessen. So entsteht ein Teufelskreis, bei dem konditioniertes Überessen die Esskultur weiter sprengt, weil unkontrollierte Esser bei jeder Gelegenheit Nahrung in sich hineinstopfen.

In den 50er-Jahren des 20. Jahrhunderts »aßen die Menschen Mahlzeiten«, stellt die Diätberaterin Meredith Luce fest.[3] »Die Familie aß gemeinsam. ... Zwischenmahlzeiten waren das Vorrecht von Kindern im Wachstumsalter, die für den Körper etwas zusätzlich brauchten. Erwachsene aßen nichts zwischendurch.«

Inzwischen ist Naschen normal und hat in den 80er- und 90er-Jahren nachweislich zugenommen.[4] Dummerweise schränken wir die Kalorienzufuhr bei den Hauptmahlzeiten nicht entsprechend ein, insbesondere bei unregelmäßigen Zwischenmahlzeiten. Frühstück, Mittagessen oder Abendbrot fallen nicht sparsamer aus, nur weil wir zwischendurch einen Happen zu uns genommen haben.

In vielen anderen Ländern ist das Risiko zu konditioniertem Hyperessen kulturell bedingt weniger hoch. Zahllose Arbeiten, die teils auf Untersuchungen, teils auf reiner Spekulation beruhen, versuchen, das »French Paradox« zu erklären – den Umstand, dass Herzgefäßerkrankungen und Fettsucht in Frankreich seltener auftreten als in Amerika (und Deutschland), obwohl die Franzosen fettreicher essen. Mal heißt es, die Franzosen würden gesündere Fette wählen, mal wird der Rotwein angeführt. Andere Kommentare besagen, dass die Franzosen gesünder sind, weil ihr Leben insgesamt geruhsamer verläuft, oder dass ihr Stoffwechsel möglicherweise genetisch bedingt robuster ist.

Keine dieser Theorien scheint auf sauberen Fakten zu beruhen. Als gesichert gilt jedoch, dass die Franzosen zwar lange bei Tisch sitzen, dabei aber kleinere Portionen verzehren. Und wie wir wissen, fördert die Portionsgröße das konditionierte Hyperessen.

Die Hypothese zur Portionsgröße stützt sich auf mehrere Untersuchungen.[5] Zunächst verglich man die Portionsgrößen von Restaurants in Paris und Philadelphia und stellte dabei fest, dass amerikanische Portionen um etwa ein Viertel größer ausfallen. Das galt sowohl für Restaurantketten wie Pizza Hut oder Hard Rock Café als auch für vergleichbare Bistros, Chinarestaurants, Crêperien und Eisdielen beider Länder.

Danach nahmen die Wissenschaftler Restaurantempfehlungen für beide Städte unter die Lupe. Dabei fiel auf, dass große Portionen in Philadelphia viel häufiger hervorgehoben wurden als in Paris. Zudem galten im Führer für Philadelphia All-you-can-eat oder Büfettangebote als besondere Empfehlung, während sie in Paris überhaupt nicht erwähnt wurden.

Zu guter Letzt folgte ein Vergleich zweier französischer und amerikanischer Standardkochbücher, *Joy of Cooking* und *Je sais cuisiner*. Der Trend war durchgängig zu erkennen: Amerikanische Rezepte setzten insgesamt größere Fleisch- und Suppenportionen und geringere Gemüsemengen an.

Ein weiterer Schutzfaktor ist die französische Tradition, zwei- bis dreimal am Tag zusammen mit anderen eine mehrgängige Mahlzeit einzunehmen, zwischendurch jedoch nichts zu essen. Französische Restaurants bieten auch heute noch häufig nur zu den üblichen Mittags- und Abendstunden warme Küche.

»In Frankreich haben wir nach wie vor eine sehr klare Vorstellung von unseren Mahlzeiten«, berichtet mir France Bellisle, die am Pariser Krankenhaus Hôtel Dieu das Phänomen der Fettsucht erforscht.[6] »Es gibt also eine kulturell bedingte Übereinkunft, dass zwischen den Mahlzeiten nichts gegessen wird?«, vergewissere ich mich. »Richtig. So etwas tut man nicht. Schon die kleinen Kinder lernen, dass man so etwas einfach nicht macht.«

In ihren Seminaren sagt Bellisle häufig zu ihren Studenten: »Wie, Sie haben sich nichts zu essen mitgebracht? In Amerika hätten Sie jetzt Ihren Kaffee, Ihre Donuts und Ihren Schokoriegel dabei.«

In Frankreich nicht. »Keiner hat auch nur den Bruchteil einer Sekunde daran gedacht, etwas zu essen in den Seminarraum mitzunehmen«, konstatiert sie. »Das haben die Studenten noch nie gemacht und geraten deshalb auch gar nicht in Versuchung. Nirgendwo wird zu unpassendem Essen zur Unzeit aufgefordert.«

Aber die Norm, nur zu bestimmten Tageszeiten zu essen, die von selbst vor Überessen bewahrt, gerät selbst in Frankreich mittlerweile unter Beschuss, denn auch hier schießen Imbissbuden, Fastfood-Restaurants und andere Verlockungen aus dem Boden. Sobald geschmacksoptimierte Lebensmittel jederzeit verfügbar sind, macht konditioniertes Hyperessen vor nationalen Grenzen nicht mehr Halt.

Jean-Pierre Poulain, der an der Universität Toulouse-le Mirail das Ausbildungszentrum für Tourismus leitet, sieht Anzeichen für einen allmählichen kulturellen Wandel von richtigen Mahlzeiten hin zu dem, was er als »Vagabundenessen« bezeichnet.[7] In seinen Augen geht damit ein »Strukturverlust« der französischen Essgewohnheiten einher. Vagabundierende Esser nehmen zwar im sozialen Kontext nach wie vor strukturierte Mahlzeiten zu sich, essen jedoch im Lauf des Tages auch immer wieder allein.

Diese Entwicklung beobachtet auch France Bellisle. »Die Hinweisreize auf Nahrung nehmen in der französischen Umgebung immer mehr zu«, und so wächst auch bei den Franzosen die Tendenz zur Fettsucht, was besonders bei den Kindern erkennbar wird.

Mit dem Verlust traditioneller Mahlzeiten werden auch die Franzosen flexibler. Sie essen zu anderen Zeiten und an anderen Orten, nicht mehr aus Hunger, sondern zunehmend auf der Suche nach einer Belohnung – und werden nicht mehr satt. »Wenn man ständig isst, greift der Sättigungsmechanismus zwischen den Mahlzeiten nicht mehr«, beobachtet Bellisle. »Der Stoffwechsel gibt keine Rückmeldung mehr, wann man satt ist, und irgendwann kennt man dieses Gefühl gar nicht mehr.«

Obwohl die Umweltveränderungen in Frankreich noch lange nicht so weit gehen und die Gewichtszunahme der Bürger weniger rasant verläuft als in vielen anderen Industrieländern, ist der Trend unverkennbar.[8] Der soziale Rahmen, der konditioniertes Überessen unterstützt, baut sich bereits auf.

Doch Amerika behält seine Vorreiterrolle. Überessen ist ein Lernprozess, bei dem die Fortschritte mit zunehmender Wiederholung immer größer werden. Womit fängt das an? Führen die Veränderungen, wie, wann, wo und wie viel wir essen, zu konditioniertem Essen? Oder hat das konditionierte Essen die sozialen und kommerziellen Vorgaben so verändert, dass stimulierende Lebensmittel so viel leichter erhältlich sind?

Die Frage nach Henne oder Ei ist noch nicht gelöst, doch hat sich definitiv ein Teufelskreis in Gang gesetzt. Mittlerweile überrascht mich eher, dass manche Leute noch normal essen können, während dies so vielen nicht mehr gelingt.

Was tun?
Ein Ausflug in die Lerntheorie

31 | Das Gehirn ins Boot holen

Allen Widrigkeiten zum Trotz haben wir immer wieder die Gelegenheit, den Zyklus aus Reiz-Verlangen-Belohnung-Gewohnheit zu durchbrechen und gegen konditioniertes Essen vorzugehen. Die Gegenwehr beginnt mit dem Abstecken eines Orientierungsrahmens, der sich auf Ergebnisse der Lerntheorie und die Erkenntnisse diverser anderer wissenschaftlicher Bereiche stützt. Im Folgenden möchte ich Theorien vorstellen, auf denen die in diesem Buch vorgestellten Behandlungsstrategien beruhen.

Um uns vor Reizen zu schützen, die auf uns einwirken und zum Handeln antreiben, müssen wir zunächst erkennen, wie empfänglich wir für solche Reize sind. Beim konditionierten Überessen sind Hinweise auf bestimmte Lebensmittel der Reiz, und das Überessen ist die gewohnheitsmäßige Reaktion. Die Hinweise sind laut James Leckman, Professor für Kinderpsychiatrie und Kinderheilkunde am Kinderforschungszentrum der medizinischen Hochschule der Universität Yale, »Einladungen an das Gehirn«.[1]

»Die Fähigkeit, auf das Verlangen nach Nahrung zu reagieren, ist uns angeboren, doch wenn man diesem Antrieb zu häufig nachgibt, gerät das System aus den Fugen. Dann werden diese Reize für den Einzelnen übermächtig«, erläutert Leckman. »Um unser Gehirn zu steuern, müssen wir ihm misstrauen. Uns sollte klar sein, dass unsere grauen Zellen uns dazu auffordern, Dinge zu tun, die zu irgendeinem Zeitpunkt der Evolution einmal sehr nützlich waren, aber inzwischen verkehrt laufen.«

Welch dramatische Ausmaße eine fehlgeleitete Selbststeuerung annehmen kann, beschreibt Raymond Miltenberger am Beispiel des zwanghaften Haareraufens, einer Reiz-Reaktions-Störung, unter der vornehmlich Mädchen und Frauen leiden.[2] Die Betroffene bekommt ein einzelnes Kopfhaar in die Finger und sagt sich: »Das eine kann ich ja ausrupfen, das macht nichts.« Damit hat sie den Kampf um die Selbstbeherrschung im Grunde schon verloren. Um gegen den Drang anzukämpfen, muss sie zunächst verstehen, dass ihre Reaktion automatisch abläuft – und dann begreifen, dass aus dem einen Haar unweigerlich 20 weitere werden. Erst dann ist sie in der Lage, sinnvolle Interventionstechniken zu erlernen und anzuwenden.

Eine wirksame Abwehrmaßnahme lenkt uns von der konditionierenden Macht eines Reizes ab, bevor dieser die übliche Reaktion auslösen kann. Wir erinnern uns daran, dass es möglich ist, Nein zu sagen. Das Eingreifen beginnt mit dem Wissen, dass uns ein – kurzer – Moment der Entscheidung bleibt, in dem wir erkennen, was gleich passieren wird, und stattdessen etwas anderes tun können.

Ein Eckpfeiler der Behandlung konditionierten Hyperessens ist die Entwicklung der Fähigkeit, der Einladung des Hinweisreizes von vornherein zu widerstehen. Dieser Widerstand muss frühzeitig und entschlossen einsetzen. »Selbststeuerung ist nur ganz zu Anfang möglich, wenn die Einladung gerade erst ausgesprochen ist«, bekräftigt Leckman. An diesem Punkt sind wir noch in der Lage, uns von dem Reiz abzuwenden. Sobald wir ihm erliegen, wird eine Kaskade aus Reiz, Reaktion und weiteren Reizen in Gang gesetzt, die das Verhalten antreibt.

Leider macht erfolgreiches Neinsagen uns nicht weniger empfänglich für die Reize. Die alten Reaktionen lassen sich nie vollkommen verlernen. »Die alte Gewohnheit bleibt erhalten«, bedauert Mark Bouton, Psychologieprofessor an der Universität Vermont.[3] Bouton erforscht den Zusammenhang zwischen Kontext, Konditionierung und Gedächtnis[4] und hat mit seinen Arbeiten zu aktuellen Auffassungen, wie Menschen ihr Verhalten verändern können, beigetragen. »Wir können etwas Neues lernen, aber das bedeutet nicht unbedingt, dass wir damit das Alte los sind.«

Weil die früheren Assoziationen erhalten bleiben, dringen sie im passenden Zusammenhang nur allzu leicht wieder an die Oberfläche. Tierversuche bestätigen solche Reaktionen. Zum Beispiel lernten Ratten, sich vor einem Ton zu fürchten, indem sie jedes Mal, wenn sie ihn hörten, einen Elektroschock erhielten. Die Angst ließ nach, wenn der Ton später ohne Schock wiederholt wurde, aber die Verbindung wurde nicht vollständig »verlernt« und ließ sich unter den entsprechenden Bedingungen leicht wieder reaktivieren.

Bei einer positiven emotionalen Reaktion auf einen Reiz gilt dasselbe Prinzip. Eine einmal etablierte Verbindung zwischen Hinweisreiz und Gedächtnis lässt sich nie wieder vollständig kappen. Selbst wer das Rauchen schon vor Jahrzehnten aufgegeben hat, verspürt zu gewissen Zeiten noch das Verlangen nach einer Zigarette. Die Zigarette bleibt ein »heißer« Reiz, der eine Belohnung verheißt.

Trotz dieses Vermächtnisses ist Umlernen möglich und kann uns sehr häufig davor bewahren, unserem Verlangen nachzugeben. Wir können neue Verhaltensweisen und eine andere Denkweise einüben, mit der wir die alte in Schach halten. Irgendwann wird dieses Verhalten so selbstverständlich wie die früheren Reaktionen. Ab diesem Moment kühlt der Reiz ab.

Ein denkbarer Ansatz zur Überwindung des konditionierten Hyperessens wäre folglich das Meiden kritischer Situationen, doch in einer modernen Umgebung, wo ständig Essbares präsent ist, reicht das nicht aus. Es ist schlichtweg unmöglich, dem Dauerfeuer der Hinweise auf geschmacksoptimierte Lebensmittel immer zu widerstehen. Um das Problem zu meistern, brauchen wir weitere Möglichkeiten, unser Verhalten zu durchschauen und zu steuern. Diese Techniken müssen wir lernen und voller Entschlossenheit üben, bis wir unsere Reaktionen auf diese Reize verändern können.

Um die Einladung eines Hinweisreizes an das Gehirn auszuschlagen, müssen wir lange eingeübte Gewohnheiten umkehren.[1] Zu Beginn müssen wir unser Handeln sorgfältig kontrollieren. Langfristig jedoch ersetzen wir eine Serie von Automatismen durch eine andere. Raymond Miltenberger drückt das so aus: Die neue Reaktion muss »so gut eingebettet und so fester Bestandteil des Verhaltensrepertoires werden, dass Sie in Zukunft an leckeren Dingen vorbeigehen können und dabei sagen: ›Mensch, riecht das gut. Aber das brauche ich gerade nicht.‹« Und dann gehen Sie einfach weiter.

Das erfordert wiederholtes Üben und eine ausreichend große Verhaltensänderung, um auf Erfolgskurs zu gehen. Danach bestärkt bereits der Erfolg die eigene Durchhaltekraft. Für eine dauerhafte Veränderung ist aber auch die nötige Motivation erforderlich. Die neu erlernten Gewohnheiten müssen sich so lohnen, dass sie uns von den alten abhalten können.

»Wir reden über etwas, das sehr schwer durchzuhalten ist«, räumt James Leckman ein.[2] »Wenn jemand bei seinen ersten Bemühungen scheitert oder nur eingeschränkten Erfolg erntet, wird er sehr leicht entmutigt und denkt vielleicht: ›Ich bin einfach machtlos und unfähig.‹«

Das Gefühl der Machtlosigkeit ist eines der größten Hindernisse für unseren Erfolg. Solange wir glauben, dass wir uns auf eine bestimmte Weise verhalten, weil wir keine andere Wahl haben, bleibt der Grundantrieb für dieses Verhalten bestehen. Erst wenn wir wieder erleben, dass wir uns selbst steuern können, und begreifen, dass wir nicht dazu verdammt sind, in alte Gewohnheiten zurückzufallen, lässt das Erregungsgefühl allmählich nach.

Jeder Mensch ist in der Lage, die eigenen Gewohnheiten zu verändern. Verhaltenspsychologie und kognitive Psychologie haben vier Hauptfaktoren für eine Änderung von Gewohnheiten ermittelt, die sich im Umgang mit Automatismen als hilfreich erwiesen haben: Bewusstmachung, Ersatzverhalten, Ersatzgedanken und Unterstützung. Ein fünfter Faktor, das emotionale Lernen, wurde bisher nicht als maßgeblich angesehen, könnte aber bei besonders resistenten Gewohnheiten – zu denen konditioniertes Übereressen und das ihm zugrunde liegende Antriebsverhalten unbedingt zählen – das fehlende Puzzleteil darstellen.

Mit Hilfe der Grundsätze der Verhaltensumkehrung können Sie Ihre Konditionierung überwinden und Ihr Verhalten wieder selbst steuern.

Der erste Schritt ist die Bewusstmachung. Bewusstes Wahrnehmen bedeutet, dass einem klar ist, welche Risiken von einer vorhandenen Situation ausgehen. »Sie müssen herausfinden, welche Situation Sie zum Essen verleitet: Was setzt die Verhaltenskette in Gang?«, erklärt Miltenberger.[3] »Das ist der allererste Schritt – alle Reize auflisten, alle Situationen, alle Hinweise, welche die Kette anlaufen lassen.«

Leckman fordert dazu auf, sich der Vorzeichen bewusst zu werden, indem man das Gefühl wahrnimmt, das der automatischen Reaktion vorausgeht. Solche Frühwarnzeichen sind ein charakteristisches Merkmal für Reiz-Reaktions-Störungen. »Bei derartigen Störungen funktioniert mitunter die Schranke nicht so gut, die eigentlich die Flut der Sinnesinformationen an das Gehirn bremsen soll«, stellt Leckman fest. Auf diese Weise dringen bei empfänglichen Menschen mehr Gefühlseindrücke ins Bewusstsein und zwingen diese, sich mit stärkerem Handlungsdruck auseinanderzusetzen. Darauf reagieren sie mit dem üblichen Wiederholungsverhalten, das diesen Druck zumindest vorübergehend lindert.

»Ob Zwangsstörung oder Tourette-Syndrom – das ist das Leben«, meint Leckman. Denn bis zu einem gewissen Grad reagieren wir alle auf Sinnesreize, wenn auch nicht immer im Rahmen einer diagnostizierbaren Erkrankung. »Es geht gar nicht so sehr um die Frage: ›Habe ich das oder nicht?‹, sondern eher um das Abwägen, wie stark Sie betroffen sind.«

Erfahrungsgemäß öffnen konditionierte Sinnesreize, Stresssituationen und starke Erinnerungen dem unkontrollierten Essen Tür und Tor. Um solche Hinweisreize zu beherrschen, müssen wir sie zunächst wahrnehmen und registrieren, welches Verhalten sie auslösen.

»Wenn der Reiz winkt und das erste Verlangen geweckt ist, ist es also schon zu spät?«, frage ich nach. Leckman widerspricht: »Nein! Das ist der Zeitpunkt, an dem Sie noch einen Moment die Entscheidungsgewalt haben.«

Genau in diesem Augenblick können wir nämlich sagen: »Nein, danke. Ich nehme das Verlangen wahr. Und jetzt darf ich mich entscheiden. Gehe ich durch die Tür und nehme die Einladung an? Oder drehe ich mich um und wähle eine andere Tür?«

Eine bewusste Entscheidung können wir nur treffen, wenn wir uns unsere Auslöser und unsere gewohnheitsmäßige Reaktion darauf bewusst gemacht haben. »Man muss die Leute auffordern, sich selbst sehr genau zu beobachten«, erläutert der Professor für Kinderpsychiatrie und Genetik, Matthew State, von der medizinischen Hochschule der Universität Yale.[4] »Erst wenn Sie selbst Acht geben, sind Sie dazu in der Lage, eine Gewohnheit auszumerzen.«

———

Der zweite Schritt beim Ändern von Gewohnheiten sind aktive Ersatzhandlungen. Um der Aufforderung zu einem bestimmten Verhalten zu widerstehen, müssen wir alternative Reaktionen finden und einüben, die dieses Verhalten nicht mehr zulassen. Anstatt abends beim Nachhausekommen direkt den Kühlschrank anzusteuern, könnten Sie sich angewöhnen, die Küche gar nicht zu betreten. Oder Sie nehmen einen anderen Weg zur Arbeit, damit Sie nicht an den Bäckereien vorbeikommen, die Sie in Versuchung führen. Oder Sie schreiben einen Einkaufszettel und bitten ein Familienmitglied, den Einkauf zu erledigen, damit Sie nicht wieder viel zu viel anschleppen.

Um erfolgreich gegen alte Gewohnheiten anzugehen, muss dieses Ersatzverhalten bewusst geplant werden, noch ehe der Hinweisreiz aufgetreten ist. Sie brauchen einen genauen Plan, wie Sie reagieren, sobald das Gehirn eine unerwünschte Einladung erhält.

»Sie müssen für ein anderes Verhalten gerüstet sein, denn je näher die Versuchung kommt, desto mächtiger und zwingender wird sie«, so Miltenberger. »Wenn Sie frühzeitig eingreifen und eine andere Kette in Gang setzen, die Sie davon abhält, den üblichen Weg zu beschreiten, haben Sie bessere Karten.«

Um das Reiz-Reaktions-Schema zu durchbrechen, brauchen wir eine Art Navigationssystem, das uns an schwierigen Abschnitten vorbeilotst. Um gewohnheitsmäßige Reaktionen durch ein anderes Verhalten zu ersetzen, müssen wir Selbststeuerungs-funktionen aktivieren, die den primitiveren Schaltkreis im Gehirn überwinden können. Das kann gezielt erlernt werden.

———

Das dritte Element der Verhaltensumkehr sind Gedanken, mit denen wir gegen alte Denkweisen ankämpfen und diese übertö-nen können. »Ich glaube, wir gehen ganz selbstverständlich da-von aus, dass vieles von dem, was wir tun, verbal vermittelt wird. Wir sind es gewohnt, Probleme verbal zu lösen«, meint der kana-dische Psychologe Philip David Zelazo.[5] Im Grunde schreiben wir unserer Wahrnehmung ein neues Drehbuch, das uns hilft, neue Verhaltensweisen auszuführen und effektiv mit den alten fertig zu werden.

Unsere Gedanken und wie wir sie sprachlich ausdrücken kön-nen uns an die Folgen schlechter Angewohnheiten erinnern, uns zu anderen Handlungen hinführen und den bestärkenden Wert des Erfolgs hervorheben. Wir können Vorstellungen entwickeln, die anderen entgegenwirken. Anstatt zu sagen: »Die Nutella sieht so lecker aus; ich nasche jetzt mal einen Löffel«, können wir uns daran erinnern: »Ich weiß, wie schnell aus dem einen Löffel zwanzig werden, also lasse ich das sein.« Oder wir denken an un-sere Ziele: »Wenn ich das jetzt nicht esse, bin ich morgen stolz auf mich.« Oder wir wiederholen unser persönliches inneres Mantra der Selbstkontrolle: »Ich muss nicht *so* handeln, ich kann auch anders handeln«, oder: »Ich *kann* das! Es ist meine Entschei-dung!«

Anstatt gewohnheitsmäßig auf die versprochene, unmittel-bare Belohnung anzuspringen, können wir uns auch vor Augen führen, was langfristig daraus wird, wenn wir geschmacksopti-mierte Nahrung essen. Diese Aufmerksamkeitsverschiebung ist das Werkzeug, mit dem wir die kognitive Kontrolle erlangen, zu der »ein Umdenken über die Bedeutung des Reizes gehört«, wie es Kevin Ochsner ausdrückt.[6] Er untersucht an der Universität Columbia die psychologischen und neurologischen Prozesse, die an Gefühlen, Selbststeuerung und Wahrnehmung beteiligt sind.

Diese Kontrolle beginnt, sobald wir lernen, einen zuckersüßen Keks nicht nur als Genuss, sondern auch als direkten Beitrag zu unserem Gewicht anzusehen. »Der Gedanke an das Ergebnis ver-ändert die Einstellung zur Situation«, so Ochsner.

Wenn wir anders über Nahrung urteilen, können wir ein Um-denken einleiten und lernen, wie wir die Bedeutung verändern können, die wir dem beimessen, was wir bisher begehrt haben. Ochsners Vorschlag lautet: »Verpassen Sie dem Reiz in Gedanken ein neues Kleid, und nutzen Sie dies, um Ihr Verhalten zu steu-ern.«

Die vierte Säule der Verhaltensänderung ist Unterstützung. Jeder Anfang ist schwer, doch wenn man jemanden hat, der einem hilft, Hinweisreize zu erkennen und zu meiden – und jeden Erfolg mit-zufeiern –, wird alles viel einfacher. Natürlich bleibt die Entschei-dung stets allein uns überlassen, aber die Unterstützung von Fa-milie, Freunden, Kollegen sowie Ernährungsberater oder Arzt kann eine große Hilfe sein.

Viele Menschen fallen erst in die alten Gewohnheiten zurück, wenn sie allein sind. »Ich habe gute Vorsätze, ich weiß, was ich tun müsste, aber sobald ich allein zu Hause bin, ist das alte Mus-ter einfach zu verlockend«, beschreibt es Miltenberger. »Wenn mich jemand unterstützt, der mein Vorhaben kennt und sich einschalten kann, habe ich eher Erfolg. Es wäre zu peinlich, mich vor meiner Freundin oder meinem Partner vollzustopfen, die mir bei meinen Vorsätzen helfen wollen.«

Unterstützung bestärkt uns auch in unserer Motivation, nicht ins konditionierte Überessen zurückzufallen, fügt Miltenberger hinzu. »So steigt die Wahrscheinlichkeit, dass man sich in der akuten, verstärkenden Situation zur Wehr setzen kann. Denn nun steht diese andere Person neben Ihnen, mit der Sie eine Abmachung haben. Es wird schwieriger, diese Abmachung zu brechen, wenn der andere bei Ihnen ist.«

Allerdings muss es die richtige Unterstützung sein, damit das System nicht gegen uns arbeitet und uns in genau dem Verhalten unterstützt, das wir ablegen wollen. Das New England Journal of Medicine veröffentlichte einen Bericht, der belegt, dass soziale Netzwerke Fettsucht auch Vorschub leisten können.[7] Wenn Freunde, Geschwister und der Partner starkes Übergewicht auf die Waage bringen, steigt das Risiko, ebenfalls fettsüchtig zu werden. Falls das Unterstützernetzwerk also die eigenen Ziele eher unterminiert, sollte man sich lieber allein auf den Weg machen.

Die richtige Unterstützung jedoch kann sehr hilfreich sein. Zum einen kann schon die soziale Einbettung an sich ein »Ersatzverhalten« oder gar eine Belohnung darstellen. Außerdem reduziert sie die Angst, die mit dem Aufgeben alter Verhaltensweisen und der Ambivalenz einhergeht, wenn man plötzlich Nein sagt. Zudem kann uns die Vorstellung, Menschen zu enttäuschen, die wir lieben, oder die Missbilligung von jemandem ertragen zu müssen, der uns helfen will, im Zaum halten.

33 | Neue Regeln einüben

Das Grundproblem beim konditionierten Überessen ist der impulsive Charakter dieses Verhaltens. Weil konditionierte Hyperesser so stark auf die Hinweisreize reagieren, die von Nahrung ausgehen, treffen sie ihre Entscheidung »Essen oder Nichtessen« oft im Bruchteil eines Augenblicks. Gegen dieses chaotische Verhalten kommt man nur mit Regeln an, die davor schützen sollen, dass der Reiz greift.

Regeln helfen, die Schritte zur Verhaltensänderung wirklich zu gehen. Mit ihrer Struktur sind wir bei Begegnungen mit verlockenden Reizen gewappnet und können uns auf etwas anderes konzentrieren. Mit ihrer »Top-down«-Orientierung, die vom Bewusstsein ausgeht, stehen Regeln im Gegensatz zur reflexhaften »Bottom-up«-Reaktion, die sonst konditionierte Reaktion diktieren. Regeln sind uns bewusst. Sie lassen sich in Worten ausdrücken. Wir können darüber nachdenken und sie in neuen Situationen anwenden.

Wir wissen, dass wir nichts essen sollten, was viel Zucker, Fett und Salz enthält, wenn wir abnehmen möchten, genau wie uns klar ist, dass wir nicht rauchen oder zu viel Alkohol trinken sollten. Allerdings ist derart abstraktes Wissen schwer umzusetzen. Zu wissen, was richtig wäre, reicht nicht aus.

Deshalb müssen wir eine Reaktion einplanen, mit der wir uns gegen reizvolle Lebensmittel wappnen, die uns zu konditioniertem Überessen verleiten. »Das schützt Sie vor den Automatismen, die permanent durch Ihre Umgebung ausgelöst werden, ohne dass Sie etwas dagegen tun können«, erklärt Walter Mischel von der psychologischen Fakultät der Universität Columbia.[1] Er befasst sich mit Fragen zu Persönlichkeit und Selbstregulierung. »Ein Plan verknüpft bestimmte Möglichkeiten mit gezieltem Handeln.«

Die Vorbereitung auf Situationen, in denen wir tatsächlich auf solche Speisen treffen, ist viel nützlicher als jeder gute Vorsatz (»Ich sollte keine fettreichen Speisen mehr essen«). Ganz konkrete »Wenn-dann«-Überlegungen haben ihren Sinn. Es geht darum, für riskante Situationen einen Gegenbefehl parat zu haben: »Wenn mir so ein Reiz begegnet, lenke ich meine Reaktion in diese neue Richtung.«

»Wer solche Regeln im Kopf hat, ist eher darauf vorbereitet, was er tun sollte«, so Kevin Ochsner.[2] Sind wir nämlich erst einmal in Schwung gekommen, weil die emotionale Wucht des Reizes einsetzt, fällt das viel schwerer.

Regeln funktionieren teilweise, weil sie uns eine Alternative zu einer konditionierten Reaktion geben und uns zwingen, »einen Weg einzuschlagen, der mit dem gewohnheitsmäßigen Handeln unvereinbar ist«, erläutert Matthew State von der Medizinischen Hochschule in Yale.[3] Wenn mein Gehirn das Signal erhält: »Da drüben ist etwas Leckeres, und ich weiß, wie gut das ist«, erinnere ich mich an meine Regeln, die mir sagen: »Nicht stehen bleiben. Weitergehen. Blick zur anderen Seite.« Wenn man sich eine solche Regel gibt und sich daran hält, lässt das Verlangen mit der Zeit nach.

Diese Strategie ist wissenschaftlich belegt. Bei Erwachsenen, die entweder eine kohlenhydratarme, proteinreiche Diät oder eine kalorien- und fettarme Diät einhielten, entstand kein Heißhunger auf das Verbotene.[4] Sobald die Reize verschwinden, die mit bestimmten Lebensmitteln einhergehen, lässt auch der Appetit auf diese Speisen nach.

Regeln sind nicht dasselbe wie Willenskraft. Willenskraft lässt die Macht der verstärkenden Reize gegen die eigene Entschlossenheit zu widerstehen anrennen. Dieses Ringen kann äußerst unangenehme Formen annehmen.

»Worin liegt der Unterschied, ob ich einfach durch meinen Willen widerstehe oder eine Regel habe?«, frage ich Silvia Bunge, die sich an der Universität Kalifornien in Berkeley mit kognitiver Kontrolle beschäftigt.

»Eine selbst entwickelte, hemmende Regel ist wirkungsvoller, weil Sie damit eine Art vernünftige Begründung haben, warum Sie sich überhaupt etwas versagen sollen«, erläutert sie.[5] »Eine Regel macht klar, dass es negative Folgen hat, den eigenen Impulsen nachzugeben, und positive, wenn man durchhält. Ohne eine derartige Motivation gibt es letztlich keinen Grund, warum man sich der Reaktion des Habenwollens widersetzen sollte.«

Regeln werden durch höhere Hirnfunktionen gesteuert, meint Bunge, und man muss sie »im Hinterkopf behalten«, bis sie das unbewusste Handeln ersetzen können. Damit begegnen wir wieder der Vorstellung eines inneren Bildes: Wir benutzen bewusst Wörter und Gedanken, um der Macht der Gewohnheit eine neue Reaktion entgegenzusetzen. »Je genauer die Regeln, desto leichter kann man sie behalten und für eine Ersatzhandlung verwenden«, so Bunge. Dabei sind kategorische Regeln wie: »Ich esse keine Pommes frites« oder: »Ich nehme keinen Nachtisch« am leichtesten zu befolgen.

Mit der nötigen Übung können diese neuen Reaktionen genauso automatisch ablaufen wie die alten. »Wieso können Regeln die Wirkungen eines ›heißen‹ Reizes überwinden, auch wenn ich geködert werde, gestresst bin und mein Verlangen einsetzt?«, frage ich Mischel.

»Das können sie erst, wenn sie so oft geübt wurden, dass auch sie automatisch ablaufen«, stellt er fest. »Aus der guten Idee muss ein automatisches Verhaltensmuster werden, sonst bleiben alle guten Vorsätze Schall und Rauch.«

Mischel zieht Alkohol zum Vergleich heran, als er betont, dass es nicht reicht zu sagen: »Diese Sucht bringt mich um, darum will ich wirklich nicht mehr trinken.« Der Gedanke allein bewirkt nichts. Damit aus dem Willen, sich anders zu verhalten, Taten werden, muss man sich Regeln geben und diese einüben, bis sie zum programmierten Verhalten werden.

In Mischels Augen ist es das Ziel, »Regeln zu finden, welche die Steuerung nicht den Außenreizen überlassen, sondern dem Ich.« Erst dann gelingt der entscheidende Schritt vom Wunsch nach Veränderung zur tatsächlichen Veränderung.

Wann immer ich den Imbissbereich am Flughafen von San Francisco betrete, bekomme ich Appetit auf Frühlingsrollen. Der ganze Ablauf ist in meinem Gehirn eingebrannt – ich sehe vor mir, wie ich mir das Gericht hole, und kenne die Belohnung. Allerdings wartet mein Gehirn auch mit einem zweiten Ablauf auf: widerstehen und weitergehen. Diese gegensätzlichen Bilder kämpfen miteinander um die Vorherrschaft. »Es ist ein Wettkampf zwischen diesen Aktionsmustern, bei dem das stärkere gewinnt«, meint Silvia Bunge.

Ihrer Beobachtung zufolge erweist sich die Gier nach Zucker, Fett und Salz gern als stärker. »Der unbewusste Trieb, sich das Schmackhafte zu sichern, lässt uns stehen bleiben.« Das entspricht Lernerfahrungen sowie der Gewohnheit und setzt damit unsere Neuronen in Gang. Diese Reaktion würde mein Grundbedürfnis erfüllen.

Doch um andere Ziele zu erreichen, zum Beispiel mein Gewicht zu halten und mich gesünder zu ernähren, muss ich mich anders verhalten. Leider hat mein Gehirn noch keine eingeübte Reaktion parat, wenn der Gedanke aufkommt: »Nein, für meine Gesundheit und mein Aussehen wäre es besser, wenn ich das nicht mache.« Die Verlockung der unmittelbaren Belohnung für Mund und Sinne ist viel vertrauter. Das heißt aber nicht, dass ich mir die langfristige Belohnung nicht doch schmackhafter machen könnte.

An dieser Stelle kommt der präfrontale Kortex ins Spiel, der Teil des Gehirns, der unser Handeln steuert. Diese Region kann anderen Zielen einen höheren Wert verleihen. Wie Bunge erklärt, kann der Kortex »die schwächeren Bilder durch anregende Vorstellungen aufblähen und damit diese Nervenverbindungen stärken. So werden die Neuronen aktiver, die unsere Fähigkeit befeuern, uns abzuwenden.«

Die gewohnte Reaktion – am Imbiss stehen bleiben – ringt also mit der gesteuerten Reaktion, die mir zufunkt, weiterzugehen. Wenn ich mich oft genug erfolgreich von einem mächtigen Reiz abwende, lässt seine Intensität mit der Zeit nach, weil die Gewohnheit durch das neu Gelernte überlagert wird. Durch eine verstärkte Aktivierung der Neuronen, die ein bestimmtes Verhalten symbolisieren (»weitergehen«), gelingt es dem Kortex, die Alternative zu unterdrücken (»anhalten und essen«). Auf diese Weise bekommt der bewusste Plan der vorderen Hirnrinde die Chance, den Wettkampf zu gewinnen. Der Plan ist demnach mein Hebel gegen die Einladungen an mein Gehirn.

Zudem lehrt mich die Erfahrung etwas Wichtiges über die

neuronale Erregung, die abläuft, wenn ich mich dem Imbissbereich nähere: Der Drang, hier Halt zu machen, dauert nicht lange an. Wenn ich mich auf meine Regeln konzentriere (»Weitergehen, direkt zur Gepäckausgabe«), kann ich mich von dem Reiz abwenden. Sobald sein verführerischer Ruf verhallt, beruhigen sich meine Neuronen wieder. Ich bin nicht in Versuchung, einfach umzudrehen, sondern habe akzeptiert, dass es für mich jetzt keine Frühlingsrollen gibt.

Das sind meine persönlichen Erfahrungen mit dieser Grundlektion: Regeln, die uns Speisen versagen, können unsere Reaktion auf Hinweisreize verändern. Wenn wir wissen, dass wir jetzt kein Hähnchen bekommen, reagieren die Neuronen anders. Auf dem Gipfel eines Berges, wo es weit und breit keinen Wienerwald gibt, sprechen unsere Belohnungspfade weniger auf das Bild eines Brathähnchens an.

Der Neurologe Alain Dagher vom neurologischen Institut der McGill-Universität in Montreal verfolgte in einer Raucherstudie anhand von Aufnahmen, wie unsere Vorfreude die Gehirnaktivität beeinflusst.[6] Alle Teilnehmer der Studie erhielten einen Gehirnscan, aber nur einigen wurde mitgeteilt, dass sie gleich nach dem Test Gelegenheit für eine Raucherpause hätten. Die anderen ließ man glauben, dass sie erst in vier Stunden wieder rauchen dürften und dass man diese Vorgabe anhand eines Kohlenmonoxidmonitors überwachen würde.

Daghers MRT-Aufnahmen zeigten, dass bei den Teilnehmern, die nicht davon ausgingen, hinterher rauchen zu dürfen, die Gehirnareale für Erregung und Aufmerksamkeit weitgehend abgeschaltet waren. »Diese Studie belegt, dass man die aktive Reaktion wie auch die Reaktionen im Gehirn auf Hinweise aufs Rauchen verringern kann, wenn die Belohnungserwartung herabgesetzt wird«, so Dagher. »Irgendwie sind diese Menschen in der Lage, ihre Reaktion zu unterdrücken. Wenn eine Belohnung als unerreichbar eingestuft wird, beeinflusst sie das, was wir für eine ganz grundlegende, automatische Reaktion gehalten haben.«

Wenn das Gehirn also erkennt, dass eine Belohnung ausbleibt, verlagert sich offenbar die Aufmerksamkeit auf anderes. Regeln machen sich diese Fähigkeit zunutze, indem sie die Möglichkeit, sich eine essbare Belohnung zu sichern, ausschließen und uns zwingen, uns auf etwas anderes zu konzentrieren.

Mit der Zeit können solche Regeln in Fleisch und Blut übergehen. Bis es jedoch so weit ist, muss man sie »im Hinterkopf behalten«, damit sie in dem Moment greifen können, wo wir sie brauchen. Das erfordert Aufmerksamkeit, Übung und Vorausplanung, die von der Erwartung motiviert werden, dass wir am Ende eine andere emotionale Befriedigung ernten werden. Die Fähigkeit, eigene Regeln zu befolgen, wird irgendwann selbstbelohnend.

34 | Gefühle einbeziehen

Damit Umlernen möglich ist, muss man sich entweder von etwas angezogen fühlen, das man sich wünscht, oder von etwas abgestoßen sein, das nicht mehr wünschenswert erscheint. Am leichtesten wird es, wenn beides zusammentrifft.

Am konditionierten Überessen sind mehr angenehme und tröstende Reize beteiligt als an vielen anderen Gewohnheiten. Sie treiben uns zum Handeln an, weil wir viele gute Gefühle mit ihnen verbinden.

»Auf Bauchniveau verknüpfen wir mit den Reizen sehr positive Assoziationen«, erklärt Philip David Zelazo von der Universität Toronto.[1] Wir können ein Stück Kirschkuchen betrachten, uns nur eine Eigenschaft davon vorstellen – den köstlichen Geschmack – und beschließen, dass das etwas ist, was wir wollen.

Doch laut Zelazo können wir auch etwas viel Komplexeres wahrnehmen. »Ein Stück Kirschkuchen lässt sich aus unendlich vielen Blickwinkeln betrachten. Welchen Reiz es letztlich auf uns ausübt, hängt von unserer Aufmerksamkeit, unseren Erinnerungen und unseren Erwartungen ab.« Wenn wir solche Dimensionen bewusster wahrnehmen, kann das Stück Kuchen ganz anders aussehen.

Um unser Verhalten zu verändern, müssen wir unsere emotionale Einstellung zu Leckereien verändern. Das geht am besten, indem wir uns zunächst die Fähigkeit zugestehen, etwas als gut oder schlecht einzustufen. Wenn wir die Jagd nach Zucker, Fett und Salz als etwas Schlechtes ansehen und das Verhalten, das uns dazu bringt, uns davon abzuwenden, als richtig gut, können wir eine Gewohnheit erfolgreich ändern.

Der Psychologe Arnold Washton malt mit der Geschichte von einem suchtkranken Medizinstudenten ein lebhaftes Bild, welche Gefühle mit alten Gewohnheiten einhergehen und welche Herausforderung das Umlernen darstellt.[2] Als man den jungen Mann zum ersten Mal dabei erwischte, wie er bei der Arbeit Medikamente abzweigte, riet man ihm zu einer Rehabilitationsmaßnahme. Beim zweiten Mal wurde ihm erneut dringend geraten, sich in Behandlung zu begeben. Diesmal war damit die Warnung verbunden, dass er von der Uni flöge, wenn er noch einmal Substanzen stehlen würde.

Natürlich versicherte der junge Mann, dass er unbedingt seinen Doktor machen und Arzt werden wollte. Es wäre sein größter Traum, sein Lebensziel, von dem sein ganzes Selbstwertgefühl abhinge. Aber dennoch griff er ein drittes Mal zu. »Offensichtlich war der verstärkende Wert, der von den Drogen ausging, für ihn noch immer weitaus höher als die Verstärkung, die von seiner Karriere ausging.«

Ein solches Verhalten zu ändern, erfordert geradezu heldenhafte Bemühungen, wie Washton einräumt. »Letztlich kommt es darauf an, wie jemand die Bedeutung eines Reizes einstuft«, erklärt er. »Dabei lässt sich eine stark positive Einstufung durch eine andere ersetzen – von ›Das wird fantastisch‹ zu ›Das ist das Ekelhafteste auf der Welt; damit will ich nichts zu tun haben‹.«

Wenn man anfängt, einen bekannten Reiz neu zu bewerten, schützt man sich vor dem Zwang, der davon ausgeht. Negative Assoziationen, die manchmal auch als Gegen- oder Neukonditionierung bezeichnet werden, haben sich zum Beispiel bei der Raucherentwöhnung bewährt. In den letzten zehn Jahren haben viele Erwachsene gelernt, Zigaretten in einem neuen Licht zu sehen. Sie gelten nicht mehr als chic und sexy, sondern als ekelerregend und tödlich. Ein Kollege verriet mir, dass er immer, wenn er in Versuchung gerät zu rauchen, seine Nase in ein Glas voller alter Zigarettenkippen steckt und tief einatmet. Die negativen Assoziationen, die damit einhergehen, helfen ihm, von der abstrakten Erkenntnis, dass Rauchen schlecht für seine Gesundheit ist, zu dem tief empfundenen Verständnis zu gelangen, dass Zigaretten kein Freund, sondern ein verhasster Feind sind.

»Damit erhält das Rauchen für ihn gefühlsmäßig einen so negativen Beigeschmack, dass schon der Gedanke an eine Zigarette abstoßend wirkt«, erklärt Walter Mischel.[3] »Die Vorstellung aktiviert negative Gefühle und Gedanken. Deshalb wird das Gehirn ihn wahrscheinlich aktiv davon weglocken.«

»Wir ermuntern unsere Patienten, das Band bis zum Ende abzuspielen«, so Arnold Washton. »Die kognitive Strategie dahinter ist die immer genauere Erkenntnis, wann man sich beglückt an etwas erinnert und selektiv nur die guten Seiten wahrnimmt. Anschließend spielt man die Szene in Gedanken bis zum Ende durch und sagt sich: ›So geht es weiter. Zwei Minuten fühle ich mich prächtig, und danach geht es mir grässlich.‹«

Gleichzeitig müssen wir dem neuen Verhalten einen emotionalen Wert beimessen, der eine eigene Belohnung mitbringt. »Solange unsere innere Wahrnehmung noch nicht signalisiert, dass ein Leben ohne bestimmte Substanzen sich mehr lohnt als ein Leben mit diesen Substanzen, ist keine dauerhafte Veränderung zu erzielen«, warnt Washton.

Mischel ist derselben Meinung. »Der Mensch fühlt sich zunehmend besser, wenn er nicht raucht. Rauchen erscheint dann eher abstoßend als angenehm.« Lebensmittel können vielleicht nicht so leicht abstoßend werden wie Zigaretten, doch ich selbst finde extragroße Portionen mittlerweile geradezu ekelerregend.

Hinweise auf Lebensmittel mit viel Zucker, Fett und Salz erzeugen emotionale Spannung – eine Art psychisches Jucken –, und Essen kann diese Spannung lindern. Die wiederholte Belohnungserfahrung und das damit verbundene Lernen machen Essen zur automatisierten Belohnung.

Mit der Zeit aktivieren solche Assoziationen automatisch eine positive Erinnerung, erläutert Russell Fazio, Psychologieprofessor an der Ohio State University.[4] Er erforscht schwerpunktmäßig die Herausbildung und Entwicklung menschlicher Einstellungen. »Die automatisch aktivierte positive Haltung ist der Ausgangspunkt für Wahrnehmungen und Werturteile.«

Raucher wissen, wie schädlich Zigaretten sind. Ebenso wissen stark Übergewichtige, dass frittierte Speisen zu ihrem Gewichtsproblem beitragen. Beides beeinflusst jedoch nicht unbedingt ihre automatische Reaktion. Dazu gehört nämlich noch die entsprechende Motivation und Gelegenheit. »Mit der richtigen Motivation kann der Einzelne die Wucht der automatisch aktivierten Einstellung überwinden, aber das ist mühsam und belegt Ressourcen im Gehirn«, erklärt Fazio. »Unsere Ressourcen werden vom Alltag häufig schon so stark beansprucht, dass wir es einfach nicht mehr fertigbringen, uns auch noch für die aktive Überwindung von Impulsen aufzuraffen.«

Um unsere Assoziationen zu einem Reiz zu verändern, müssen wir in der Frage seiner Bewertung zum »Direktangriff« übergehen, wie Fazio sagt. In seinen Untersuchungen setzte er die Teilnehmer visuellen Informationen aus, die in ihrem Gehirn neue Zuordnungen erzeugen sollen. Das ist dasselbe, als wenn eine Werbeagentur einen Olympiateilnehmer mit Sportschuhen oder eine attraktive Frau mit neuer Technologie in Verbindung bringt. »Auf diese Weise ändert sich tatsächlich unsere automatisch aktivierte Einstellung«, beobachtet er.

Wer seinen Drang zum Überessen also dauerhaft zähmen will, muss auf ähnliche Weise umdenken. »Wenn jemand mit seiner Diät erfolgreich ist, glückt es ihm irgendwann, dass die Reaktion auf ein Stück Schokoladenkuchen negativ ausfällt«, so Fazio.

»Und wie kommt man so weit, dass der Zucker nicht mehr als Verstärker wirkt?«, möchte ich wissen.

»Das ist eine Frage der Objektkonstruktion. Jeder weiß, dass Schokoladenkuchen eine Kalorienbombe ist und während einer Diät nicht auf den Teller kommen sollte. Nun geht es darum, dass diese Einstufung mehr Gewicht hat als die gegenläufige Einstufung als köstliche Belohnung.« Das Ziel ist die Ausmerzung der erlernten Assoziationen, die uns ermuntern, uns eine Belohnung in Form von Zucker, Fett und Salz zu sichern. Stattdessen brauchen wir neue Assoziationen, die uns von den anderen ablenken, wie die Experten immer wieder betonen. James Lackman spricht davon, dass wir die Einladungen an das Gehirn ausschlagen. Verhaltenspsychologen reden von Neukonditionierung, und Kevin Ochsner will die Wertschätzung für bestimmte Reize verändern. Washton konzentriert sich auf die Veränderung der kognitiven Wertung, und in der Psychologie ganz allgemein kennt man das Konzept als dauerhaft veränderte Wahrnehmung.

Gemeint ist im Grunde immer dasselbe: Einen Reiz auf neue Weise betrachten. Wie uns dies gelingt, ist individuell verschieden. Bei mir ging es darum, große Portionen anders wahrzunehmen. Früher dachte ich, ich bräuchte einen großen Teller voll Essen, damit es mir besser geht. Inzwischen sehe ich diesen vollen Teller als das, was er ist – lagenweise Fett auf Fett auf Zucker auf Fett, das niemals auf Dauer satt und zufrieden macht, sondern mich nur immer wieder neu ködert. Dank dieser veränderten Wahrnehmung machen große Portionen einen ganz anderen Eindruck auf mich als bisher. Ich habe den Belohnungswert des Reizes verändert.

Wenn wir auf dieser Information aufbauen und gegen konditioniertes Überessen vorgehen wollen, müssen wir zwei Grundprinzipien verstehen und begreifen, wie sie miteinander verknüpft sind.

Erstens ist uns jetzt klar, dass Hinweisreize uns automatisch handeln lassen.[5] Sobald die Verbindung zwischen den Hinweisen auf Lebensmittel und einer emotionalen Belohnung sich im Gehirn festgesetzt hat, ziehen bestimmte Speisen mit hohem Belohnungscharakter unsere Aufmerksamkeit auf sich.

Zweitens wissen wir, dass unsere Wahrnehmung eines Lebensmittelreizes unmittelbare Auswirkungen auf unsere Reaktion auf diesen Reiz hat. Wenn wir eine bestimmte Speise als Freund ansehen, wollen wir sie uns verschaffen. Halten wir sie hingegen für einen Feind, wenden wir uns angewidert davon ab.

Auf den ersten Blick erscheinen diese beiden Prinzipien durchaus gegensätzlich. Wenn das Verhalten automatisiert ist, sollte unsere Einschätzung doch keine Rolle spielen. Aber das tut sie! Denn wir können unser Essverhalten steuern, wenn wir es schaffen, die automatische Reaktion auf Reize, die von Lebensmitteln ausgehen, zu verändern und so mittels unseres Bewusstseins zu steuern. Das klappt am besten, wenn wir die höheren Funktionen unseres Gehirns einsetzen, mit denen wir an unserer bewussten Wahrnehmung arbeiten können.

Angesichts eines Reizes neigen konditionierte Vielesser dazu, ihr Gehirn auf möglichst ineffektive Weise einzusetzen. Manchmal versuchen wir, unser Streben nach einer Belohnung zu rechtfertigen. Gedanken wie: »Das habe ich mir verdient«, oder: »Ich nehme nur ein kleines Stück«, sollen uns darüber hinwegtäuschen, dass unser Verhalten nicht zu unseren Zielen passt.

Mitunter nutzen wir unser Großhirn auch zu einer inneren Diskussion über das Für und Wider unserer Wahl. Die Aussage: »Das würde gut schmecken, aber ich weiß, dass ich es nicht essen sollte«, ist der Versuch, die Kontrolle wiederzuerlangen (auch wenn der Schuss leicht nach hinten losgeht, sobald man sich zu intensiv mit dem Reiz befasst).

Es gibt jedoch einen anderen, produktiveren Weg, die Steuerungsfunktion des Gehirns zu nutzen: Formulieren Sie klare Aussagen über den Reiz. Wenn Sie geschmacksoptimierte Lebensmittel als etwas Schlechtes ansehen und diese Erkenntnis so abspeichern, dass sie jederzeit zugänglich ist, sind Sie besser gegen automatische Reaktionen gewappnet. Dann fällt auch die Entscheidung für die gesündere Alternative leichter.

Wenn dieses Umdenken stattgefunden hat, kann man konditioniertes Essen nachhaltig behandeln. Denn dann kann man neue Verhaltensweisen einüben, die irgendwann als ebenso belohnend empfunden werden wie die alten.

Eine neue Esskultur

35 | Die Grundpfeiler

Unsere Gewichtsprobleme beruhen teilweise darauf, dass man uns jede Menge Sand in die Augen streut. Ständig kommen neue Diäten auf den Markt, die uns helfen sollen, unser Verhalten, unser Denken oder unsere Gefühle zu verändern oder die Lebensmittel auf unseren Tellern anders zusammenzustellen. Manche Diätansätze helfen tatsächlich, Gewicht abzubauen, aber kaum jemand schafft es, das neue Gewicht langfristig zu halten.

Wir verstehen nämlich nicht, wieso wir überhaupt unkontrolliert essen – und das, was wir wissen, können wir nicht zu unserem Vorteil nutzen. Die Lösung liegt möglicherweise im Problem selbst – in unserer Vorstellung, dass Essen einer Belohnung gleichkommt. Es wird Zeit für eine neue Esskultur.

Um andere Erwartungen an Nahrung zu entwickeln, müssen wir eine neue Perspektive einnehmen. Meine persönliche Perspektive veränderte sich durch die Arbeit an diesem Buch. Ich beschrieb einer führenden Ernährungsberaterin der USA ein Essen, das ich kurz zuvor in einem Restaurant in San Francisco zu mir genommen hatte. Die Portionsgröße fand ich genau passend und war deshalb stolz darauf, dass ich auf den Nachtisch verzichtet hatte. Als ich jedoch Vorspeise und Hauptgericht in allen Einzelheiten beschrieb, war ihr Urteil gnadenlos. »Sie haben doppelt so viel gegessen, wie Sie brauchten«, sagte sie.

Ich war fassungslos. Erst da merkte ich, dass ich gar nicht mehr wusste, was ich brauche, um mich satt zu fühlen. Seitdem arbeite ich an genau diesem Punkt und habe gelernt, mich über kleinere Mengen dessen zu freuen, was mir schmeckt. Je länger ich das tat, desto leichter fiel es mir. Inzwischen empfinde ich bereits das Gefühl, meine Nahrungszufuhr kontrollieren zu können, als Belohnung. Meine Zufriedenheit hängt nicht mehr so stark von Zucker, Fett und Salz ab.

Mit Hilfe einer neuen Esskultur können wir die Reize, die von Nahrung ausgehen, neu beurteilen. Sobald wir andere Belohnungen suchen als massenweise geschmacksoptimierte Lebensmittel, können wir unsere Umgebung neu strukturieren und unser Verhalten so ausrichten, dass Umlernen und die Suche nach anderen Belohnungen möglich wird.

Eine neue Esskultur beruht auf einigen Grundpfeilern:

- Konditioniertes Überessen ist kein Charakterfehler, sondern eine biologische Herausforderung. Die Genesung ist erst möglich, wenn wir anerkennen, dass Überessen nicht auf mangelnder Willenskraft beruht.

- Die Behandlung von konditioniertem Überessen bedeutet, dass man ein chronisches Problem akzeptiert, das nicht vollständig heilbar ist – man kann jedoch lernen, besser damit umzugehen.

- Jedes Mal, wenn wir unserem Wunsch nach Zucker, Fett und Salz nachgeben und dafür belohnt werden, wird es schwerer, beim nächsten Mal anders zu handeln. Eine wirksame Behandlung durchbricht den Teufelskreis von Reiz-Verlangen-Belohnung-Gewohnheit, der dem konditionierten Überessen zugrunde liegt.

- Der Kontrollverlust, der das konditionierte Überessen auszeichnet, wird durch Diäten verstärkt, bei denen wir das Gefühl haben, auf etwas Wichtiges verzichten zu müssen.

- Neues zu lernen ist nur von Dauer, wenn es zufriedenstellt. Eine dauerhafte Verhaltensänderung ist unmöglich, wenn wir davon hungrig, unglücklich, wütend oder trotzig werden.

- Um unser Essverhalten wieder steuern zu können, ist ein umfassender Ansatz erforderlich, bei dem viele Faktoren ineinandergreifen. Erfolgversprechend sind Strategien, die auf die unterschiedlichen Verhaltensweisen, Wahrnehmungsformen und Ernährungsgewohnheiten bei konditioniertem Überessen eingehen.

- Rückfälle gehören dazu. Die Konditionierung auf Hyperessen bleibt bei den meisten Menschen grundsätzlich bestehen. Die alten Gewohnheiten greifen weiterhin, auch wenn ihre Macht mit der Zeit abnimmt, insbesondere wenn das neue Verhalten sich für uns lohnt. Mit etwas Übung lernen wir, Ausrutscher zu unserem Vorteil zu nutzen, denn sie zeigen uns, wo wir ins Straucheln geraten, und erinnern uns daran, dass wir etwas Neues lernen wollen.

- Irgendwann sehen wir Nahrung in einem anderen Licht. Wir erkennen an, wie sie unseren Körper erhält und uns vor Hunger bewahrt, ohne dass sie deshalb die Macht hat, unser Leben zu beherrschen.

Die hier beschriebenen Elemente einer neuen Esskultur haben sich in anderem Zusammenhang bewährt, müssen aber in Bezug auf die Behandlung von konditioniertem Überessen noch gründlich erprobt werden. Dennoch gehe ich davon aus, dass sie Ihnen eine gewisse Hilfe sind.

Wenn Sie nun Ihre eigene Ernährungsweise verändern wollen[1], müssen Sie zunächst Ihre Einstellung zum Essen unter die Lupe nehmen. Anschließend erstellen Sie einen Plan, auf den Sie sich genau konzentrieren können, und erkennen an, dass jeder Fortschritt langsam und mühsam ist. Meine Vorschläge sind sehr praxisnah und fehlerfreundlich. Sie akzeptieren, dass eine Umstellung keineswegs leicht ist. Es werden Situationen kommen, in denen der alte Belohnungswert bestimmter Speisen nahezu unwiderstehlich erscheint. Das ist kein Zeichen, dass Sie versagen, sondern nur eine Erinnerung, dass es schwer ist, eingeschliffene Verhaltensweisen zu verlernen.

Ich biete Ihnen keine Zauberformel an, weil ich weiß, dass das nicht funktioniert. Neu Gelerntes bleibt nur hängen, wenn es in Ihnen etwas zum Klingen bringt. Nur durch persönliches Experimentieren finden Sie heraus, wie Sie Ihre Umgebung neu strukturieren und sich in Ihrem Verhalten bestärken können. Es kommt darauf an, dass Sie die hier vorgestellten Ideen so lange anpassen, bis Sie die Mischung entdecken, mit der Sie am besten klarkommen.

Wer gegen konditioniertes Überessen vorgehen will, muss also – unter anderem – neue Essgewohnheiten entwickeln, welche die alten ersetzen sollen. Das wäre der Ansatz des »geplanten Essens«, der in klinisch geprüften Methoden der Verhaltensmodifikation wurzelt und sich auf vier Säulen stützt: Struktur statt Chaos[1], Portionsgröße, eine kluge Auswahl und Essen, was schmeckt. Insgesamt leistet dieses Paket einen großen Beitrag zur Veränderung Ihrer gewohnten Reaktion auf hoch schmackhafte Speisen und alles, was auf sie hindeutet, und stellt gleichzeitig ein individuell angepasstes Ersatzverhalten bereit.

Mit der Zeit kommt es durch geplantes Essen zur Neukonditionierung des persönlichen Essverhaltens. Es geht darum, die Nahrung ausfindig zu machen, die wir auf kontrollierte Weise essen können und die unser neues Verhalten zugleich mindestens so verstärkt wie die Speisen, die wir früher in uns hineingeschlungen haben.

1. Struktur statt Chaos

Essensplanung erfordert einen sauberen Rahmen, der dazu dient, uns von den Verlockungen der Umgebung fernzuhalten, uns vor Hinweisreizen zu schützen und die Impulsivität zu zügeln, die uns zur Belohnung treibt. Dieser Rahmen gibt vor, was gestattet ist und was nicht, und befreit uns damit von der Versuchung, in kritischen Situationen Entscheidungen über Essen oder Nichtessen treffen zu müssen. Wiederholbare, andere Verhaltensweisen steuern uns an Versuchungen vorbei und auf nährende, sättigende Lebensmittel zu. So können wir uns in Bezug auf das Essen eine Parallelwelt erschaffen und weiter am normalen Leben teilnehmen, ob privat oder bei der Arbeit.

Die Regeln, die unsere persönliche Struktur unterstützen, müssen so einfach sein, dass sie zu einem aktiven Leben passen, aber auch so eindeutig, dass in der Ernährungsgleichung keine Unbekannten mehr auftauchen.[2] Wir stellen uns im Lauf des Tages nicht mehr unzähligen ungeplanten Gelegenheiten zu essen, die unkontrolliertes Essen fördern, sondern planen gezielt Mahlzeiten mit den passenden, guten Speisen. Die Mahlzeiten sollten so abwechslungsreich ausfallen, dass wir uns weiterhin aufs Essen freuen, aber auch so zuverlässig, dass wir nicht zwischendurch in Versuchung geraten. So müssen wir nicht pausenlos entscheiden, was wir essen wollen.

In dieser Vorhersagbarkeit liegt das Geheimnis der Ersatzmahlzeiten verborgen, jener Pulver, Shakes und abgepackten Tiefkühlessen, die alles Lebensnotwendige liefern und so wirkungsvoll zum Abnehmen beitragen.[3] Die starre Struktur solcher Kuren mit Ersatzmahlzeiten hindert uns am hirnlosen, wiederholten Essen in einer Welt ohne Grenzen, hilft aber nur kurzzeitig. Es dürfte kaum möglich sein, sich in einem aktiven beruflichen und sozialen Alltag lange mit Ersatzmahlzeiten zufriedenzugeben.

Strukturen sind ein nachhaltigerer Ansatz, der auch für die reale Welt tauglich ist. Denn man möchte weiterhin mit der Familie essen, Einladungen von Freunden annehmen oder mittags mit Kollegen, Kunden oder Geschäftspartnern ins Restaurant gehen können.

Der Rahmen ist zunächst etwas, das von außen übergestülpt

wird. Essenspläne legen fest, wann Sie was und wie viel essen. Sie selbst bestimmen frühzeitig, was bei Mahlzeiten und Zwischenmahlzeiten auf Ihrem Teller landet, erstellen einen Plan und blenden alles andere aus. Dabei gilt eine eherne, alles umfassende Regel: Was nicht eingeplant ist, wird nicht gegessen. Auf diese Weise entgehen Sie dem mentalen Gezerre.

Zu Beginn der Umstellung gibt es keinerlei Ausnahmen. Es kommt darauf an, den Druck der Versuchung zu lindern, damit die widerstreitenden Stimmen zum Schweigen kommen, die flüstern: »Ich will das essen. Nein, das sollte ich lieber nicht essen. Doch, ich werde das jetzt essen.«

Diese Regel darf jedoch mit der Zeit gelockert werden. Sobald das neue Muster sitzt und Sie wieder auf geordnetes, nicht-chaotisches Essen konditioniert sind, dürfen Sie andere Lebensmittel zulassen. Einen festen Zeitplan gibt es dafür nicht. Wenn Sie wieder spüren, dass auch kleine Portionen Nahrung vor Hunger schützen, dürfen Sie Ihren Plan getrost flexibler handhaben. Vielleicht können Sie sogar hin und wieder Speisen mit viel Zucker, Fett und Salz essen, nachdem Sie die Kunst der passenden Portion gemeistert, sich umgewöhnt und bemerkt haben, dass die Auslöser Ihrer Fressanfälle allmählich ihre Macht verlieren.

Wer Hamburger liebt, kann seinen Essensplan vielleicht so erstellen, dass Hamburger erlaubt sind. Nicht die Monsterburger mit mehreren Lagen Käse und Speck, aber wenigstens ein wohlschmeckender Burger. Absolute Verbote sollte es kaum geben. So können Sie weiterhin mit Genuss essen, ohne das Gefühl zu haben, über die Stränge zu schlagen.

2. Portionsgröße

Geplantes Essen bedeutet auch, vorher eine sinnvolle Menge festzulegen. Sie müssen also herausfinden, wie viel auf den Teller gehört, damit Sie bis zur nächsten Mahlzeit satt bleiben. Für die meisten Menschen bedeutet die passende Menge, dass man etwa vier Stunden keinen Hunger mehr hat. Eine angemessene Zwischenmahlzeit sollte für etwa zwei Stunden reichen.

Es ist wichtig, sich schon vorher zu überlegen, wie ein Hauptgericht oder eine Zwischenmahlzeit aussehen sollen, und dann genau diese Menge auf dem Teller anzurichten. Unser Magen meldet erst deutlich nach dem Überessen, dass es mal wieder zu viel war. Bei Menschen, die auf Essen konditioniert sind, erschwert die erhöhte Gehirnaktivität das Aufhören, solange noch Nahrung vor ihnen steht. Das Anrichten genau passender Mahlzeiten schützt Sie vor der Gewohnheit, sich mehr zu holen, ohne darüber nachzudenken.

Konditionierte Hyperesser überschätzen häufig, wie viel Nahrung sie brauchen, um sich bis zur nächsten Mahlzeit wohlzufühlen. Deshalb war ich so überrascht, als die Ernährungsberaterin mir erklärte, ich hätte bei dem Restaurantbesuch gleich zwei Mahlzeiten zu mir genommen.

Wenn Sie nur noch essen, was Sie brauchen, kommt es dazu gar nicht mehr. Um diese Menge genauer einzuschätzen, können Sie es zunächst mit der klassischen FdH-Methode probieren: Friss die Hälfte der üblichen Portion. Anschließend achten Sie darauf, wie es Ihnen eine halbe Stunde und zwei Stunden nach dem Essen geht. Wenn Sie wirklich Hunger haben, können Sie es beim nächsten Mal mit drei Vierteln Ihrer gewohnten Portion probieren. Eine dieser beiden Varianten wird in der Regel ausreichen. Alles, was Sie darüber hinaus essen, nehmen Sie für die Belohnung zu sich, nicht um satt zu werden. Die Erkenntnis, wie wenig wir tatsächlich brauchen, kann erschütternd ausfallen.

Manche Menschen zählen Kalorien, weil das für sie die sicherste Methode ist, um festzustellen, wie viel sie zu sich nehmen. Andere sind bereit, ihr Essen abzuwiegen, um die Portionsgröße festzulegen. Aber für die meisten Menschen sind solche Strategien auf die Dauer unpraktisch und kosten uns viel zu viel Zeit. Es ist viel besser, die eigene Intuition zu schulen, bis wir wieder selbst merken, welche Mengen gut für uns sind. Dabei hilft es, genau darauf zu achten, wie viel wir essen und wie lange das vorhält. So merkt man bald, dass auch viel kleinere Portionen ganz wunderbar ausreichend sind.

Dieser Prozess enthält ein starkes kognitives Element:[4] Die eigene Wahrnehmung trägt dazu bei, ob mich etwas wirklich satt machen kann. Wer sich angesichts seines Tellers sagt: »Wenn ich das esse, habe ich hinterher immer noch Hunger«, oder: »Das reicht nicht«, will sicher mehr.

Wenn man hingegen daran glaubt, dass das, was vor einem steht, auch satt macht, fühlt man sich anschließend höchstwahrscheinlich satt. Die Psychologin Patricia Pliner von der Universität Toronto, Mississauga, hat dieses Phänomen nachgewiesen. Wenn man ihren Versuchsteilnehmern eine Hauptmahlzeit vorsetzte, gaben diese anschließend eher an, dass sie satt wären, als wenn man sie glauben machte, sie hätten nur eine Vorspeise bekommen.[5]

Sobald Sie wissen, dass auch kleinere Portionen satt machen, können Sie Ihre Gedanken neu ausrichten und sich sagen: »Das war genug«, »Jetzt bin ich satt«, oder: – am allerbesten – »Das war genau richtig.«

3. Eine kluge Wahl treffen

Die richtige Vorauswahl ist bei geplantem Essen genauso wichtig wie die Menge. Das wurde viele Jahre nicht ausreichend berücksichtigt und erklärt, weshalb zum Abnehmen in der Regel in erster Linie empfohlen wird, die Fettzufuhr zurückzuschrauben. Damit hatten die meisten Menschen Probleme, weil sie nicht wirklich satt wurden – und jede Diät, bei der wir hungrig bleiben, wird definitiv scheitern.

Neuere Untersuchungen zum Sättigungsgefühl haben ergeben, dass Proteine in der Regel besser sättigen als Fett und Kohlenhydrate.[6] Sie verlassen den Magen im relativ langsamen Tempo von vier Kalorien pro Minute und stillen damit langfristig den Hunger. So können wir leichter mit weniger Kalorien zurechtkommen. Bei Zucker und Stärke wiederum gelangen zehn Kalorien pro Minute aus dem Magen in den Körper.[7] Das bewirkt nur eine vorübergehende Sättigung. Zuckerlastige Speisen stillen den Hunger üblicherweise nur etwa eine Stunde lang.

Eine gute Sättigung wird auch durch faserreiche Nahrung erreicht, weil der Körper diese langsamer aufnimmt. Ballaststoffe stecken in naturbelassener Nahrung, die nicht industriell vorgefertigt ist. Beispiele dafür sind Vollkornmehl und Vollkornreis statt Weißmehl und poliertem Reis, Fleisch anstelle von Produkten mit Fleischfüllung oder Äpfel statt Apfelmus. Faserreiche Lebensmittel verfügen noch über ihr ureigenes Gewebe und verlassen den Magen nicht so schnell.

Bei Fett wird die Sache komplizierter. Da Fett den Magen mit nur zwei Kalorien pro Minute verlässt, macht es natürlich lange satt.[8] Andererseits verarbeitet der Körper diese Signale nur langsam, so dass wir bei fettreichen Speisen leicht immer weiteressen, ohne zu merken, wann es reicht. Das führt zum sogenannten »Fett-Paradoxon«.[9] Besonders in Kombination mit Zucker oder gar Zucker und Salz erweist sich der hohe Belohnungsfaktor mit dem entsprechend hohen Kaloriengehalt von Fett als sehr problematisch.

Auch größere Mengen Zucker und raffinierte Kohlenhydrate wie Weißmehl oder Nudeln, die sich im Körper ganz ähnlich wie Zucker verhalten, gehören nicht auf den Plan. Sie zerfallen bereits im Mund zu schnell, sind im Handumdrehen verdaut und stellen zu viele Kalorien bereit, die wir lieber für Nahrung aufheben sollten, die länger satt macht.

Alles in allem ergibt sich so folgendes Grundrezept für eine gute Sättigung: Natürliche Nahrungsmittel mit vielen Ballaststoffen oder langkettigen Kohlenhydraten (also Vollkornprodukte und viele Gemüsesorten), dazu Eiweiß und etwas Fett. Selbstverständlich muss nicht jede Mahlzeit alle drei Komponenten enthalten, doch solche Kombinationen machen lange satt und zufrieden.

Optimal ist demnach eine Ernährung, die weitgehend auf magerem Eiweiß und Vollkorngetreide oder Hülsenfrüchten beruht und durch Früchte und Gemüse ohne viel Stärke ergänzt wird. Ein typischer Tag könnte so mit einem Omelett zum Frühstück beginnen, mittags gibt es ein Sandwich mit gegrilltem Hähnchen, abends Fisch mit grünem Blattgemüse und zwischendurch vielleicht ein Stück Käse und ein faustgroßes Stück Obst.

Innerhalb dieser Anhaltswerte müssen Sie nun das finden, was Sie persönlich zufriedenstellt, und da gibt es große individuelle Unterschiede. Ich kenne Leute, die morgens nur ein paar Scheiben Schinken oder ein Stück Käse essen, mittags einen einfachen Hamburger und abends eine mittlere Portion Nudeln und Salat, und ihr Essverhalten damit wunderbar im Griff haben.

4. Essen, was schmeckt

Geplantes Essen kann nur funktionieren, wenn der Plan auf Ihre persönlichen Vorlieben und Abneigungen Rücksicht nimmt, die sich im Lauf Ihres Lebens herausgebildet haben. Das ist das Geheimnis hinter vielen beliebten Diätplänen. Ob Sie nun in erster Linie Eiweiß oder eine Menge Vollkornbrot oder jeden Morgen eine Grapefruit essen – das Wichtigste ist, dass die erlaubten Lebensmittel Ihnen schmecken.

Sobald Sie darauf vertrauen können, dass die Struktur steht und Sie ausreichend sättigendes Essen zu sich nehmen, gibt es eigentlich keine Verbote. Andererseits bleiben die meisten Kombinationen aus Zucker, Fett und Salz ein Problem, weil sie uns so anregen, dass kaum jemand sich mit der passenden Portion begnügen kann.

Aber vielleicht können Sie lernen, Ihr Essen bewusst zu genießen. Wenn wir uns auf die Geschmacksnuancen und die Erfahrungen beim Essen konzentrieren, kann dies den Belohnungswert einer Speise erhöhen.

Jeder braucht Belohnungen, und wenn Sie sich diese versagen, wird Ihr Essverhalten womöglich noch chaotischer. Darum kann es sinnvoll sein, solche Belohnungen einzuplanen, bei denen Sie sich beherrschen können, zum Beispiel Eiswaffeln, Joghurt, ein kleines Stück hochwertige Schokolade oder einen fruchtigen Nachtisch. In manchen Kreisen gilt dies als das kleinere Übel, und es hilft gegen das Gefühl, nichts »Gutes« mehr zu bekommen.

Gedankenspiele

Gedankenspiele dienen sowohl der Bewusstmachung als auch der Motivation.[10] Wir können uns Strategien, Handlungsabfolgen und Ergebnisse bewusst ausmalen, ehe wir sie ausführen. Gleichzeitig stärken wir unsere Motivation, indem wir unser Gefühl für eigenverantwortliches, selbstbewusstes Handeln stärken, Ängste mindern und uns auf unser Ziel einschwören. Gedankliches Üben mindert das Chaos, in dem es oft zu konditioniertem Hyperessen kommt, und erhöht damit die Erfolgsaussichten.

In Bezug auf das Essverhalten helfen Gedankenspiele, Hinweisreize vorherzusehen und sich die nötigen Strategien für eine kluge Reaktion zurechtzulegen. Sie brauchen nur eine oder zwei Minuten für solche Übungen, die Sie am besten durchführen, bevor Sie eine besonders riskante Umgebung mit starken Hinweisreizen betreten. Es kommt darauf an, schon vorher jeden Schritt durchzugehen. Stellen Sie sich bildlich vor, wie Sie sich entscheiden, nicht zuzugreifen, wenn der Brotkorb herumgereicht wird. Stellen Sie sich vor, wie Sie ein Essen wählen, das zu Ihrem Plan passt, also nichts völlig Überladenes. Der Psychologieprofessor Peter Gollwitzer von der Universität New York bezeichnet das als »Absichtsimplantation«[11], bei der wir die beabsichtigte Reaktion über »Wenn-dann«-Szenarien in unser Gehirn implantieren: »Wenn das und das passiert, verhalte ich mich so und so.«

Es geht darum, sich auf die aktuelle Aufgabe zu konzentrieren, ohne sich von äußeren Reizen ablenken zu lassen. Dazu gehen Spitzensportler innerlich jede einzelne Bewegung durch. Ein Golfspieler stellt sich vielleicht vor, sich selbst beim Schlag zu beobachten, ein Tennisspieler visualisiert seine Reaktion auf dem Platz, und die Turmspringerin denkt einzig und allein an die unzählige Male geübten Bewegungsabläufe ab dem Federn auf dem Brett, nicht an den Jubel der Zuschauer. Sie sieht ihre Leistung und greift dabei auf verbale Hinweise zurück, zum Beispiel ein Mantrawort, das sie innerlich in sich hineinmurmelt. So wehrt sie jede Ablenkung ab und erhöht ihre Konzentration.

Die geistige Einstimmung stärkt die Entschlossenheit, kontrolliert zu essen, weil sie dabei hilft, sich auf die eigenen Absichten zu konzentrieren und die eigenen Gedanken zu steuern.

37 | Mit der Vergangenheit brechen

Sie verstehen jetzt, wie es zum Überessen kommt, und können sich entsprechend vorbereiten. Damit haben Sie schon viel bessere Chancen, die Konditionierung in den Griff zu bekommen. Andererseits werden Sie noch sehr lange mit den antrainierten Reaktionen zu kämpfen haben, die zum Überessen antreiben. Auch die Gefühle, die dieses Verhalten begünstigen, sind weiter vorhanden. Ähnlich den Informationen auf einer Festplatte lassen sich die Nervenbahnen, in denen der Zyklus Reiz-Verlangen-Belohnung-Gewohnheit verankert ist, gar nicht so leicht wieder ausmerzen. Doch man kann lernen, mit ihnen umzugehen.

Jedes Mal, wenn Sie einem Reiz ausgesetzt sind und es schaffen, nicht auf die Belohnung anzuspringen, verzeichnet Ihr Gehirn eine neue Lernerfahrung. So verliert das Signal mit der Zeit an Gewicht. Erinnern Sie sich an Alain Daghers Experiment mit den Rauchern? Diejenigen, die erfuhren, dass sie nach dem Gehirnscan mehrere Stunden nicht rauchen durften, reagierten weniger erregt als diejenigen, die damit rechneten, gleich nach der Untersuchung eine Zigarette zu bekommen. Bei Rauchern, die keine Belohnung erwarteten, war die Anziehungskraft der Zigarette also nicht so groß.

Sobald die konditionierte Reaktion weniger automatisch ausfällt, findet allmählich eine Entkoppelung von Hinweisreiz und Belohnung statt. Der Drang lässt nach, und der Reiz wird kälter.

1. Bewusste Steuerung

Die bewusste Steuerung unseres Verhaltens ist in erster Linie eine Frage der Aufmerksamkeit. So erkennen wir auch, wie leicht diese Aufmerksamkeit gekapert wird. Wir nehmen wahr, welche Reize automatisiertes Verhalten auslösen (ein duftendes Stück Pizza, Taco Chips beim Mexikaner oder jene köstlichen »Charlies Cookies«), und ersetzen sie durch nahrhafte Speisen. Achtsamkeit gestattet auch das Erkennen, was unsere Fähigkeit, uns auf das zu konzentrieren, was wir essen, beeinträchtigen kann. Häufige Knackpunkte sind die Begleitumstände – Menschenmengen, laute Musik, helles Licht oder die Gesellschaft guter Freunde – oder das Bestreben, uns besser zu fühlen.

Zur erfolgreichen Selbstkontrolle gehört auch die Aufmerksamkeit für Stressfaktoren, damit wir nicht in schlechte Gewohnheiten zurückfallen, sondern auf der Hut bleiben.[1] Schließlich haben wir gelernt, dass Essen unser Befinden verbessert (zumindest kurzfristig). Darum greifen wir ja gewohnheitsmäßig zu etwas Essbarem, wenn die emotionale Spannung ansteigt. Die alten Erfahrungen führen zum Tunnelblick. Unsere Wahrnehmung ist derart verzerrt, dass wir glauben, Essen wäre der einzige Weg, mit starken Gefühlen fertig zu werden. Essen ist damit eine konditionierte Reaktion auf Stress.

Um bei Stress nicht mehr automatisch nach etwas Essbarem zu suchen, ist es hilfreich, die eigenen Gefühle zu benennen. Anfangs reicht die Aussage: »Ich bin traurig«, »Ich bin müde«, oder: »Ich habe Angst.« Sobald Sie Ihre Gefühle benennen und beschreiben, können Sie einen objektiveren Blick auf Ihre Abwehrstrategien entwickeln. Es stimmt zwar, dass man sich nach dem Verzehr von zucker- und fettreichen Lebensmitteln häufig eine

Zeit lang besser fühlt. Aber wir wiegen uns in dem irrigen Glauben, dass diese neue Stimmung anhalten wird oder dass es nichts anderes gibt, womit wir diese Wirkung erzielen können. Fragen Sie sich: »Trägt Essen wirklich dazu bei, mit diesem Gefühl umzugehen?« In der Regel ist das nicht der Fall.

Diese Erkenntnis wiederum erweitert das Denken, womit auch andere Reaktionen in Betracht kommen. Rajita Sinha spricht davon, »das Vorderhirn einzubeziehen«.[2] Damit meint sie, dass wir uns bewusst entscheiden können, wie wir auf intensive Gefühle reagieren wollen, damit wir nicht im Wiederholungszwang stecken bleiben.

Der bewusste Umgang mit schwierigen Gefühlen, die zum Überessen führen, fällt leichter, wenn wir uns vorbereiten. Überlegen Sie, was Ihnen hilft, wenn Sie innerlich aufgewühlt sind. Vielleicht reicht es schon, eine Freundin anzurufen, einmal um den Block zu gehen oder eine Übung gegen Stress auszuführen. Legen Sie sich eine Liste mit Ersatzreaktionen zurecht. Wenn die Gefühle dann einmal Amok laufen und Sie am liebsten geradewegs auf die Schokolade zusteuern möchten, können Sie sich rasch für etwas anderes entscheiden. Für Sinha besteht das Ziel darin, »das Gehirn so zu modellieren, dass es sich an alle Situationen besser anpassen kann«.

2. Hinweisreizen aus dem Weg gehen

Wenn Ihr Verhalten durch Hinweisreize ausgelöst wird, empfinden Sie normalerweise eine innere Anspannung, sobald solche Reize vorliegen. Erfahrungsgemäß lässt diese Anspannung nur durch Essen nach. Deshalb müssen Sie verhindern, dass die Reize greifen können.

Bei Reizüberflutung ist es unmöglich, die Ruhe zu finden, in der Sie sich darauf konzentrieren können, Neues zu lernen. Solange immer wieder Reize auf Sie einströmen (sobald der Schrank aufgeht, sehen Sie die Süßigkeiten; Sie kommen regelmäßig an Orte, wo Sie sich üblicherweise überessen), brauchen Sie Tag für Tag alle Willenskraft, um diesen geschmacksoptimierten Lebensmitteln zu widerstehen.

Dem Würgegriff dieser Produkte entrinnen Sie, indem Sie diese zunächst weitgehend aus Ihrer Nähe verbannen. Diese Totalabstinenz, die Sie als Firewall betrachten können, ist jedoch nur erforderlich, bis Sie gelernt haben, mit der Versuchung richtig umzugehen. Bis dahin gelten ein paar Richtlinien:

Finden Sie heraus, was Sie zum Überessen bringt.[3] Schreiben Sie eine Liste mit den Lebensmitteln oder Speisen und Situationen, in denen Sie sich nicht mehr kontrollieren können. Wenn Sie wissen, was Ihre Gier auslöst und Ihre Kontrollmechanismen ausschaltet, können Sie sich dagegen wappnen. Achten Sie dabei insbesondere auf Reize, die von bestimmten Orten ausgehen.

Lehnen Sie alles ab, was Ihre Selbstkontrolle außer Gefecht setzt. Streichen Sie alle entsprechenden Lebensmittel, und setzen Sie sich keiner Situation aus, die den Teufelskreis des Überessens in Gang bringt. Halten Sie sich deshalb von Restaurants fern, die Gerichte mit vielen Schichten überladen, und kaufen Sie im Supermarkt keine stark verarbeiteten Lebensmittel mit viel Zucker, Fett und Salz. Essen Sie vorerst nicht mit Freunden, deren Essgewohnheiten Ihre eigene Essspirale aktivieren. Wenn jemand Ihnen etwas hinstellt, woran Sie sich überessen könnten, stellen Sie es weg. Einmal kam ich abends in ein Hotelzimmer und fand dort einen Teller mit frisch gebackenen Schokoladenkeksen vor. Ich wusste, dass ich die Kekse ratzfatz aufessen konnte, und ich wusste ebenso, dass ich das nicht wollte. Es gab nur einen Ausweg, und ich musste sofort aktiv werden. Kurz entschlossen warf ich alle Kekse in den Müll, damit ich sie nicht mehr sehen musste und mein konditioniertes Verhalten im Keim erstickt war.

Einen Plan B zurechtlegen. Am Flughafen von San Francisco verlangt die Macht der Gewohnheit, dass ich mir meine Frühlingsrollen hole, aber die Achtsamkeit erinnert mich daran, dass ich das nicht will. Inzwischen schütze ich mich schon ab dem Zeitpunkt der Landung. Ich nehme einen anderen Weg, damit ich gar nicht erst an ihnen vorbeikomme. Mein Plan B gestattet mir, einem unwiderstehlichen Hinweisreiz zu entgehen.

Die Versuchung begrenzen. Wenn Sie einem Reiz nicht vollständig entgehen können, sollten Sie sich ihm nur für begrenzte Zeit aussetzen. Je mehr Zeit Sie in einer anregenden Umgebung verbringen, desto stärker wird der Konsumdruck.

Das ist ein häufiges Problem bei gesellschaftlichen Anlässen. Anfangs sind wir noch in der Lage, uns von dem Reiz abzuwenden, doch er bleibt eine ständige Versuchung, der wir irgendwann doch nachgeben. Deshalb sollten Sie eine solche Umgebung verlassen, sobald Sie genug gegessen haben. Denn das Gehirn, das bei konditioniertem Überessen üblicherweise zur Hochform aufläuft, wird Sie sonst zum Weiteressen drängen.

Denken Sie daran, was auf dem Spiel steht. Erinnern Sie sich beim Planen daran, was geschieht, wenn Sie sich nicht von den Reizen entfernen. Führen Sie sich Ihre übliche Reaktion vor Augen, die unausweichliche Kette von Verhaltensweisen, die zum ersten Bissen führt und Sie dann nicht mehr loslässt, bis die Tüte oder der Teller leer ist. Stellen Sie sich auch vor, wie Sie sich hinterher fühlen.

Ablenken. Beschäftigen Sie Ihr Gehirn mit anderen Gedanken, um automatische Reaktionen abzuwehren. Langeweile oder Ablenkung lassen Hinweisreizen mehr Spielraum.

Lernen Sie aktiven Widerstand.[4] Wenn andere Menschen Sie in Versuchung führen, dürfen Sie sich wehren. Schützen Sie sich, indem Sie scheinbar wohlmeinende Angebote als feindselige Handlung ansehen. Sie dürfen sich ruhig über die Marketingtricks ärgern, die zum Überessen verleiten sollen. Dasselbe gilt für extragroße Portionen im Restaurant und überladene Gerichte, wie man sie überall findet.

3. Das große Verlangen

Trotz allergrößter Entschlossenheit werden Sie den Hinweisreizen nicht vollständig ausweichen können. Die moderne Gastronomie sorgt dafür, dass man bei ihr landet. Gegen das prompt einsetzende Verlangen helfen verschiedene Methoden wie »Gedankenstopp«, einen positiven Reiz in einen negativen neu konditionieren und das Contra-Mantra.

Gedankenstopp.[5] Dieser Begriff wurde von Richard Rawson von der Universität Kalifornien in Los Angeles (UCLA) geprägt, der mit ehemals Drogensüchtigen arbeitet. Es geht um die entschlossene Entscheidung, nicht auf den Lockruf der Belohnung zu reagieren. Man begegnet einem Reiz und sperrt sich gegen die Reaktion, die er auslöst. »Das ist wie beim Fernsehen«, sagt Rawson. »Sie schalten einfach um.«

Dieses Umschalten muss bei Gedanken augenblicklich erfolgen. »Sie sind in dieser Hinsicht keineswegs hilflos. Sie können eine Entscheidung treffen, aber das muss prompt geschehen«, erklärt mir Rawson. Je länger man darüber nachdenkt, was man angesichts seines Verlangens tun sollte, desto größer wird die Wahrscheinlichkeit, dass man ihm doch nachgibt. Wenn das innerliche Abwägen einsetzt (»Soll ich oder soll ich nicht?«), ist die Schlacht verloren.

Sobald der Reiz registriert wird, schalten Sie den dazu gehörigen Gedanken ab. Kein Hin und Her, kein Vielleicht. Verschwenden Sie keine Zeit ans Abwägen, und wehren Sie sich gar nicht erst gegen Ihre Reaktion. Schieben Sie den Impuls komplett aus dem Arbeitsspeicher. Dazu sollten Sie eine eindeutige, rigide Reaktion auf solche Impulse parat haben, die keinerlei Raum für Zweifel lässt.

Bis Sie Ihre Lust auf bestimmte Auslöser verloren haben, ist jeder Versuch, sich zu mäßigen, zwecklos. »Man braucht eine Art Gehirnwäsche«, so Arnold Ludwig von der Universität Kentucky.[6] »Das ›Ja‹ wird zum ›Nein‹ – nicht zu ›Vielleicht‹ oder ›Ich versuch's.‹« Gegensätze sind gleich stark. Deshalb kann man zwar kategorisch von einer Seite zur anderen überwechseln, aber schlecht irgendwo dazwischen haltmachen.

Um sich von der Belohnung abzulenken und die unerwünschten Gedanken in Schach zu halten, müssen Sie sich mit etwas anderem beschäftigen. Wenden Sie sich anderen, zielführenden Dingen zu, die Ihnen wichtig sind, die Sie gerne tun und auf die Sie sich konzentrieren können. Das nimmt gedanklich so viel

Raum ein, dass die Gedankenspirale, die auf den Hinweis erfolgen möchte, sich nicht festsetzen kann.

Für manche Menschen gleicht es einer Offenbarung, wenn sie erkennen, dass sie angesichts eines Reizes auch etwas anderes tun können. Sie sind so in ihrem Reaktionsmuster von Reiz-Verlangen-Belohnung-Gewohnheit verhaftet, dass sie andere Reaktionen ganz aus dem Blick verloren haben.

Im Hinblick auf Drogenabhängige beschreibt Rawson es so: »Wir wollen sie dazu bringen, über ihre eigenen Gedankengänge nachzudenken, was für viele ungewohnt ist. ... Im Lauf eines längeren Lernprozesses vermitteln wir ihnen, dass es nicht um einen automatischen Bewusstseinszustand geht, der weder Anfang noch Ende hat.« Drogensüchtige können lernen, einen Gedanken anzuhalten und ihre Aufmerksamkeit etwas anderem zuzuwenden. Dann können Sie das auch!

Reize neu konditionieren. Eine zweite Strategie ist die Belegung eines Hinweisreizes mit negativen statt positiven Assoziationen. Wie beim Gedankenstopp muss auch diese Gegenkonditionierung unmittelbar und ohne Wenn und Aber ablaufen.

Beim Anblick einer Schale Erdnüsse denken Sie: »Das sind Hunderte von Kalorien, die ich nicht will und die dann auf meinen Rippen landen.«

Wenn Sie an der Eisdiele vorbeikommen, sagen Sie sich: »Wenn ich das jetzt esse, verrate ich mich selbst.«

Es geht darum, den Belohnungswert des Essens zu unterminieren und den Reiz abzukühlen. Für Menschen, die mit zwanghaftem Verhalten kämpfen und impulsiv handeln, ohne an die Folgen zu denken, ist dieser Ansatz häufig neu. Spielsüchtige denken nicht an ihr dürftiges Bankkonto, wer zwanghaft stiehlt, konzentriert sich dabei nicht auf den demütigenden Anruf, mit dem er zu Hause Bescheid sagen muss, dass er verhaftet wurde.

Jemand, der die Gedanken an die Folgen in den Vordergrund schiebt, kann sein Verhalten besser kontrollieren. An der Universität Minnesota forderte Jon Grant kleptomanische Patienten auf, vor dem Betreten eines Geschäfts einen Einkaufszettel zu schreiben, auf dem nur zwei Punkte standen: Handschellen (zur Erinnerung an die letzte Verhaftung) und ein Sandwich (zur Erinnerung daran, was sie wahrscheinlich während der Nacht in Polizeigewahrsam zu essen bekommen hatten).[7] »So richtet man die Aufmerksamkeit der Leute gezielt auf die Folgen ihres Verhaltens«, meint er. »Ich erinnere sie auch an den Selbsthass, den sie hinterher empfinden.«

Außerdem müssen sich Grants Patienten ein bekanntes Szenario vorstellen – wie sie in ein Geschäft gehen, den Impuls empfinden, etwas zu nehmen, und das auch tun. Anschließend sollen sie beschreiben, wie es ihnen hinterher geht. »Okay, Sie nehmen etwas. Wie fühlt es sich an, wenn sich die Handschellen um Ihre Arme schließen? Wie fühlt es sich an, wenn Sie angestarrt werden? Dann rufen Sie Ihren Mann oder Ihre Frau an – wie fühlt sich das an? Haben Sie Angst, Ihre Kinder zu verlieren? Wie fühlt sich das an?« Die Diebe erinnern sich immer wieder an die Folgen ihres Tuns, indem sie sich wiederholt die Aufnahme dieser Empfindungen anhören. Aus demselben Grund schlägt Grant auch vor, eine Liste mit solchen Folgen zu schreiben und an einem gut sichtbaren Ort aufzuhängen, damit man sich jeden Tag daran erinnert.

Derartige Methoden helfen manchmal auch gegen den Drang zum Überessen. Beim einen ist es das wenig schmeichelhafte Foto, das am Kühlschrank hängt, beim anderen die Liste all der

Dinge, die ihm am Dicksein nicht gefallen, die auf dem Küchentisch klebt. Solche unübersehbaren Erinnerungsstützen stärken die bewusste Wahrnehmung und verteufeln das, was früher als Belohnung galt. Mit der Zeit verändern solche Übungen auch die Macht von Hinweisreizen.

Das Contra-Mantra. Wem es gar nicht gelingen will, den ungewollten Gedanken zu verdrängen, dem hilft vielleicht eine Antwort, die den Impuls zum Schweigen bringt. Überlegen Sie, wie Sie widersprechen können. Sobald Sie an Essen denken, könnten Sie zum Beispiel sagen:

- Wenn ich das esse, bin ich bald wieder unzufrieden.

- Wenn ich das esse, setzt die Spirale Reiz-Verlangen-Belohnung-Gewohnheit wieder ein.

- Wenn ich das esse, sitze ich in der Falle, und beim nächsten Hinweis geht mein Verlangen gleich wieder los.

- Wenn ich das esse, mag ich mich nicht leiden.

- Wenn ich das esse, beweise ich, dass ich das Alte nicht abschütteln kann.

- Ich werde stolz auf mich sein, wenn ich das nicht esse.

- Morgen wiege ich weniger, wenn ich das nicht esse.

Sie können auch ein Wort oder einen Satz wählen, den Sie sich im Zweifelsfall vorsagen, um einem Reiz zu widerstehen. Wiederholen Sie jedes Mal: »Es ist *meine* Entscheidung«, oder: »Ich bin ein gesunder Mensch, der eine gesunde Wahl trifft.« Das kann überraschend gut helfen.

4. Bewegung – die Alternativbelohnung

Eine der besten Ersatzbelohnungen anstelle von geschmacksoptimierter Nahrung ist Bewegung.[8] Dabei geht es gar nicht so sehr um den Kalorienverbrauch, sondern vielmehr um das langfristig angenehmere Körpergefühl.

Wer jeden Tag einen 15-Kilometer-Marsch ansetzt, nimmt genauso schnell ab wie jemand, der jeden Tag 1000 Kalorien weniger isst. Doch Bewegung ist aus ganz anderen Gründen sinnvoll, denn sie ist eine hervorragende Ersatzbelohnung und damit einer der wichtigsten Faktoren für anhaltenden Gewichtsabbau. Viele Studien belegen, dass Bewegung dieselben Hirnregionen anregt wie andere Belohnungen zur Stimmungsaufhellung und auch ähnliche chemische Reaktionen hervorruft. Wer regelmäßig Sport treibt, verlässt sich auf die positiven Wirkungen seines Tuns genauso wie der Raucher auf seine Zigarette.

Sport kann auch zu einem neuen Selbstbild beitragen. Irgendwann sehen Sie sich als gesunden, bewegungsfreudigen Menschen, jemand, der positive Entscheidungen treffen kann, und das wiederum ist ein Anreiz, die Kontrolle zu behalten. Die neuen Gewohnheiten ersetzen mit der Zeit die alten und erleichtern Ihnen, sich an Ihren Essensplan zu halten.

Dazu ist kein großer Aufwand erforderlich. Bei sitzender Lebensweise bewirkt bereits ein kurzer Spaziergang pro Tag eine Veränderung. Wenn Sie Ihren Tagesablauf allmählich umstellen, um mehr körperliche Aktivität einzubauen, nehmen auch Kraft und Ausdauer mit der Zeit zu.

38 | Essen, was uns guttut

Um kontrolliert essen zu können, müssen wir unser Essverhalten auf unsere Lebensumstände und persönlichen Vorlieben abstimmen. Das gelingt durch Veränderungen im Tagesablauf und in der Umgebung, die es uns gestatten, auch unser Belohnungsverhalten zu verändern.

Eine Frau, die ich hier Penny nennen will, beherrscht etliche solcher Strategien. Interessanterweise ist sie mit dem Kriegsberichterstatter Andrew verheiratet, von dem zu Beginn des Buches die Rede war – dem Mann, für den M&Ms eine größere Herausforderung darstellen als ein Treffen mit Dschihadisten.

Penny isst, was ihr Körper braucht, und meidet alles, was ihr nicht wirklich guttut. Typisch dafür ist ihre Reaktion während einer langen Fahrt nach New Jersey. Penny und Andrew fuhren von Washington aus nach Norden und hatten es eilig. Als Penny meinte, sie hätte Hunger, schlug Andrew vor, an einer Tankstelle Halt zu machen und einen Schokoriegel zu besorgen. Aber Penny lehnte ab.

Dieser Moment ist ein gutes Beispiel dafür, wie sie über Nahrung denkt. »Ich kann so etwas nicht essen, auch wenn ich wirklich Hunger habe«, erklärt sie. »Es hält nicht lange vor, und ich fühle mich immer noch leer.«

Sie möchte lieber Nahrung, die lange den Bauch füllt. Wenn man ihr einen Teller Kekse hinstellt, sagt sie: »Nein, danke.« Sie findet, dass Eiweiß besser für sie ist, und isst mittags gern einen Geflügelsalat oder ein Putensandwich ohne die obere Scheibe Brot. Abends liebt sie Steak und Salat.

Penny hat keine Lust, die Mengen abzumessen, sondern kann intuitiv beurteilen, wie viel sie braucht. Dazu wartet sie nicht, bis ihr Körper ihr zufunkt, dass es reicht, oder der Magen meldet: »Ich bin satt.« Sie weiß aus Erfahrung, wovon sie satt wird, ohne sich vollzustopfen. »Ich esse, was mein Körper verbraucht«, meint sie dazu. »Ich weiß, wie es mir nach bestimmten Speisen geht.«

Ich frage Penny nach dem Unterschied zwischen ihrem Ansatz und dem von Andrew. Für sie besteht ein großer Unterschied darin, dass sie aufmerkt, wenn das Essen kommt, er hingegen nicht. »Sein Gehirn scheint automatisch zu melden: ›Oh, hier gibt es etwas Gutes.‹ Und schon greift er zu.« Sie hingegen registriert bewusst, dass Nahrung bereitsteht, und entscheidet dann, was sie als Nächstes tun sollte. »Ich sehe hin und denke: ›Oh, das ist etwas zu essen. Habe ich Hunger? Ist das gut? Mal überlegen.‹«

Dabei stellt sie sich immer die Frage, wie es ihr hinterher wohl geht, wenn sie etwas Bestimmtes isst. »Geht es mir anschließend besser? Werde ich davon richtig satt?« Solche Gedanken scheinen Andrew nie in den Sinn zu kommen.

Penny verhält sich anders als viele andere, indem sie eigene Regeln aufstellt und diese befolgt. Solche Regeln entspringen nicht aktuellen Modediäten und sind nicht allgemeingültig, doch bei ihr greifen sie.

Dazu sind wir alle in der Lage – Regeln aufzustellen, die in unseren persönlichen Bedürfnissen und Wünschen wurzeln. So lernen wir wieder, dass wir essen, weil es uns nährt, nicht weil es einen Kick verspricht. Und wir sind hinterher zufrieden und haben nicht das Gefühl, dass uns etwas nicht gegönnt wurde.

Die passenden Strategien können Sie erst finden, wenn Sie bereit sind, sich zu verändern. Auch dieser Entschluss ist eine sehr persönliche Angelegenheit.

Nennen wir ihn Frank. Von Kindesbeinen an kämpfte er mit seinem Gewicht. Er war immer das »Dickerchen«, das die Nutella aus dem Glas löffelte und die Bemühungen seiner Mutter, die Kekse außerhalb seiner Reichweite zu verwahren, durchkreuzte. Nach dem Abendessen besuchte er Freunde, die später aßen, um noch einmal etwas zu bekommen.

Mit Ende zwanzig hatte Frank schon 30 Kilo Übergewicht. Doch was ihn störte, war nicht nur sein Gewicht. Eines Abends vertilgte er ganz allein eine große Pizza mit Salami, Pilzen und grüner Paprika und merkte plötzlich, dass er sich verändern musste. Es ging ihm körperlich schlecht, doch was ihm wirklich Angst machte, war die Erkenntnis, dass er sein Verhalten nicht kontrollieren konnte.

Entschlossen gab sich Frank eine neue Essstruktur. Für ihn war es optimal, drei bis vier Varianten für die Hauptmahlzeiten zu haben, die ihn satt machten, und gleichzeitig alle fett- und zuckerreichen Speisen zu streichen. Er zählte keine Kalorien, achtete aber viel mehr auf die richtige Portion. Um sich vor Fressattacken zu schützen, achtete er darauf, spätestens nach drei Stunden eine Mahlzeit oder eine angemessene Zwischenmahlzeit zu sich zu nehmen. Außerdem lehnte er Einladungen ab, die ihn von seinem Vorhaben ablenken konnten. »Wenn man einen festen Rahmen hat, kann die Versuchung sich nicht dazwischenschleichen«, meint Frank, als er sein Grundprinzip erklärt.

Für ihn war es zudem eine persönliche Herausforderung, seinen Essdrang in den Griff zu bekommen. Er wollte gewinnen. Wie Penny sorgte Frank dafür, Essen mit starken Emotionen zu belegen. Beide legten sich ein ureigenes Drehbuch für ihr Essverhalten zu und lernten damit, ihr Essen zu genießen und dabei ein gutes Gefühl zu haben – nicht nur vorübergehend wie bei geschmacksoptimierten Lebensmitteln, sondern langfristig.

———

Die New Yorker Diätberaterin Jordon Carroll versucht, ihre Klienten genau auf dieses Verhalten einzuschwören.[1] Sie hilft ihnen, kontrolliert und mit Genuss zu essen, ohne sich von Hinweisreizen, Stress und gesellschaftlichen Erwartungen ablenken zu lassen. Darum fordert sie die Ratsuchenden auf, nie zu sagen: »Ich halte gerade Diät.« Diese Einstellung steht nämlich für eine vorübergehende Einschränkung, während sie die Menschen dazu bringen will, ihr Verhalten dauerhaft umzustellen.

Carroll hat sich zwar nie mit den biologischen Hintergründen des konditionierten Überessens beschäftigt, verstand jedoch sofort, worum es ging, als ich ihr das Konzept beschrieb. »Wenn wir einem Objekt mehr Macht einräumen, behält es immer seine Macht über uns«, sagt sie.

Ihre Methoden zielen darauf ab, diese Macht durch einen persönlichen Ernährungsplan zu verringern. Für diesen Plan erkundigt sie sich zunächst nach den üblichen Arbeitsabläufen ihrer Kunden, beobachtet diese einige Stunden im Büro oder sieht auch mal zu, wie ein Börsenmakler in der New Yorker Börse über das Parkett hetzt. Außerdem sucht sie in ausführlichen persönlichen Gesprächen mit ihren Kunden nach individuellen Stressfaktoren und Schwächen. Auf dieser Grundlage stellt Carroll mit ihren Klienten Ernährungspläne zusammen, die so einfach und klar strukturiert sind, dass sie schnell in Fleisch und Blut übergehen. »Die Struktur lässt keinen Raum fürs Chaos«, erklärt sie.

Ihre Faustregel lautet: »Kleine Portionen und nichts zwischendurch.« Dazu schult sie den Blick für die Portionsgröße, bis die Leute in der Lage sind, etwa 60 Gramm Eiweiß zum Frühstück, 70 bis 120 Gramm zum Mittag und 120 bis 180 Gramm abends zu essen (120 Gramm für Frauen, 180 für Männer). Zusätzlich gibt es täglich vier Portionen Obst und Gemüse, und zwar jeweils eine halbe Tasse voll. So verhilft Carroll ihren Kunden dazu, immer die passende Menge zu sich zu nehmen.

»Und wenn mir der Kellner eine 300 Gramm Portion bringt?«, frage ich.

»Dann schneiden Sie ein Drittel ab und lassen es zurückgehen. Legen Sie es nicht auf einen anderen Teller, sondern lassen Sie es verschwinden.«

Das ist ein relativ flexibler Ansatz, denn man darf auch gern mittags mehr und abends weniger essen, sobald man die Portionsgröße richtig einschätzen kann. Und was ist mit der gelegentlichen Pizza oder einem Besuch bei Kentucky Fried Chicken? Anfangs lieber nicht, meint Carroll, aber auf die Dauer ist auch das wieder möglich, wenn man auf eine vernünftige Menge achtet.

Auch bei Carroll kommt es darauf an, dass die Ernährung auf den Einzelnen zugeschnitten ist. »Ernährung ist sehr individuell«, erklärt sie und betont, dass niemand etwas essen muss, was er nicht mag, oder für immer auf seine Leibspeisen verzichten soll. Andererseits müssen wir unseren wunden Punkt erkennen. Der eine kann sich vielleicht mit einem oder zwei Keksen begnügen, doch wer damit rechnen muss, die ganze Packung zu essen, fängt lieber gar nicht erst an. Letztendlich müssen Menschen, die zu konditioniertem Hyperessen neigen, ihr eigener Ernährungsberater werden.

39 | Gefahr erkannt, Gefahr gebannt: Von fixen Ideen und Rückfällen

Langfristiger Erfolg zeichnet sich dadurch aus, dass wir normal essen können, ohne dass Nahrungsmittel oder Orte eine besondere Macht über uns haben. Wer auf Überessen konditioniert ist, erreicht dieses Stadium meist erst nach einem langen, harten Kampf. Bis dahin gerät er leicht in eine Falle, die mich schmerzlich an jene Fingerfallen erinnert, die einen umso fester halten, je mehr man zieht.[1]

Wie wir bereits gesehen haben, liegt das daran, dass es für Selbstkontrolle auf das Bewusstsein ankommt. Nur so können wir uns davor bewahren, automatisch zuzugreifen, wenn der Kuchen bereitsteht. Viele Menschen können sich nur retten, indem sie eine Konzentration aufbauen, die anfangs an Besessenheit grenzt. Der Verhaltensökonom George Ainslie spricht von einem inneren Gesetzgebungsprozess, zu dem ein sehr strenges Reglement gehört.[2]

Die intensive Konzentration auf das Meiden einer essbaren Belohnung kann deren Wert jedoch sogar noch erhöhen. Das verstärkte Bewusstsein für bestimmte Kekse bedeutet, dass man sich immer wieder mit den Impulsen auseinandersetzen muss, die sie auslösen.

Deshalb besteht die Gefahr, sich übermäßig auf Nahrung und den persönlichen Ernährungsplan zu fixieren. Eine fixe Idee entsteht normalerweise angesichts von widerstreitenden Wünschen. Wenn Sie Ihre ganze Energie darauf verwenden, ein Verhalten zu vermeiden, reagieren Sie angespannt und ängstlich.

Damit beginnt das Gefühl, sich etwas zu versagen, was wiederum einen neuen inneren Kampf hervorruft, wenn Sie versuchen, der Verlockung zu widerstehen, das schlechte Gefühl durch Nachgeben zu lindern. Sie zappeln am Haken und kommen von dem Konflikt nicht los, und das ist sehr anstrengend.

John Foreyt ist einer der führenden Köpfe der Übergewichtsforschung. Er beschreibt eine Patientin, die fast zwanzig Jahre ihr Gewicht halten konnte – aber nur, indem sie sich jeden Tag rund um die Uhr damit beschäftigte. Sie hatte ein sehr restriktives Regelwerk entwickelt und aß jahraus, jahrein praktisch immer das gleiche Frühstück, Mittagessen und Abendbrot.[3] Dabei gestattete sie sich nur minimale Varianten in Form von unterschiedlichen gegrillten Fischen oder Fleischsorten.

Foreyts Frage, ob diese Frau eine Erfolgsgeschichte sei, kann letztlich nur seine Patientin beurteilen. Ein Außenstehender kann ihre Regeln zwanghaft finden, doch sie kann damit ihr Gewicht halten und hat sich entschieden, damit zu leben. Dennoch glaube ich, dass Sie es besser machen können. Das Endziel besteht darin, genug Selbstkontrolle aufzubauen, um über die Phase der Manie hinwegzukommen.

Eine Reiz-Reaktions-Störung wie Überessen, die uns einfach überwältigt, kann sehr demoralisierend sein. Wenn etwas scheinbar so Harmloses wie ein Schokoladenkeks so viel Macht über uns hat, wächst in uns der Verdacht, dass wir wohl doch keine echten Erwachsenen sind. Das lässt verstörende Gedanken aufkeimen: Warum kann ich dieses Verhalten nicht lassen? Wieso bin ich so unfähig?

Wenn Sie hingegen die Oberhand gewinnen, kann das Gegenteil eintreten. Dann sind Sie so zufrieden, aus der Essspirale ausgestiegen zu sein, dass diese Zufriedenheit Sie in Ihrem Verhalten bestärkt.

Die Fähigkeit, kontrolliert auf Hinweisreize zu reagieren, geht mit der Belohnung »Selbstbestimmung« einher. Sie nehmen den Reiz wahr, registrieren, dass Sie dem prompt einsetzenden Verlangen leicht nachgeben könnten, entscheiden sich jedoch dagegen. Diese Gewissheit nimmt dem Reiz nach und nach seine Macht. So sind Sie irgendwann nicht mehr jemand, der von widerstreitenden Wünschen in die Zange genommen wird, und mit dieser Verwandlung wächst ein Gefühl für Kompetenz und Stolz.

Diese Entwicklung verläuft nicht ohne Rückschläge. Sobald die Entschlossenheit, die Kontrolle zu behalten, mit Ihrem Verlangen nach einer Belohnung ringt, rücken Sie einem möglichen Rückfall ein Stückchen näher. Wenn das Verlangen uns in einem unerwarteten Moment überkommt, ist die Versuchung sehr groß, auf einen besonders lockenden Reiz zu reagieren. Und schon beginnt der innere Monolog, mit dem wir unser Nachgeben rechtfertigen. Dazu reicht ein harter Arbeitstag, ein ungezogenes Kind oder auch nur der enttäuschende Gang auf die Waage.

Bald werden Sie feststellen, wie Sie Ausreden erfinden, warum Sie jetzt Ihre Belohnung brauchen: »Ich habe ein Recht darauf«, »Das heitert mich auf«, »Ich war diese Woche so gut«, »Ich nehme nur ein bisschen.« Mit vielen kleinen Schritten bringen Sie sich selbst in eine Position, in der es leichter wird, sich eine Belohnung zu verschaffen. Das innere Ringen setzt ein (»Soll ich, oder soll ich nicht?«), und irgendwann zerbröselt die Entschlossenheit, Nein zu sagen.

Manchen Menschen fällt es besonders schwer, sich zu beherrschen, wenn sie so viel wiegen wie noch nie zuvor. An diesem Punkt erscheint ihnen ihr Wunschgewicht unerreichbar. Für andere kommt die wahre Herausforderung erst, wenn sie ihr Traumgewicht erreicht haben und nun erkennen müssen, dass ihr Kampf nie vorüber sein wird, weil die Konditionierung auf Überessen das ganze Leben andauert. Es ist hilfreich, diese Tatsache anzuerkennen. Beim Rückfall geht es nicht darum, ob man stark genug ist, der Versuchung stimulierender Speisen zu widerstehen, sondern darum, klug damit umzugehen.

40 | Eine Frage der Wahrnehmung[1]

Die neue Esskultur soll letztendlich nicht nur Ihr Essverhalten verändern, sondern auch die Wahrnehmung geschmacksoptimierter Produkte. Ob Sie dauerhaft dazu in der Lage sind, sich anders zu ernähren, hängt davon ab, ob Sie es schaffen, solche Produkte als Feinde zu sehen, nicht als Freunde.

Dazu reicht es nicht, dass man Ihnen sagt, Sie sollten sich nicht vollstopfen, oder dass Speisen mit viel Zucker, Fett und Salz nur das Verlangen nach mehr Zucker, Fett und Salz erhöhen. Niemand wird Sie intellektuell überzeugen können, dass solche Tröster Stress nicht lindern, sondern verschlimmern. Sobald Sie denken: »Das habe ich mir verdient«, oder: »Ich nehme nur ein kleines Stück«, kann niemand Sie mehr daran erinnern, dass Sie nach dem Essen anders denken werden.

Doch wenn Sie lernen, Essen aus einem anderen Blickwinkel zu sehen, und den mächtigen Einfluss hoch schmackhafter Speisen spüren, verinnerlichen Sie diese Gedanken immer besser. Erst dann erkennen Sie, wie solche Nahrungsmittel Sie in dem Teufelskreis von Reiz-Verlangen-Belohnung-Gewohnheit festhalten. Erst dann können Sie auch akzeptieren, dass essbare Belohnungen von kurzer Dauer sind und langfristig nur Ihren Wunsch nähren, weiterzuessen. An diesem Punkt wird Ihnen klar, dass Sie in der Falle sitzen, weil Sie niemals so viel essen können, dass es reicht – und dann erwarten Sie nicht mehr, dass Ihr Befinden sich durch Nahrung bessert. Schließlich erkennen Sie die langfristigen Folgen konditionierten Überessens in ihrem ganzen Ausmaß.

Wenn es so weit ist, bewerten Sie Nahrung mit anderen Augen. Ihre Einstellung wandelt sich, und Sie sehen Nahrungsmittel in einem neuen Licht. Damit hat sich Ihre Wahrnehmung entscheidend verändert.

Das Ende der Völlerei

41 | »Unser Erfolg ist das Problem«

Nicht nur diejenigen, die auf Überessen konditioniert sind, müssen ihre Wahrnehmung verändern, sondern auch die Nahrungsmittelindustrie. Das beginnt mit einem ehrlichen Blick auf die eigenen Herstellungs- und Marketingprozesse.

Vor nicht allzu langer Zeit konnte ich mich in London mit Topmanagern eines der größten Nahrungsmittelkonzerne der Welt unterhalten. Sie bezogen zu der Zeit in der britischen Presse Prügel für die Rolle der Industrie bei der epidemischen Zunahme der Fettsucht. Gleichzeitig befassten sich einige Parlamentsmitglieder mit schärferen Vorschriften zur Lebensmittelkennzeichnung. Außer mir waren auch einige europäische Kollegen eingeladen, die sich auf Regierungsebene mit Lebensmittelregulierung auskannten, um gemeinsam über die jeweilige Verantwortung nachzudenken.

Man hatte mich um einen zehnminütigen Vortrag gebeten. Eine meiner ersten PowerPoint-Folien war ein Kreis, um den herum sich zahlreiche tödliche Krankheiten gruppierten. In der Mitte dieses Kreises stand »Adipositas«. Nachdem ich geschildert hatte, wie krankhaftes Übergewicht zu Schlaganfall, Bluthochdruck, hohem Cholesterinspiegel und Diabetes beiträgt, belegte ich die enorme Zunahme der Fettleibigkeit anhand von Zahlen und erklärte, wie falsch die weit verbreitete Vorstellung eines individuellen, genetisch festgelegten »Setpoints« beim Gewicht ist.

Danach folgte ein kurzer Überblick über die Informationen aus diesem Buch. Als ich erwähnte, dass Menschen zum Überessen neigen, sobald Nahrung leichter zugänglich ist, sah ich, wie sich die Mienen der Manager veränderten. Sie begriffen, dass ich gerade zum Kern ihres Geschäftsmodells vorstieß. Ich beschrieb die anregenden Eigenschaften von Zucker, Fett und Salz – besonders in Kombination – und erklärte, dass unser Gehirn darauf geeicht ist, sich auf die schmackhaftesten Reize zu konzentrieren. »Je mehr Sinne Sie mit Ihren geschmacksoptimierten Produkten ansprechen, desto größer ist die Belohnung, und desto mehr wird verzehrt«, sagte ich ohne Umschweife.

Zum Vergleich schilderte ich, wie Nikotin die Macht gewinnt, Verlangen zu erzeugen. Der Stoff Nikotin ist nur ein mäßiger Verstärker, doch er geht mit einer Vielzahl sensorischer Reize einher: Der Anblick der Packung, das Knistern beim Auspacken, das Tastgefühl beim Anzünden und Halten der Zigarette und die typischen Empfindungen beim ersten Zug erhöhen die Verstärkung. Wenn nun noch die Tageszeit und der gewohnte Ort dazukommen, wird Rauchen schnell zum konditionierten Verhalten. Hinweisreize und das Image, das die Tabakindustrie Zigaretten jahrzehntelang durch ihre Werbestrategien verpasst hat, intensivieren das Verlangen nach Nikotin, das auf diese Weise zu einem massiven Verstärker wird.

Als ich mich wieder dem Essen zuwandte, klärte ich mein Publikum auf, dass die Taktiken der Industrie sowie die sozialen Normen die verstärkenden Eigenschaften von Zucker, Fett und

Salz ganz ähnlich anreichern. Sie reizen die Sinne, nutzen die Macht der Werbung, machen Nahrung jederzeit verfügbar und unterminieren kulturelle Gepflogenheiten, damit wir rund um die Uhr essen können.

Wenn man das alles kombiniert, erläuterte ich, »dann haben Sie am Ende ein hoch verstärkendes Produkt, das konditioniertes, zwanghaftes Verhalten provoziert«.

Einen Augenblick lang war der ganze Raum totenstill. Dann meldete sich ein Manager zu Wort. »Alles, was uns als Firma erfolgreich macht, ist also das Problem«, folgerte er.

42 | Die Wirtschaft hat den Code geknackt

Im kalifornischen Santa Monica spreche ich mit Wolfgang Puck, dem preisgekrönten Inhaber und Koch des Restaurants Chinois on Main, das asiatische und französische Küche auf das Feinste verbindet. Ich frage ihn, was seiner Meinung nach zum Überessen führt. Seine Antwort kommt prompt: »Zucker, Fett und Salz. Davon bekommen die Leute nie genug.«

»Und die Portionsgröße?«, frage ich und deute dabei auf den großen Teller, den man mir gerade gebracht hatte. »Ich sage den Leuten, sie sollen langsam essen und teilen«, meint er betreten.

Pucks Beobachtung nach gewöhnen sich die Gäste mit der Zeit daran, den Teller leer zu essen. »Beim ersten Mal essen sie nicht alles auf. Beim zweiten Mal auch nicht. Beim dritten Mal dann doch. Es ist ein Wechselspiel.«

Später unterhalte ich mich mit dem Wirtschaftsnobelpreisträger Joseph Stiglitz, einem Professor der Universität Columbia. »Weiß die Industrie, dass das, was sie uns vorsetzt, uns zum Mehressen verleitet?«, will ich wissen.

»Die Industrie beherrscht einfach ihr Metier«, sagt er.[1] »Das ist Erfahrungswissen.« Die Firmen orientieren sich nicht an wissenschaftlichen Experimenten, sondern an praktischen Erfahrungen. Sie brauchen keine Laborratten, wenn sie menschliche Probanden bekommen. Um zu sehen, was sich verkauft, brauchen die Entscheidungsträger das menschliche Gehirn nicht zu analysieren.

Die Überstimulierung ist nur ein Teil der Gleichung, denn zusätzlich wird das Verlangen vom Marketing geschürt, das an unsere Gefühle appelliert, die wiederum die verstärkenden Eigenschaften von Zucker, Fett und Salz unterstützen. Diese Kombination ist unwiderstehlich.

Lebensmittelmarketing beeinflusst uns auf drei verschiedene Weisen: Erstens rückt die Werbung das Produkt in ein gutes Licht, um uns zum Kauf zu ermuntern. Unser Verhalten wird unmittelbar davon beeinflusst, wie wir etwas sehen – wir kaufen Dinge, die positiv erscheinen, und meiden solche mit einer negativen Ausstrahlung.

Zweitens vermittelt Werbung die Botschaft, dass wir durch den Kauf eine angenehme Erfahrung machen. In der Regel werden bei Lebensmitteln nicht Qualität oder Nährwert betont, sondern man verspricht uns ein gutes Gefühl. »Sie beschwören die guten Momente. Spaß. Verbundenheit, dabei sein, geliebt werden«, so ein Experte aus Australien.[2] »Es geht immer um Glück – tu dir einen Gefallen, komm an diesen tollen Ort. Iss dich glücklich.« Das Marketing bedient solche Emotionen.

Drittens zielt das Marketing darauf ab, uns Hinweisreize zu liefern, die mit Belohnungen assoziiert werden. »Wir erleichtern euch das Lernen«, erläutert mir derselbe Fachmann und erinnert mich damit an die Verbindung zwischen dem häufigen Kontakt mit Hinweisreizen und dem Lerneffekt, der uns zu Nahrung hintreibt. Es geht darum, dass bestimmte Lebensmittel, der Name eines Lokals oder ein Produkt häufig und scheinbar unerwartet im Gehirn aufleuchten. Vielleicht wissen wir gar nicht, warum wir plötzlich an Burger King denken, aber es ist ganz sicher Marketing im Spiel.

Eine gute Werbekampagne ist bereits eine Verstärkung, die uns dazu verlockt, uns verstärkende Nahrung zu verschaffen. Damit hat die Wirtschaft ein Werkzeug geschaffen, das den Verstärker verstärkt – und sie tut weiterhin alles Erdenkliche, um diese Wirkung zu intensivieren.

Mit der Fähigkeit, Superreize zu erzeugen und diese auch perfekt zu vermarkten, haben die Konzerne den Code zum konditionierten Überessen geknackt. Sie wissen genau, wie sie unser Essverhalten manipulieren können. Sie kennen die Programmierung, die uns dazu bringt, ihren Produkten nachzulaufen. Wie wollen wir darauf reagieren?

43 | Wie wir uns wehren können

Viele Lebensmittelhersteller würden nur zu gern die ganze Welt auf Essen konditionieren, damit sie mehr verkaufen können. Aber dagegen können wir uns zur Wehr setzen. Auch wenn das Zusammenspiel der menschlichen Biologie, persönlicher Erfahrungen und einer entschlossenen Industrie erklären mag, warum wir so viel in uns hineinschlingen, entscheiden letztendlich wir selbst, ob wir diesem Triumvirat gestatten, unser Verhalten zu lenken. Dass die Firmen zu dem Problem beitragen und daraus ihren Nutzen ziehen, macht uns nicht zum hilflosen Spielball.

Wenn man uns geschmacksoptimierte Nahrung anbietet, haben wir nicht die Pflicht, sie zu essen. Wir müssen sie auch nicht bestellen, bloß weil sie auf der Speisekarte steht. Doch dazu brauchen wir mehr als reine Willenskraft; wir müssen uns Fähigkeiten antrainieren, die den Reiz abkühlen, und diese immer wieder üben. Die Anonymen Alkoholiker erklären Alkoholsüchtigen, dass sie keine Schuld an ihrer Erkrankung tragen – aber die Verantwortung für ihr Verhalten. Damit wird anerkannt, wie empfindlich ein Alkoholiker auf Alkohol reagiert, ohne dass dies eine Ausrede für sein Trinken ist.

Die kognitive Beherrschung eines Automatismus ist eine der großen Herausforderungen des Menschen. Viele von uns reagieren automatisch auf den Lockruf von Alkohol, Drogen, Sex oder Essen und verhalten sich dabei anders, als sie eigentlich wünschen. Der daraus entstehende Konflikt verleiht dem Reiz noch mehr Macht. Wir können am ehesten so handeln, wie wir wollen, wenn wir die widerstreitenden Wünsche zusammenführen.

Man kann lernen, das Gewünschte auf geplante, kontrollierte Art zu essen. Das kann jeder für sich üben und mit der Zeit immer besser beherrschen.

Als Gesellschaft können wir die Faktoren identifizieren, die Überessen forcieren, und Gegenmaßnahmen ergreifen, beispielsweise durch umfassende Nährwertangaben, Aufklärungskampagnen, Marketingauflagen und eine andere Einstellung dazu, welches Verhalten gut und angemessen ist. Dazu gehört auch die Auseinandersetzung mit unseren Vorstellungen über den richtigen Zeitpunkt und Ort zum Essen im beruflichen wie privaten Umfeld.

Wir können ein langes, gesundes Leben führen, ohne Alkohol, Tabak oder andere schädliche Substanzen zu uns zu nehmen. Deshalb greift bei derartigen Abhängigkeiten das Prinzip der Abstinenz. Essen hingegen ist lebenswichtig, und darum brauchen wir andere Strategien zur Veränderung unserer Wahrnehmung von Megareizen, die wir irgendwie in Schach halten müssen. Nicht nur für den Einzelnen, der auf Überessen konditioniert ist, sondern auch für eine verantwortungsbewusste Industrie besteht das Hauptziel in Nahrung, die emotional belohnt, ohne Überessen auszulösen.

Wer Menschen von heißen Reizen abbringen will, greift gern auf Ersatzbelohnungen zurück. Die Programme der Anonymen Alkoholiker, von Al-Anon und von Narcotics Anonymous bieten die Gemeinschaft mit anderen an, die unter ähnlichen Problemen leiden. Bewegung kann bestimmte Gelüste lindern, weil sie im Gehirn dieselben chemischen Belohnungen erzeugt wie Nahrung.

Häufig stellen andere Speisen, die nicht zum Überessen animieren, aber trotzdem befriedigen, einen guten Ersatz dar. Finden Sie selbst heraus, was gegen negative Gefühle hilft, ohne gleich so überladen und kalorienreich zu sein wie Industrieessen.

Hilfreich ist auch die Überprüfung unserer automatischen Reaktionen. Bei vielen Reiz-Reaktions-Störungen gehört das Zurückweisen der Provokation zum Behandlungskonzept. Manche Ansätze holen das Begehren aus seinem inneren Versteck und verschieben es nach außen, damit man es als etwas Fremdes wahrnimmt, dem wir uns widersetzen können. Bei Zwangsstörungen lernen die Patienten zum Beispiel, einem Reiz zu widersprechen. Magersüchtige sollen ihre Erkrankung als etwas ansehen, das von außen kommt. So können sie irgendwann sagen: »Es ist die Magersucht, die mir das antut. Nicht ›ich‹ will nicht essen, sondern meine Magersucht redet mir ein, dass ich nicht essen will.«

Die amerikanische »Wahrheitskampagne«, das größte Nichtraucherprogramm aller Zeiten für junge Leute, beruht auf einem ähnlichen Ansatz. Es propagiert den Gedanken, dass der Wunsch nach Zigaretten nicht aus uns erwächst, sondern von einer manipulierenden Industrie, die nur auf ihren Profit schielt. In diesem Rahmen wurden Zigaretten erfolgreich zu einem Produkt umdefiniert, das gezielt zum Objekt unserer Begierde erhoben wird.

Solche Methoden, die sich bei anderen Reiz-Reaktions-Verhaltensweisen bewährt haben, dürften sich auch zum strategischen Vorgehen gegen konditioniertes Überessen und zu dessen Behandlung eignen. Zudem beweisen sie, dass politische Vorgaben durchaus ihren Sinn haben. Vier denkbare Strategien erscheinen besonders erfolgversprechend:

Erstens sollten (Fastfood-)Restaurants dazu verpflichtet werden, alle angebotenen Gerichte mit Kalorienangaben zu versehen, sofern sie dies nicht schon freiwillig tun.[1] Damit bekämen die Verbraucher eine Entscheidungsgrundlage für ihre Wahl, und die Restaurants hätten einen Anreiz, mehr Gerichte für Menschen anzubieten, die nur das essen möchten, was sie brauchen (300 Kalorien morgens, 400 bis 500 Kalorien mittags, 500 bis 700 Kalorien abends). Solche Gerichte sollten fantasievoll und lecker sein, und die Lokale sollten sie mindestens genauso aggressiv bewerben wie ihre Schlemmerangebote.

Zweitens sollte auf allen abgepackten Produkten gut sichtbar aufgeführt sein, wie viel Prozent Zuckerzusätze, raffinierte Kohlenhydrate und Fett sie enthalten.[2]

Drittens brauchen wir finanziell gut ausgestattete Aufklärungskampagnen zum Thema »extragroß«. Die Menschen müssen immer wieder und von allen Seiten hören, dass der Verkauf, das Servieren und der Verzehr von Speisen mit mehreren Schichten Zucker, Fett und Salz ungesund sind und unerwünschte Folgen haben.

Und viertens sollte man die Lebensmittelwerbung beobachten und entlarven. Wenn die Konzerne Hyperreize bewerben, die zu konditioniertem Zwangsverhalten führen, sind das keine neutralen Informationen. So wirbt man für gesundheitsschädliches Verhalten.

Wir brauchen neue Strategien und Lösungen für dieses Gesundheitsproblem, weil wir unsere Kinder schützen müssen. Als Kinderarzt ist das eine meiner größten Sorgen. Ein Weg, künftige Generationen nachhaltig vor dem Strudel aus Reiz-Verlangen-Belohnung-Gewohnheit zu schützen, wäre unser größtes Geschenk an die Jugend.

Kaum jemand ist gegen das Essverhalten immun, das durch reizabhängiges Verlangen entsteht. Durch das Zusammenspiel einer allgegenwärtigen Verfügbarkeit von Nahrung, großen Portionen, unablässigem Marketing und der kulturbedingten Einstellung, dass es in Ordnung ist, überall und zu jeder beliebigen Zeit zu essen, werden immer mehr Menschen auf Hyperessen konditioniert.

Wir haben das Losbrechen dieser Lawine tatenlos mit angesehen, sind aber jetzt dennoch in der Lage, sie aufzuhalten. Welches Verhalten als angemessen oder unangemessen gilt, ist eine Frage gesellschaftlicher Normen. Sie setzen die Richtschnur für unsere Lebensweise, ermuntern uns zu bestimmten Verhaltensweisen oder hemmen andere. Natürlich wird es immer Menschen geben, die sich über solche Normen hinwegsetzen, doch die breite Mehrheit fühlt sich am wohlsten, wenn sie im Einklang mit den Standards ihrer Umgebung lebt.

Deshalb ist die Neudefinition von Normen ein so wichtiges Werkzeug.[3] Aus den großen Schlachten um wichtige Gesundheitsthemen haben wir gelernt, dass Gesetzgebung und Regulierung zwar eine wichtige Rolle spielen, die größte Macht jedoch in unserer Fähigkeit steckt, vernünftiges Verhalten anders zu definieren. Beim Tabak hat das funktioniert. Die Einstellung, dass Rauchen sozial hinnehmbar ist, hat sich verändert. Immer mehr Menschen sahen Rauchen als abweichende, ja, abstoßende Verhaltensweise an. Mit der Zeit wurden Zigaretten und die Tabakindustrie in der öffentlichen Wahrnehmung zu Teufelszeug. Das war der Schritt von der Glorifizierung zur Dämonisierung.

Ein solcher Wechsel der Perspektive lässt sich nicht verordnen, sondern muss sich als sozialer Konsens herausbilden. Das Ziel kann nicht sein, Nahrung und diejenigen, die sie zubereiten, grundsätzlich in Misskredit zu bringen, sondern es geht um eine neue Einstellung zu »XXL-Portionen«, jenen Riesenportionen ohne echten Nährwert. Wir müssen die Menschen und die Orte, die uns solche Dinge auftischen, anders sehen. Sobald wir durchschauen, wie sie unser Verhalten manipulieren, verlieren Hinweisreize an Macht. Und anstatt bei jeder Gelegenheit Nahrung zu erwarten, ob im Büro oder unterwegs, sollten wir erkennen, dass mit vielen Angeboten außerhalb der Essenszeiten niemandem gedient ist.

Auf diese Weise entwickeln sich neue soziale Normen und Werte, und eine kleinere Portion wird uns wieder als passend erscheinen. Weil sie unseren Erwartungen entspricht, ist sie das, was wir wollen.

Bis dahin aber müssen Sie eigene Regeln aufstellen, um kontrolliert zu essen und ein gesundes Gewicht zu halten. Planvolles Essen in angemessenem Rahmen funktioniert nur, wenn Sie wissen, wie Sie auf Nahrung reagieren, und stets bewusst registrieren, was Sie essen. Möglicherweise brauchen Sie Ersatzbelohnungen, die Sie zufriedenstellen, oder die Unterstützung von Menschen, denen Sie wichtig sind. Denken Sie daran, wie das Gehirn Reize verarbeitet und wie diese Prozesse Ihr Verhalten beeinflussen, wenn Nahrung oder Hinweise auf Nahrung vorliegen. Außerdem dürfen Sie nie vergessen, was die Lebensmittelhersteller Ihnen verkaufen möchten, und warum. Erst dann können Sie wirklich durchschauen, was man Ihnen auftischt.

Schlusswort

Wie Sie beim Lesen sicherlich gemerkt haben, gehöre auch ich zum Lager der Überesser. Lange Zeit war mein Ernährungsverhalten in hohem Maß auf Zucker, Salz und Fett ausgerichtet. Ich habe abgenommen, wieder zugenommen und wieder abgenommen, immer wieder. In meinem Schrank hängen Anzüge in allen Größen.

Ich bin eigentlich kein impulsiver Mensch, sondern denke in der Regel über jede Entscheidung gründlich nach. Aber bei lockenden Gerichten und den Hinweisen, die mich auf sie aufmerksam machen, handele ich unbewusst und gegen meinen erklärten Willen. Mitunter setzt das Verlangen nach der Belohnung meine kognitiven Fähigkeiten schachmatt.

Deshalb gestehe ich an dieser Stelle, dass ich bei den Untersuchungen für dieses Buch zunächst durchaus voreingenommen war. Ich ging davon aus, dass meine Reise mich tiefer in die Welt der Ernährung und der menschlichen Physiologie führen würde, und das geschah auch. Daneben aber erschloss sich mir auch, wie die Abläufe in unserem Gehirn unser Verhalten steuern.

Wir wissen seit langem, dass bestimmte Reize wie Alkohol, Sex, Drogen, Spielen und Essen unser Handeln massiv beeinflussen können. Erst in neuerer Zeit jedoch stellte sich heraus, auf welche gemeinsamen Mechanismen diese Reize zurückgreifen, um insgesamt immer dasselbe Ergebnis zu erzeugen: Sie beherrschen unsere Aufmerksamkeit, belegen das Arbeitsgedächtnis, verändern unsere Gefühle und rücken ins Zentrum unseres Bewusstseins.

Auf dieser Macht, unser Denken und unser Verhalten zu steuern, beruhen viele impulsive, zwanghafte Verhaltensweisen des Menschen. Der Einfluss schmackhafter Reize macht jedoch nicht nur krank, sondern zeigt sich auch in unseren gefühlsmäßigen Reaktionen im Alltag. Mal fühlen wir uns zu etwas hingezogen, weil es so lockend winkt, mal fühlen wir uns hingeschoben, um einem negativen Gefühl wie zum Beispiel Sorgen auszuweichen. Doch beides ist eine unbewusste Reaktion auf eine Macht, die wir nicht erkennen.

Seit Jahrhunderten stellen Philosophen, Theologen und Wissenschaftler sich die Frage, weshalb wir uns nicht im Griff haben.[1] Paulus und Augustinus sahen darin eine Schwäche des Fleisches. Siddharta Gautamas Krisen des Begehrens stehen im Zentrum des Buddhismus. Freud war der Meinung, dass viele instinktive Verhaltensweisen vom Streben nach Lust angetrieben werden. Bei Jung steht der »Schatten« für die vielfältigen Komplexe oder Persönlichkeitsanteile in uns, die uns Unbehagen bereiten. Zeitgenössische Psychiater und Psychologen wie Roberto Assagioli schreiben von der »Multiplizität der Psyche«. F. Michler Bishop sieht die »Psyche als Komitee« an, und Richard Schwartz spricht über die verschiedenen Teile, aus denen sich unser Selbst zusammensetzt.

Obwohl diese Menschen für viele verschiedene Schulen stehen, haben sie sich alle mit derselben Frage auseinandergesetzt: Warum wir uns beim Handeln mitunter über unsere bewussten Absichten hinwegsetzen. Die Neurobiologie bringt uns ein Stück weiter, indem sie aufzeigt, welche Mechanismen an unseren Reaktionen beteiligt sind. Dennoch ist noch vieles ungeklärt. Wir wissen noch nicht, warum diese biologischen Prinzipien nicht alle Menschen gleichermaßen betreffen. Millionen Menschen neigen zu konditioniertem Überessen, aber Millionen andere eben nicht. Manch einer kann sich von schmackhaften Reizen abwenden, andere laufen impulsiv darauf zu. Und unter denen, die auf solche Reize ansprechen, reagieren manche sehr intensiv auf geschmacksoptimierte Nahrung, während sich andere lieber von anderen Dingen erregen lassen.

Mit zunehmender Einsicht in die grundsätzlichen Mechanismen, die unser Verhalten beeinflussen, werden die Konsequenzen für unsere Ernährungsweise und die Umgebung, die wir geschaffen haben, offensichtlicher. Wer die Feinheiten der menschlichen Biologie begreift, sieht die Geschäftspläne der Lebensmittelkonzerne in einem ganz anderen Licht. Was haben wir denn erwartet, als diese Firmen ein hoch profitables Geschäftsmodell entwickelten, das uns flächendeckend mit zucker-, fett- und salzreichen Speisen versorgte, uns einredeten, dass diese Produkte mit guten Gefühlen einhergehen, und ein Umfeld schufen, das diese positiven Assoziationen nährt?

Je besser wir das Problem durchschauen, desto besser verstehen wir auch, wie wir unser Gewicht kontrollieren können – und wie nicht. Wir müssen uns der Realität stellen: Bis wir unser Essverhalten von Grund auf umkrempeln, werden wir weiterhin Milliarden für sinnlose Diäten aus dem Fenster werfen. Je eher wir Regeln finden, die der Prävention dienen, aber auch funktionierende Behandlungsstrategien, desto eher können wir wieder selbst über unseren Körper und unseren Geist bestimmen. Und dann kann sich wirklich etwas ändern.

Anhang

Danksagung

Das Ende des großen Fressens ist das Ergebnis jahrelanger Arbeit. Ohne die Bemühungen von Karyn Feiden säße ich immer noch daran, und dieses Buch würde nicht vorliegen. Ihre Formulierungskünste und ihre Fähigkeit herauszufinden, was ich wirklich meine, sind unvergleichlich. Karyn hat sich so intelligent und verständnisvoll auf dieses Buch eingelassen wie auf unsere vielen anderen gemeinsamen Projekte in den letzten 20 Jahren. Während wir viel zu häufig gemeinsam vor überladenen Tellern saßen oder bis spät in die Nacht telefonierten, war ihr die Wichtigkeit dieses Projekts für das Allgemeinwohl und die Bedeutung unserer Freundschaft immer bewusst. Das weiß ich zutiefst zu schätzen.

Dick Todd danke ich für seine geniale Redaktion, das kritische Auge und dass er mir immer die richtige Richtung zeigte. Auch Jeff Goldberg gab mir sehr wertvolle Hinweise, wie man dieses Buch auf ein anderes Niveau bringen kann.

Al Gore empfahl mich mit diesem Buch an Steven Murphy weiter, den Präsidenten von Rodale, der schon beim ersten Lesen des Manuskripts begeistert reagierte und sofort begriff, was ich vorhatte. Joe Klein schickte mich zu meiner Agentin, Kathy Robbins, die mir als scharfsichtige, begeisterte Fürsprecherin zur Seite stand. Ich danke euch allen.

Meine Zusammenarbeit mit Rodale war sehr erfreulich. Karen Rinaldi engagiert sich vorbehaltlos für *Das Ende des großen Fressens*, weil ihr dieses Buch ebenso am Herzen liegt wie mir. Julie Wills Lektorat war punktgenau. Ich danke auch Nancy N. Bailey, Beth Davey, Christina Gaugler und Beth Lamb.

Fachkundige Hilfe bei der Suche nach Zeitschriftenartikeln, der Vereinbarung und Transkription der Interviews, der Überprüfung der Fakten und beim Redigieren leisteten Chris Jerome, Richard Alwyn Fisher, Cal Johnson, Harry Slomovitz, Josh Marx, Bob Marsh, Megan O'Neill, Jennifer Hornsby, Erana Bumbardatore, Nancy Rutman und die unvergleichliche Deb Taylor.

Mein Dank geht auch an Chip Kidd, der meine Botschaft verstanden und in ein Buchcover umgesetzt hat.

Jerry Mande und Elizabeth Drye danke ich von Herzen für die ersten Literaturrecherchen.

Dank Nick Gimbels brillantem Rechtsverstand konnte ich mich ganz auf meine Aufgabe konzentrieren; dafür – und für so viel mehr – möchte ich ihm danken.

Brooke Shearer, Mathea Falco und Joel Ehrenkranz zolle ich meinen Dank, dass sie frühere Versionen des Manuskripts gelesen und überzeugend kommentiert haben. Meinen Freunden Connie Casey, Lynn Gryll, Ruth Katz und Nina Questal bin ich dankbar für die Suche nach Tippfehlern. Mit der verstorbenen Ann Litt habe ich immer gern über Kinder und Essen geredet. Marci Robinson, Jeff Nesbit, Jim O'Hara, Sharan Jayne, Drew Altman, Tina Hoff und Doug Levy halfen mir, den Bezug meines Buches zum Gesundheitswesen hervorzuheben.

Bei der Jahreskonferenz der Gesellschaft zur Erforschung des

Ess- und Trinkverhaltens treffen sich Wissenschaftler, die sich auf die Biologie der Nahrungsaufnahme konzentrieren. Von ihrer Kollegialität und ihrem analytischen Durchblick habe ich enorm profitiert. Hunderte von Wissenschaftlern und besonders meine Mitarbeiter und Kollegen Elissa Epel, Dana Small, Andras Hajnal, Jeffrey Grimm, Dianne Figlewicz, Jennifer Felsted, Gaetano Di Chiara, Michael Acree, Dina Halme und Tanya Adams haben mich so viel gelehrt, dass ich inständig hoffe, dass ich unseren derzeitigen Wissensstand hier korrekt wiedergebe.

Während meiner jahrelangen umfangreichen Forschungstätigkeit wurde ich von Stewart und Lynda Resnick, Marc und Lynne Benioff und Lionel Pincus finanziell unterstützt. Ihr Glaube an meine Arbeit und an mich hat mir sehr viel bedeutet, und ich danke ihnen dafür. Ich habe auch die Vorstände einiger Lebensmittelunternehmen beraten oder war beratendes Mitglied im Vorstand. Ich weiß, dass ich nie ein Blatt vor den Mund genommen habe, doch ich hoffe, wir haben voneinander gelernt.

Ich fühle mich geehrt, dass ich Keith Yamamoto meinen Freund nennen darf, und fühle mich durch seine Ruhe und seine Prinzipientreue immer wieder inspiriert. Danke, Keith.

Ich danke meinen Eltern, Roz und Irv Kessler, die mich lehrten, das Essen und vieles andere im Leben zu genießen.

Meine Kinder, Elise und Ben, sind für mich ein ewiger Quell der Freude und des Stolzes. Ich bin fasziniert davon, zu welchen Menschen sie herangewachsen sind. Ich danke ihnen für so vieles, auch für ihre immer freimütigen Kommentare zum Thema dieses Buches.

Und – Paulette, meine kluge Ratgeberin und Frau, die ich liebe, seit wir zusammen in Amherst in der Snack Bar saßen. Ich bin gleich bei dir.

Quellenangaben

Einleitung

1 *The Oprah Winfrey Show*, 26. Juni 2001.

2 Der Name Andrew ist ebenso ein Pseudonym wie die Namen anderer, die mir ihre persönliche Geschichte erzählt haben und später auftauchen werden, zum Beispiel Claudia, Frank, Jacob, Maria, Penny, Rosalita und Samantha.

3 In diesem Buch möchte ich die Beziehung zwischen dem Reiz, der von leckerem Essen ausgeht, und dem reflexhaften Essen als Reaktion näher untersuchen. Da ich nur vom gegenwärtigen Stand der Wissenschaft ausgehen kann, ist dies weder eine abschließende Arbeit auf diesem Gebiet noch eine vollständige Erklärung des epidemisch um sich greifenden Übergewichts. Ich konzentriere mich auf die Opioid- und Dopaminkreisläufe im Gehirn, jenem geheimnisvollen und komplexen, zwei Pfund schweren Organ zwischen Reiz und Reaktion, aber es gibt weit mehr zu erforschen. Von einem vollständigen Verständnis der Auswirkungen einer Vielzahl weiterer Neurotransmitter, Neuromodulatoren und chemischer Botenstoffe auf unser Essverhalten sind wir weit entfernt, und ich bin gespannt auf neue wissenschaftliche Arbeiten zu der Frage, wie Ghrelin, Leptin, Neuropeptid Y (NPY), Orexin, Melanocortin, Agouti-Proteine, CRH, Cholecystokinin und andere Moleküle an diesem Prozess beteiligt sind.

Wissenschaftlich gesehen liegt hier also noch ein großes Forschungsgebiet bereit, und wir werden besonders von weiteren Arbeiten zur Pathologie von Essstörungen profitieren. Ein tieferes Verständnis für Bulimie und Binge Eating wird die grundlegenden Mechanismen unseres Essverhaltens näher beleuchten. Wir wissen auch noch zu wenig über seltene Erkrankungen, die Menschen dazu bringen, sehr große Nahrungsmengen aufzunehmen, zum Beispiel das Prader-Willi-Syndrom, bilaterale Temporallappenerkrankung und posteriore Hypothalamustumoren. Auch aus Untersuchungen zu Krankheiten wie Anorexia nervosa oder krebsbedingter Kachexie sowie der Wirkung exogener Substanzen wie Cannabinoiden und Neuroleptika auf das Essverhalten können wir noch viel lernen.

Ebenso hilfreich wird ein tieferes Verständnis für Essstörungen sein, die ganz bestimmte Stoffe oder Lebensmittel betreffen. Hierzu gehören das Pica-Syndrom bei Menschen mit Eisenmangel, Salzhunger bei Dehydrierung und Appetit auf Lakritze bei Nebennniereninsuffizienz, aber auch eine Abneigung gegenüber Kohl bei einer Gallenblasenerkrankung oder die Ablehnung von Fleisch bei Magenkrebs. Solche natürlichen Phänomene, die in diesem Buch nicht näher untersucht werden, sind ein Hinweis darauf, wie straff die Prozesse zur Appetitregulierung organisiert sein müssen. Auch das endokrine System mit seinen vielfältigen Auswirkungen auf das Essverhalten beleuchte ich nicht näher, auch wenn wir bei einem Blutzuckerabfall ein Verlangen nach Kohlenhydraten verspüren und der Körper Appetitsignale gibt, wenn wir nichts essen. Erkenntnisse über solche Zusammenhänge und über systemische endokrine Erkrankungen, die das Essverhalten beeinflussen, zum Beispiel Schilddrüsenüber- bzw. -unterfunktion und das Cushing-Syndrom, werden uns auch helfen, starkes Übergewicht besser zu verstehen.

Kapitel 1

1 »Ältere prospektive Studien legen nahe, dass das Körpergewicht über die Jahre relativ konstant blieb. ... Zwei Drittel der Teilnehmer wichen weniger als fünf Kilo von ihrem Einstandsgewicht ab.« Die Referenzstudien wurden 1977 und 1979 veröffentlicht. J. Grinker, D. Rush & P. Vokonas: »Changing Body Habitus among Healthy Older Men: The NAS Boston VA Study of Weight Stability in Healthy Male Volunteers Aged 40–80 Years«, *Diabetes Research and Clinical Practice 10 Suppl 1* (1990): S. 89–94.
Früher nahmen Männer und Frauen als Erwachsene meist in den ersten 20 Jahren zu, erreichten dann ein Plateau und nahmen in späteren Lebensjahrzehnten wieder ab. Eine Studie ergab, dass eine Population Frauen zwischen 25 und 35 im Lauf von 20 Jahren insgesamt 7,7 kg schwerer wurde (Männer: 7,3 kg). Frauen und Männer zwischen 36 und 47 nahmen in den folgenden 20 Jahren 4,5 kg zu, Frauen zwischen 48 und 60 immer noch 0,9 kg (Männer: 0,5 kg). T. J. Sheehan, S. DuBrava, L. M. DeChello und Z. Fang: »Rates of Weight Change for Black and White Americans over a Twenty Year Period«, *International Journal of Obesity and Related Metabolic Disorders 27, 4* (2003): S. 498–504.

Zur Langzeitentwicklung des Gewichts von Erwachsenen siehe I. Lee, S. N. Blair, D. B. Allison, A. R. Folsom, T. B. Harris, J. E. Manson und R. R. Wing: »Epidemiologic Data on the Relationships of Caloric Intake, Energy Balance, and Weight Gain over the Life Span with Longevity and Morbidity«, *Journals of Gerontology. Series A, Biological Sciences and Medical Sciences 56* (2001): S. 7–19.

2 »Der durchschnittliche jährliche Anstieg des mittleren BMI war von 1900 bis 1976 am geringsten und ist zwischen 1988 und 2000 um 0,5 Prozent pro Jahr gewachsen.« L. A. Helmchen & R. M. Henderson: »Changes in the Distribution of Body Mass Index of White US Men, 1890–2000«, *Annals of Human Biology 31, 2* (2004): S. 174–81. Den Autoren zufolge »ging der mittlere BMI 1890 bis 1894 im Alter zurück, während diese Entwicklung sich bis 2000 umkehrte«.

3 Flegal untersuchte die vom *National Center for Health Statistics* durchgeführte Studie zu Gesundheit und Ernährung *(NHANES)*, die einen Blick auf die Zivilbevölkerung der USA gewährt. Tausende Teilnehmer – Kinder und Erwachsene beider Geschlechter sowie aller Bevölkerungsgruppen – werden zu Hause zu ihrem Gesundheitszustand, bisherigen Erkrankungen und Ernährung interviewt und anschließend gründlich medizinisch untersucht. Die erste derartige Untersuchung wurde 1960 durchgeführt, 1971 kamen Fragen zur Ernährung hinzu. NHANES-I stammt aus den Jahren 1971 bis 1974, NHANES-II lief von 1976 bis 1980, NHANES-III wurde in zwei Phasen abgewickelt, Phase 1 von 1988 bis 1991, Phase 2 von 1991 bis 1994. Seit 1999 ist NHANES eine fortlaufende Studie, deren Ergebnisse alle zwei Jahre veröffentlicht werden.

4 Interview mit Katherine M. Flegal, PhD, wissenschaftliche Forschung am National Center for Health Statistics, Centers for Disease Control and Prevention, 9. Januar 2005.

5 R. J. Kuczmarski, K. M. Flegal, S. M. Campbell und C. L. Johnson: »Increasing Prevalence of Overweight among US Adults. The National Health and Nutrition Examination Surveys, 1960 to 1991«, *JAMA 272, 3* (1994): S. 205–11. Diese Analyse basiert auf einer Bevölkerungsstichprobe von 8260 Erwachsenen über 20, die an Phase 1 von NHANES-III teilgenommen haben. Unabhängig von ethnischer Herkunft und Geschlecht stieg der Anteil der Übergewichtigen bei den 20- bis 74-Jährigen von 25,4 Prozent in NHANES-II (Erhebung 1976 bis 1980) auf 33,3 Prozent in NHANES-III, Phase 1 (Erhe-

bung 1988 bis 1991). Der mittlere BMI stieg von 25,3 in NHANES-II auf 26,3 in NHANES-III, Phase 1.

6 C. L. Ogden, C. D. Fryar, M. D. Carroll & K. M. Flegal: »Mean Body Weight, Height, and Body Mass Index, United States 1960–2002«, *Advance Data from Vital and Health Statistics 347* (2004).

7 Der Anteil übergewichtiger Kinder ist von 1980 bis 2004 angestiegen, wobei die schwersten Kinder noch schwerer wurden (2004 bis 2006 stieg der Anteil nicht weiter an). C. L. Ogden, M. D. Carroll und K. M. Flegal: »High Body Mass Index for Age among US Children and Adolescents, 2003–2006«, *JAMA 299, 20* (2008): S. 2401–5; C. L. Ogden, K. M. Flegal, M. D. Carroll und C. L. Johnson: »Prevalence and Trends in Overweight among US Children and Adolescents, 1999–2000«, *JAMA 288, 14* (2002): S. 1728–32; C. L. Ogden, M. D. Carroll, L. R. Curtin, M. A. McDowell, C. J. Tabak und K. M. Flegal: »Prevalence of Overweight and Obesity in the United States, 1999–2004«, *JAMA 295, 13* (2006): S. 1549–55.

8 K. M. Flegal & R. P. Troiano: »Changes in the Distribution of Body Mass Index of Adults and Children in the US Population«, *International Journal of Obesity and Related Metabolic Disorders 24, 7* (2000): S. 807–18.
Beim Vergleich der BMI-Streuung in NHANES-II und -III wurden mediane Streuungsdarstellungen verwendet. Sie zeigen »in jeder Geschlechts- und Altersgruppe einen gewissen Aufwärtstrend bei der BMI-Streuung. Alle Gruppen weisen zudem größere Unterschiede im oberen Teil der Streuung auf, ... zudem gibt es in allen Gruppen eine erhöhte Schräglage bei der BMI-Streuung. ... In den meisten Gruppen betragen die größten Unterschiede etwa 3 bis 4 BMI-Einheiten und sind in den höchsten Perzentilen der Verteilung zu beobachten«.

9 E. L. Harvey & A. J. Hill: »Health Professionals' Views of Overweight People and Smokers«, *International Journal of Obesity and Related Metabolic Disorders 25, 8* (2001): S. 1253–61; L. L. Brandsma: »Physician and Patient Attitudes toward Obesity«, *Eat Disord 13, 2* (2005): S. 201–11.

Kapitel 2

1 S. M. Pearcey & J. M. de Castro: »Food Intake and Meal Patterns of Weight-Stable and Weight-Gaining Persons«, *American Journal of Clinical Nutrition 76, 1* (2002): 107–12.

2 A. J. Stunkard, R. I. Berkowitz, D. Schoeller, G. Maislin & V. A. Stallings: »Predictors of Body Size in the First 2 Y of Life: A High-Risk Study of Human Obesity«, *International Journal of Obesity and Related Metabolic Disorders* *28, 4* (2004): S. 503–13. Unabhängig vom Gewicht der Eltern war für die Vorhersehbarkeit der Gewichtszunahme der Kinder nicht so wichtig, was diese verbrauchten, sondern vielmehr, was die Kinder aßen.

»Der Gesamtenergieverbrauch beider Gruppen ist ungefähr gleich, doch die Nahrungsaufnahme ist auffallend unterschiedlich.« Interview des Autors mit Albert J. »Mickey« Stunkard, MD, Professor Emeritus of Psychiatry, University of Pennsylvania, 20. April 2005.

3 K. E. Ebersole, L. R. Dugas, R. A. Durazo-Arvizu, A. A. Adeyemo, B. O. Tayo, O. O. Omotade, W. R. Brieger, D. A. Schoeller, R. S. Cooper & A. H. Luke: »Energy Expenditure and Adiposity in Nigerian and African-American Women«, *Obesity (Silver Spring)* (2008). In der Studie wird eine Gruppe nigerianischer Frauen mit einer Gruppe Frauen aus Chicago verglichen. Sie legt nahe, dass die Nahrungszufuhr für die Gewichtszunahme entscheidender ist als der Energieverbrauch.

4 A. E. Macias: »Experimental Demonstration of Human Weight Homeostasis: Implications for Understanding Obesity«, *British Journal of Nutrition 91, 3* (2004): S. 479–84; L. M. Kaplan: »Body Weight Regulation and Obesity«, *Journal of Gastrointestinal Surgery 7, 4* (2003): S. 443–51.

5 M. W. Schwartz & D. Porte Jr.: »Diabetes, Obesity, and the Brain«, *Science 307, 5708* (2005): S. 375–79; M. K. Badman & J. S. Flier: »The Gut and Energy Balance: Visceral Allies in the Obesity Wars«, *Science 307, 5717* (2005): S. 1909–14; J. G. Mercer & J. R. Speakman: »Hypothalamic Neuropeptide Mechanisms for Regulating Energy Balance: From Rodent Models to Human Obesity«, *Neuroscience and Biobehavioral Reviews 25, 2* (2001): S. 101–16.

6 Lee Kaplan, MD, PhD, Direktor des Gewichtszentrums am Massachusetts General Hospital (Vortrag bei der jährlichen Konferenz »*Practical Approaches to the Treatment of Obesity*« der Fortbildungsabteilung der Harvard Medical School). »Es gibt ein zentrales Regulierungssystem«, so Kaplan. »Der Körper kann Energiezufuhr und Energieverbrauch sehr gut aufeinander abstimmen. Die Toleranz beträgt durchschnittlich 0,15 Prozent pro Tag. ... Der Mechanismus, mit dessen Hilfe Nahrungsaufnahme und Energieverbrauch ausgeglichen werden, ist ein einfaches Biofeedbacksystem,

das von bestimmten Gehirnarealen gesteuert wird. ... Wenn man so wenig Energie zuführt, dass man unweigerlich Gewicht abbaut, steigt der Hunger, damit man wieder mehr Nahrung aufnimmt. Wer unbedingt zunehmen will, erlebt das Gegenteil. ... Die Fettsuchtepidemie ist nicht von diesem System abgekoppelt, sondern sie durchbricht dieses System. Es ist nicht nur McDonald's, sondern die Art, wie McDonald's das System unterbricht. Es sind nicht nur die Gene, sondern die Gene mit ihrer Auswirkung auf das körpereigene Gleichgewicht.«

In unserem Gespräch am 19. November 2003 betonte James O. Hill, PhD, Professor für Kinderheilkunde und Direktor des Zentrums für Ernährung an der University of Colorado-Denver, einer der führenden Gewichtsexperten der USA, die veränderte Umgebung: »Während eines Großteils der Menschheitsgeschichte ging es in erster Linie darum, ausreichend Nahrung zu bekommen, um unseren Energiebedarf zu decken. ... Unsere physiologischen Abläufe entwickelten sich in einer Situation, in der wir im Alltag sehr aktiv sein mussten. Wir mussten jagen und wilde Tiere töten. Gewichtskontrolle fand durch reichlich Bewegung statt – wichtiger war, genug Nahrung zu finden, um den Energiebedarf zu decken.«

Siehe auch: M. W. Schwartz & K. D. Niswender: »Adiposity Signaling and Biological Defense against Weight Gain: Absence of Protection or Central Hormone Resistance?«, *Journal of Clinical Endocrinology and Metabolism 89, 12* (2004): S. 5889–97.

Wer durch eine Veränderung der Ess- und Bewegungsgewohnheiten abnimmt und das neue Verhalten ein Jahr lang beibehält, hat signifikant höhere Chancen, nicht wieder zuzunehmen. M. T. McGuire, R. R. Wing, M. L. Klem, W. Lang & J. O. Hill: »What Predicts Weight Regain in a Group of Successful Weight Losers?«, *Journal of Consulting and Clinical Psychology 67, 2* (1999): S. 177–85.

7 Gespräch des Autors mit dem Schauspieler Robert De Niro am 27. Juli 2005. Lee Kaplan, MD, PhD, Direktor des Gewichtszentrums am Massachusetts General Hospital, erzählte die Geschichte von De Niro erstmals bei der jährlichen Konferenz *»Practical Approaches to the Treatment of Obesity«* der Fortbildungsabteilung der Harvard Medical School.

8 Jutta Heckhausen & Heinz Heckhausen: *Motivation und Handeln. 3. überarbeitete und erweiterte Auflage.* Springer Verlag, Berlin, 2009; Johnmarshall Reeve: *Understanding Motivation and Emotion, 4th ed.* Wiley, Hoboken, NJ,

2005; Rick A. Bevins & Michael T. Bardo: *Motivational Factors in the Etiology of Drug Abuse*. Lincoln, University of Nebraska Press, Lincoln 2004; Eva Dreikurs Ferguson & Beth Eva Ferguson Wee: *Motivation: A Biosocial and Cognitive Integration of Motivation and Emotion*. Oxford University Press, New York 2000.

9 Vor fast 50 Jahren implantierte P. J. Morgane, Fakultätsmitglied der Abteilung Physiologie an der University of Tennessee Medical School, Elektroden in verschiedene Regionen von Rattengehirnen und reizte diese Areale bei vier dreistündigen Versuchen im Lauf von 20 Tagen. Bei der Stimulierung des lateralen Hypothalamus zeigte sich bei bereits satten Ratten eine dramatische Tendenz weiterzufressen. P. J. Morgane: »Distinct ›Feeding‹ and ›Hunger Motivating‹ Systems in the Lateral Hypothalamus of the Rat«, *Science 133* (1961): S. 887–8; P. J. Morgane: »Electrophysiological Studies of Feeding and Satiety Centers in the Rat«, *American Journal of Physiology 201* (1961): S. 838–44; P. J. Morgane: »Evidence of a ›Hunger Motivational‹ System in the Lateral Hypothalamus of the Rat«, *Nature 191* (1961): S. 672–4; P. J. Morgane: »Medial Forebrain Bundle and ›Feeding Centers‹ of the Hypothalamus«, *Journal of Comparative Neurology 117* (1961): S. 1–25.

Kapitel 3

1 Interview des Autors mit Peter Rogers, PhD, Abteilungsleiter und Professor für experimentelle Psychologie, University of Bristol, England, 10. August 2005. Zum Einfluss der Schmackhaftigkeit siehe auch M. R. Yeomans: »Taste, Palatability and the Control of Appetite«, *Proceedings of the Nutrition Society 57, 4* (1998): S. 609–15; M. R. Yeomans, J. E. Blundell & M. Leshem: »Palatability: Response to Nutritional Need or Need-Free Stimulation of Appetite?«, *British Journal of Nutrition 92 Suppl 1* (2004): S. 3–14; E. M. Bobroff & H. R. Kissileff: »Effects of Changes in Palatability on Food Intake and the Cumulative Food Intake Curve in Man«, *Appetite 7, 1* (1986): S. 85–96; David J. Mela & Peter J. Rogers: *Food, Eating, and Obesity: The Psychobiological Basis of Appetite and Weight Control*. Chapman & Hall, London, New York 1998; S. M. Green & J. E. Blundell, »Effect of Fat- and Sucrose-Containing Foods on the Size of Eating Episodes and Energy Intake in Lean Dietary Restrained and Unrestrained Females: Potential for Causing Overconsumption«, *European Journal of Clinical Nutrition 50, 9* (1996): S. 625–35.

2 Interview des Autors mit Adam Drewnowski, PhD, Direktor des Ernährungswissenschaftlichen Programms der University of Washington, 30. Juni 2005; A. Drewnowski: »Energy Intake and Sensory Properties of Food«, *American Journal of Clinical Nutrition 62, 5 Suppl* (1995): S. 1081–85; A. Drewnowski & M. R. Greenwood: »Cream and Sugar: Human Preferences for High-Fat Foods«, *Physiology and Behavior 30, 4* (1983): S. 629–33.
  Es besteht eine signifikante Korrelation zwischen dem Konsum fett- und zuckerreicher Speisen und einem erhöhten BMI. J. I. Macdiarmid, A. Vail, J. E. Cade & J. E. Blundell: »The Sugar-Fat Relationship Revisited: Differences in Consumption between Men and Women of Varying BMI«, *International Journal of Obesity and Related Metabolic Disorders 22, 11* (1998): S. 1053–61.

3 Howard R. Moskowitz, Sebastiano Porretta & Matthias Silcher: *Concept Research in Food Product Design and Development.* Blackwell, Ames, Iowa 2005.

4 Interviews des Autors mit Dwight Riskey, PhD, ehemals leitender Angestellter bei Frito-Lay, 4. November 2004 und 26. September 2005.

5 Interview des Autors mit Barry Levin, MD, klinischer Professor für Pharmakologie und Physiologie, Abteilung für Neurologie und Neurowissenschaften an der New Jersey Medical School, 12. August 2005; B. E. Levin, A. A. Dunn-Meynell, B. Balkan & R. E. Keesey: »Selective Breeding for Diet-Induced Obesity and Resistance in Sprague-Dawley Rats«, *American Journal of Physiology 273, 2, pt. 2* (1997): S. 725–30.

6 Interview des Autors mit Anthony Sclafani, PhD, Distinguished Professor der Abteilung für Psychologie am Brooklyn College, City University of New York, 11. Juni 2004 und 29. August 2005; A. Sclafani & D. Springer: »Dietary Obesity in Adult Rats: Similarities to Hypothalamic and Human Obesity Syndromes«, *Physiology and Behavior 17, 3* (1976): S. 461–71.

7 J. M. de Castro, F. Bellisle, A. M. Dalix & S. M. Pearcey: »Palatability and Intake Relationships in Free-Living Humans: Characterization and Independence of Influence in North Americans«, *Physiology and Behavior 70, 3–4* (2000): S. 343–50.

8 D. E. Larson, R. Rising, R. T. Ferraro & E. Ravussin: »Spontaneous Overfeeding with a ›Cafeteria Diet‹ in Men: Effects on 24-Hour Energy Expenditure and Substrate Oxidation«, *International Journal of Obesity and Related Metabolic Disorders 19, 5* (1995): S. 331–7.

Kapitel 4

1 Interview des Autors mit einem Berater der Nahrungsmittelindustrie, der nicht genannt werden möchte, 12. August 2004.

Kapitel 5

1 R. E. Keesey & M. D. Hirvonen: »Body Weight Set-Points: Determination and Adjustment«, *Journal of Nutrition 127, 9* (1997): S. 1875–83.

2 Nicht wenige Wissenschaftler haben ihre Zweifel an der Setpoint-Theorie angemeldet. Ein Projekt von David A. Levitsky, PhD, Professor für Psychologie/Ernährungswissenschaften an der Cornell University, ergab, dass unsere Nahrungsauswahl nicht nur davon abhängt, welche Signale das Gehirn zur Gewichtserhaltung sendet. Wenn die Studienteilnehmer mehr bekamen – sie aßen 135 Prozent von dem, was die ursprüngliche Portion der Studie enthielt, und nahmen dabei zu –, verringerten sie anschließend die Nahrungsaufnahme nicht ausreichend, um zu ihrem Ausgangsgewicht zurückzukehren. D. A. Levitsky, E. Obarzanek, G. Mrdjenovic & B. J. Strupp: »Imprecise Control of Energy Intake: Absence of a Reduction in Food Intake Following Overfeeding in Young Adults«, *Physiology and Behavior 84, 5* (2005): S. 669–75.

In einer anderen Studie fand Levitsky heraus, dass Kinder im Vorschulalter »die Verzehrmenge nicht entsprechend der Energiedichte der Mahlzeit anpassten«, und folgerte daraus, dass »das Essverhalten von Kindern dem von Erwachsenen insofern ähnelt, als dass sie die Energiezufuhr sehr schlecht regulieren können und auf Umweltreize reagieren«. G. Mrdjenovic & D. A. Levitsky: »Children Eat What They Are Served: The Imprecise Regulation of Energy Intake«, *Appetite 44, 3* (2005): S. 273–82.

Auch andere Studien deuten darauf hin, dass die Setpoint-Theorie ihre Grenzen hat, zum Beispiel D. A. Levitsky: »Putting Behavior Back into Feeding Behavior: A Tribute to George Collier«, *Appetite 38, 2* (2002): S. 143–8; D. A. Levitsky: »The Non-Regulation of Food Intake in Humans: Hope for Reversing the Epidemic of Obesity«, *Physiology and Behavior 86, 5* (2005): S. 623–32. David Wirtshafter, PhD, Professor an den Abteilungen für Psychologie und Neurowissenschaft, und John D. Davis, MD der psychiatrischen Abteilung, beide an der University of Illinois–Chicago, zeigten auf, dass die Fähigkeit von Nagetieren, sich vor dem Winter Fett anzufressen, und von Vögeln, die vor ihren Flügen ins Sommer- oder Winterquartier Fett einlagern, Zweifel an der Setpoint-Theorie wecken. D. Wirtshafter & J. D. Davis: »Set Points, Settling Points, and the Control of Body Weight«, *Physiology and Behavior 19, 1* (1977): S. 75–8.

Einige Biologen haben Änderungen vorgeschlagen, um die Setpoint-Theorie überzeugender zu machen. Das Modell »Fehlender Schutz« besagt, dass Übergewicht aus einem System erwächst, das nie für eine Welt mit unbegrenztem Nahrungsangebot gedacht war. Wir sind besser dafür geeignet, unser Körpergewicht bei Nahrungsknappheit zu erhalten, als dafür, vernünftig mit einem Überangebot klarzukommen. Ein Erklärungsversuch wäre, dass der Körper ein Abrutschen von Leptin unter einen bestimmten Schwellenwert als Signal zum Ausbau der Energiespeicher wertet – andererseits tritt nicht das Gegenteil ein, wenn der Leptinwert über diesen Schwellenwert ansteigt. Das Modell »Zentrale Resistenz« geht davon aus, dass manche Leute aufgrund eines biologischen Defekts nicht in der Lage sind, adäquat auf die Signale von Insulin und Leptin zu reagieren, die ihnen helfen sollen, Nahrungszufuhr oder Energieverbrauch zu verändern. M. W. Schwartz & K. D. Niswender: »Adiposity Signaling and Biological Defense against Weight Gain: Absence of Protection or Central Hormone Resistance?«, *Journal of Clinical Endocrinology and Metabolism 89, 12* (2004): S. 5889–97.

3 John P. J. Pinel: *Biopsychology, 6th ed.* Pearson Allyn and Bacon. Boston 2007; D. Wirtshafter & J. D. Davis: »Set Points, Settling Points, and the Control of Body Weight«, *Physiology and Behavior 19, 1* (1977): S. 75–8.

Kapitel 6

1 Zur Diskussion zu Verstärkung und Selbstverabreichung siehe auch Bankole A. Johnson & John D. Roache: *Drug Addiction and Its Treatment: Nexus of Neuroscience and Behavior.* Lippincott-Raven, Philadelphia 1997.

2 M. F. Barbano & M. Cador: »Differential Regulation of the Consummatory, Motivational and Anticipatory Aspects of Feeding Behavior by Dopaminergic and Opioidergic Drugs«, *Neuropsychopharmacology 31, 7* (2006): S. 1371–81; M. F. Barbano & M. Cador: »Various Aspects of Feeding Behavior Can Be Partially Dissociated in the Rat by the Incentive Properties of Food and the Physiological State«, *Behavioral Neuroscience 119, 5* (2005):

S. 1244–53. Siehe auch H. P. Weingarten: »Conditioned Cues Elicit Feeding in Sated Rats: A Role for Learning in Meal Initiation«, *Science 220, 4595* (1983): S. 431–3.

3 K. Brennan, D. C. Roberts, H. Anisman & Z. Merali: »Individual Differences in Sucrose Consumption in the Rat: Motivational and Neurochemical Correlates of Hedonia«, *Psychopharmacology 157, 3* (2001): S. 269–76.

4 Interview des Autors mit Sara Jane Ward, PhD, Abteilung für Pharmawissenschaften, Temple University, 19. Mai 2006. S. J. Ward & L. A. Dykstra: »The Role of CB1 Receptors in Sweet Versus Fat Reinforcement: Effect of CB1 Receptor Deletion, CB1 Receptor Antagonism (Sr141716a) and CB1 Receptor Agonism (Cp-55940)«, *Behavioural Pharmacology 16, 5–6* (2005): S. 381–8.

5 A. M. Naleid, J. W. Grimm, D. A. Kessler, A. J. Sipols, S. Aliakbari, J. L. Bennett, J. Wells & D. P. Figlewicz: »Deconstructing the Vanilla Milkshake: The Dominant Effect of Sucrose on Self-Administration of Nutrient-Flavor Mixtures«, *Appetite 50, 1* (2008): S. 128–38. In dieser Studie gingen wir der Hypothese nach, dass die komplexe Mischung aus Maiskeimöl, Saccharose und Aroma ein größerer Verstärker ist als jede der Komponenten für sich allein. Wir haben sowohl beim Fixed-Ratio- als auch beim Progressive-Ratio-Vorgehen einen konzentrationsabhängigen Anstieg der Verstärkung durch verabreichte Saccharoselösungen (0%, 3%, 6,25% und 12,5%) beobachtet. Als Lösungen mit kalorisch gleichwertigem Maiskeimöl (0%, 1,4%, 2,8% und 5,6%) angeboten wurden, wiederholte sich das Ergebnis nur beim Fixed-Ratio-Procedere. Auch die Zugabe von 1,4 Prozent Öl zu 3-prozentiger bzw. 12,5-prozentiger Saccharoselösung erhöhte im Verhältnis zur Verabreichung reiner Saccharoselösung zwar die Verstärkung bei Fixed Ratio, nicht aber bei Progressive Ratio. Die Zugabe von 3-prozentigem Vanillegeschmack hatte ebenfalls keinen Einfluss auf den Konsum von 3-prozentiger Saccharoselösung oder 3-prozentiger Saccharoselösung mit 1,4 Prozent Öl. Eine Studie, die darauf hindeutet, dass Zucker- oder Salzzusätze in der Ernährung die Fettaufnahme erhöhen, präsentieren zum Beispiel Emmett und K. W. Heaton: »Is Extrinsic Sugar a Vehicle for Dietary Fat?«, *Lancet 345, 8964* (1995): S. 1537–40; aber auch K. Kudo, T. Saito, Y. Sano & T. Okuda: »Extrinsic Sugar as Vehicle for Dietary Fat«, *Lancet 346, 8976* (1995): S. 698.

6 Einen frühen Nachweis, dass die Konditionierung auf Hinweisreize satte Tiere zum Fressen verleiten kann, erbrachte H. P. Weingarten: »Condi-

tioned Cues Elicit Feeding in Sated Rats: A Role for Learning in Meal Initiation«, *Science 220, 4595* (1983): S. 431–3. Das Forscherteam Gorica Petrovich, Peter Holland und Michela Gallagher zeigte, dass »durch Hinweisreize ausgelöstes Fressen von der Integrität von Nervenfasern abhängt,
welche die basolaterale Amygdala und den lateralen Hypothalamus verbinden«. G. D. Petrovich, P. C. Holland & M. Gallagher: »Amygdala and Prefrontal Pathways to the Lateral Hypothalamus Are Activated by a Learned
Cue That Stimulates Eating«, *Journal of Neuroscience 25, 36* (2005): S. 8295–
302.

7 R. A. Wise: »Brain Reward Circuitry: Insights from Unsensed Incentives«,
Neuron 36, 2 (2002): S. 229–40; R. A. Wise: »Dopamine and Food Reward:
Back to the Elements«, *American Journal of Physiology – Regulatory, Integrative and Comparative Physiology 286, 1* (2004): S. 13; R. A. Wise: »Drug-Acti-
vation of Brain Reward Pathways«, *Drug and Alcohol Dependence 51, nos.
1–2* (1998): S. 13–22; R. A. Wise: »Forebrain Substrates of Reward and Motivation«, *Journal of Comparative Neurology 493, 1* (2005): S. 115–21; R. A.
Wise: »The Parsing of Food Reward«, *American Journal of Physiology – Regulatory, Integrative and Comparative Physiology 291, 5* (2006): S. 1234–5; R. A.
Wise: »Role of Brain Dopamine in Food Reward and Reinforcement«, *Philosophical Transactions of the Royal Society of London. Series B: Biological Sciences 361, 1471* (2006): S. 1149–58; N. D. Volkow & R. A. Wise: »How Can
Drug Addiction Help Us Understand Obesity?«, *Nature Neuroscience 8, 5*
(2005): S. 555–60.

8 Derek van der Kooy: »Place Conditioning: A Simple and Effective Method
for Assessing the Motivational Properties of Drugs«, in: *Methods of Assessing the Reinforcing Properties of Abused Drugs, ed. Michael A. Bozarth.* Sprin-
ger-Verlag, New York 1987.

9 P. A. Jarosz, P. Sekhon & D. V. Coscina: »Effect of Opioid Antagonism on
Conditioned Place Preferences to Snack Foods«, *Pharmacology, Biochemistry and Behavior 83, 2* (2006): S. 257–64.

10 Interview des Autors mit Frances K. McSweeney, PhD, Regents-Professor
am Department of Psychology, Washington State University, Juni 2006; E. S.
Murphy, F. K. McSweeney, R. G. Smith & J. J. McComas: »Dynamic Changes
in Reinforcer Effectiveness: Theoretical, Methodological, and Practical Implications for Applied Research«, *Journal of Applied Behavior Analysis 36, 4*
(2003): S. 421–38.

Kapitel 7

1 Interview des Autors mit Howard L. Fields, MD, PhD, Direktor am Wheeler Center für die Neurobiologie der Sucht, University of California, San Francisco, 27. August 2004 und 12. Mai 2006; S. A. Taha & H. L. Fields: »Inhibitions of Nucleus Accumbens Neurons Encode a Gating Signal for Reward-Directed Behavior«, *Journal of Neuroscience 26, 1* (2006): S. 217–22; S. A. Taha, S. M. Nicola & H. L. Fields: »Cue-Evoked Encoding of Movement Planning and Execution in the Rat Nucleus Accumbens«, *Journal of Physiology 584, pt. 3* (2007): S. 801–18; S. A. Taha, E. Norsted, L. S. Lee, P. D. Lang, B. S. Lee, J. D. Wooley & H. L. Fields: »Endogenous Opioids Encode Relative Taste Preference«, *European Journal of Neuroscience 24, 4* (2006): S. 1220–6.

2 Interview des Autors mit Edmund T. Rolls, Professor für Experimentalpsychologie, University of Oxford, England, 26. September 2005; E. T. Rolls: »Brain Mechanisms Underlying Flavour and Appetite«, *Philosophical Transactions of the Royal Society of London. Series B: Biological Sciences 361, 1471* (2006): S. 1123–36; Edmund T. Rolls: *The Brain and Emotion.* Oxford University Press, Oxford 1999; Edmund T. Rolls: *Emotion Explained. Series in Affective Science.* Oxford University Press, New York 2005; E. T. Rolls: »Taste, Olfactory, and Food Texture Processing in the Brain, and the Control of Food Intake«, *Physiology and Behavior 85, 1* (2005): S. 45–56; I. E. de Araujo, E. T. Rolls, M. L. Kringelbach, F. McGlone & N. Phillips: »Taste-Olfactory Convergence, and the Representation of the Pleasantness of Flavour, in the Human Brain«, *European Journal of Neuroscience 18, 7* (2003): S. 2059–68.

3 Geschmack ist »emotional akut vordringlich. ... Der Belohnungswert scheint ein fundamentaler Bestandteil der Geschmacksempfindung zu sein.« A. K. Anderson & N. Sobel: »Dissociating Intensity from Valence as Sensory Inputs to Emotion«, *Neuron 39, 4* (2003): S. 581–3.

4 Interview des Autors mit Gerard P. Smith, MD, Professor Emeritus für Psychiatrie an der Abteilung für Psychiatrie, Joan and Sanford I. Weill Medical College der Cornell University, 20. Juli 2006; Gerard P. Smith: »Accumbens Dopamine Is a Physiological Correlate of the Rewarding and Motivating Effects of Food«, in: *Neurobiology of Food and Fluid Intake, 2nd ed., Handbook of Behavioral Neurobiology, ed. E. Stricker and Stephen C. Woods.* Kluwer Academic/Plenum, New York 2004; G. P. Smith: »Accumbens Dopamine Mediates the Rewarding Effect of Orosensory Stimulation by Sucrose«, *Appetite 43, 1* (2004): S. 11–13.

5 P. S. Grigson: »Like Drugs for Chocolate: Separate Rewards Modulated by Common Mechanisms?«, *Physiology and Behavior 76, 3* (2002): S. 389–95; E. Blass, E. Fitzgerald & P. Kehoe: »Interactions between Sucrose, Pain and Isolation Distress«, *Pharmacology, Biochemistry and Behavior 26, 3* (1987): S. 483–9; E. M. Blass & L. B. Hoffmeyer: »Sucrose as an Analgesic for Newborn Infants«, *Pediatrics 87, 2* (1991): S. 215–8; E. M. Blass & A. Shah: »Pain-Reducing Properties of Sucrose in Human Newborns«, *Chemical Senses 20, 1* (1995): S. 29–35; E. M. Blass & D. J. Shide: »Some Comparisons among the Calming and Pain-Relieving Effects of Sucrose, Glucose, Fructose and Lactose in Infant Rats«, *Chemical Senses 19, 3* (1994): S. 239–49; E. M. Blass & L. B. Watt: »Suckling- and Sucrose-Induced Analgesia in Human Newborns«, *Pain 83, 3* (1999): S. 611–23; M. Fernandez, E. M. Blass, M. Hernandez-Reif, T. Field, M. Diego & C. Sanders: »Sucrose Attenuates a Negative Electroencephalographic Response to an Aversive Stimulus for Newborns«, *Journal of Developmental and Behavioral Pediatrics 24, 4* (2003): S. 261–6; G. E. Kaufman, S. Cimo, L. W. Miller & E. M. Blass: »An Evaluation of the Effects of Sucrose on Neonatal Pain with 2 Commonly Used Circumcision Methods«, *American Journal of Obstetrics and Gynecology 186, 3* (2002): S. 564–8.

6 L. A. Parker, S. Maier, M. Rennie & J. Crebolder: »Morphine-and Naltrexone-Induced Modification of Palatability: Analysis by the Taste Reactivity Test«, *Behavioral Neuroscience 106, 6* (1992): S. 999–1010; T. G. Doyle, K. C. Berridge & B. A. Gosnell: »Morphine Enhances Hedonic Taste Palatability in Rats«, *Pharmacology, Biochemistry and Behavior 46, 3* (1993): S. 745–9; S. Pecina & K. C. Berridge: »Opioid Site in Nucleus Accumbens Shell Mediates Eating and Hedonic ›Liking‹ for Food: Map Based on Microinjection Fos Plumes«, *Brain Research 863, nos. 1–2* (2000): S. 71–86; A. E. Kelley, V. P. Bakshi, S. N. Haber, T. L. Steininger, M. J. Will & M. Zhang: »Opioid Modulation of Taste Hedonics within the Ventral Striatum«, *Physiology and Behavior 76, 3* (2002): S. 365–77; M. Fantino, J. Hosotte & M. Apfelbaum: »An Opioid Antagonist, Naltrexone, Reduces Preference for Sucrose in Humans«, *American Journal of Physiology 251, 1, pt. 2* (1986): S. 91–6; A. Drewnowski, D. D. Krahn, M. A. Demitrack, K. Nairn & B. A. Gosnell: »Naloxone, an Opiate Blocker, Reduces the Consumption of Sweet High-Fat Foods in Obese and Lean Female Binge Eaters«, *American Journal of Clinical Nutrition 61, 6* (1995): S. 1206–12.

7 »Die Opioide wirken dem normalen Sättigungsmechanismus entgegen«, sagte Howard Fields. Interview des Autors mit Howard L. Fields, MD, PhD, Direktor am Wheeler Center für die Neurobiologie der Sucht, University of California, San Francisco, 27. August 2004.

8 Interview des Autors mit Josh Wooley, MD, PhD, Zentrum für Ermittlung, Erforschung und Behandlung von Übergewicht, University of California, San Francisco, 29. September 2006; J. D. Wooley, B. S. Lee, S. A. Taha & H. L. Fields: »Nucleus Accumbens Opioid Signaling Conditions Short-Term Flavor Preferences«, *Neuroscience 146, 1* (2007): S. 19–30.

9 M. J. Glass, E. O'Hare, J. P. Cleary, C. J. Billington & A. S. Levine: »The Effect of Naloxone on Food-Motivated Behavior in the Obese Sugar Rat«, *Psychopharmacology 141, 4* (1999): S. 378–84.

10 Die Wahrnehmungssignale des Mögens als Reaktion auf Zucker sind normalerweise zu sehen und zu hören. Eine Ratte leckt sich auf charakteristische Weise die Pfoten und bewegt ihre Zunge, ein Kleinkind macht ein erfreutes Gesicht, ein Erwachsener verwendet Worte. Mit Hilfe von »Fos plumes« waren Kent Berridge und seine Kollegen von der University of Michigan als Erste in der Lage, das Gehirnareal zu kartieren, aus dem diese Genussempfindung zu entspringen scheint. Fos plumes verhalten sich ungefähr so wie Lebensmittelfarbe, unmittelbar nachdem sie in ein Glas Wasser getropft wird, und können so die Rezeptoren im Gehirn identifizieren, die durch das Injizieren eines Opioids aktiviert werden. Die Fos plumes zeigten, dass im Zwischenhirn nach der Opioidstimulierung zwar fast alle Regionen eine Zunahme der Nahrungsaufnahme meldeten, das vermehrte Mögen jedoch auf einen sehr begrenzten Ort von etwa einem Kubikmillimeter begrenzt war. Interview des Autors mit Kent C. Berridge, PhD, Professor im Biopsychologie-Programm der University of Michigan, 6. Juli 2006. S. Pecina & K. C. Berridge: »Hedonic Hot Spot in Nucleus Accumbens Shell: Where Do Mu-Opioids Cause Increased Hedonic Impact of Sweetness?«, *Journal of Neuroscience 25, 50* (2005): S. 11777–86.

Kapitel 8

1 Dopamin ist nicht nur am Streben nach Nahrung beteiligt, sondern auch an unserem Streben nach Liebe, denn es fördert und erhält bei vielen Tierarten die Bindungsfähigkeit. Bei Präriewühlmäusen beispielsweise, die mo-

nogame Verbindungen eingehen, steigt der Dopaminspiegel in der ersten Viertelstunde nach sexueller Aktivität um etwa 50 Prozent an. Studien haben ergeben, dass sicher gebundene männliche Präriewühlmäuse im Nucleus accumbens deutlich mehr Dopaminrezeptoren aufweisen, was ein wichtiger Mechanismus für anhaltende Zuneigung ist. Zudem zeigte sich bei Blockierung des Dopamins, dass sich eine anfängliche Partnerwahl nicht festigen konnte und dass Männchen nicht mehr aggressiv auf andere Weibchen reagierten, die sich als Partner anboten. B. Gingrich et al.: »Dopamine D2 Receptors in the Nucleus Accumbens Are Important for Social Attachment in Female Prairie Voles«, *Behavioral Neuroscience 114, 1* (2000): S. 173–83; B. J. Aragona et al.: »Nucleus Accumbens Dopamine Differentially Mediates the Formation and Maintenance of Monogamous Pair Bonds«, *Nature Neuroscience 9* (2005): S. 133–9.

Zu Beginn einer romantischen Euphorie erliegen auch Menschen dem stimulierenden Einfluss von Dopamin. Um dies nachzuweisen, zeigte man Studienteilnehmern über einen Winkelspiegel außerhalb eines MRT-Geräts während der MRT-Aufnahme Fotos von Menschen, die sie liebten. Anschließend sahen die Teilnehmer Fotos von neutralen Bekannten desselben Alters und Geschlechts. Das Ergebnis war eindeutig: Wenn die Teilnehmer Fotos von geliebten Personen anschauten, waren die Gehirnregionen, in denen viel Dopamin vorliegt, signifikant aktiver. A. Aron: »Reward, Motivation and Emotion Systems Associated with Early-Stage Intense Romantic Love«, *Journal of Neurophysiology 94* (2005): S. 327–37; I. H. Franken: »The Role of Dopamine in Human Addiction: From Reward to Motivated Attention«, *European Journal of Pharmacology 526, 1–3* (2005): S. 199–206.

2   Marcus Munafò & I. Albery: *Cognition and Addiction.* Oxford University Press, New York 2006; Reinout Willem Henry Jon Wiers & Alan W. Stacy: *Handbook of Implicit Cognition and Addiction.* Sage Pubn Inc., Thousand Oaks, CA 2006; James A. Coan & John J. B. Allen: *Handbook of Emotion Elicitation and Assessment, Series in Affective Science.* Oxford University Press, Oxford 2007; Adrian Wells and Gerald Matthews: *Attention and Emotion: A Clinical Perspective.* L. Erlbaum, Hove, England 1994.

3   Interview des Autors mit John D. Salamone, PhD, Professor für Verhaltensneurowissenschaften an der Abteilung für Psychologie, University of Connecticut, 29. Juni 2006; M. S. Cousins, A. Atherton, L. Turner & J. D. Salamone: »Nucleus Accumbens Dopamine Depletions Alter Relative Response

Allocation in a T-Maze Cost/Benefit Task«, *Behavioural Brain Research 74, 1–2* (1996): S. 189–97; J. D. Salamone: »Functions of Mesolimbic Dopamine: Changing Concepts and Shifting Paradigms«, *Psychopharmacology 191, 3* (2007): S. 389; J. D. Salamone, M. Correa, S. Mingote & S. M. Weber: »Nucleus Accumbens Dopamine and the Regulation of Effort in Food-Seeking Behavior: Implications for Studies of Natural Motivation, Psychiatry, and Drug Abuse«, *Journal of Pharmacology and Experimental Therapeutics 305, 1* (2003): S. 1–8; J. D. Salamone: »Will the Last Person Who Uses the Term ›Reward‹ Please Turn out the Lights? Comments on Processes Related to Reinforcement, Learning, Motivation and Effort«, *Addiction Biology 11, 1* (2006): S. 43–44. Weitere Arbeiten zur Verbindung zwischen Dopamin und besonders schmackhaftem Essen auch bei P. Martel & M. Fantino: »Mesolimbic Dopaminergic System Activity as a Function of Food Reward: A Microdialysis Study«, *Pharmacology, Biochemistry and Behavior 53, 1* (1996): S. 221–6. Zur Rolle des Dopamins bei Belohnungen siehe I. H. Franken, J. Booij & W. van den Brink: »The Role of Dopamine in Human Addiction: From Reward to Motivated Attention«, *European Journal of Pharmacology 526, 1–3* (2005): S. 199–206.

4 Interview des Autors mit Howard L. Fields, MD, PhD, Direktor am Wheeler Center for the Neurobiology of Addiction, University of California, San Francisco, 27. August 2004; S. A. Taha & H. L. Fields: »Encoding of Palatability and Appetitive Behaviors by Distinct Neuronal Populations in the Nucleus Accumbens«, *Journal of Neuroscience 25, 5* (2005): S. 1193–202.

5 N. Tinbergen: »Social Releasers and the Experimental Methods Required for Their Study«, *Wilson Bulletin 60* (1948): S. 6–51; Nikolaas Tinbergen: *Instinktlehre. Vergleichende Erforschung angeborenen Verhaltens.* Parey, Berlin und Hamburg 1952.

6 N. Tinbergen & A. C. Perdeck: »On the Stimulus Situation Releasing the Begging Response in the Newly Hatched Herring Gull Chick (Larus a. argentatus)«, *Behaviour 3* (1951): S. 1–38. Tinbergen führte auch Experimente mit Graugänsen durch. Studien mit Schmetterlingen beschreibt D. Magnus: »Experimentelle Untersuchungen zur Bionomie und Ethologie des Kaisermantels Argynnis paphin L. (Lep. Nymph)«, *Zeitschrift für Tierpsychologie 15* (1958): S. 397–426. Diese Studie zitiert J. E. R. Staddon in seinem Artikel: »Note on Evolutionary Significance of Supernormal Stimuli«, *American Naturalist 109, 969* (1975): S. 541–5.

7 Interview des Autors mit John E. R. Staddon, PhD, James B. Duke Professor
   für Psychologie sowie Professor für Biologie und Neurobiologie, Duke University, 7. August 2006; J. E. R. Staddon: »Note on Evolutionary Significance
   of Supernormal Stimuli«, *American Naturalist 109, 969* (1975): S. 541–5.
8 Deirdre Barrett: *Waistland: The (R)Evolutionary Science Behind Our Weight
   and Fitness Crisis.* W. W. Norton & Co., New York 2007; Steven Witherly:
   »Food Pleasure: Principles & Practices, Technical Products«, *naffs.mytrade
   association.org/prn_witherly.pdf.*
   Erst Witherlys Präsentation machte mich auf das Konzept der Superreize
   aufmerksam.

Kapitel 9

1 »Wir sprechen von Natur aus stark auf komplexe Reize an«, sagt Andy Taylor, Professor für Geschmackstechnologie an der University of Nottingham,
   England. »Ich glaube, unser Gehirn möchte stimuliert werden. Es deco-
   diert gern komplexe Dinge.« Taylor analysiert die individuellen Signale, die
   durch bestimmte Geschmäcker und Gerüche ausgelöst werden, mittels
   fMRT und weist damit nach, wie diese durch simultane Sinneseindrücke
   vervielfacht werden. Er spricht dabei von einer »Kartierung« der Gehirnareale, in denen Reize registriert werden. Solche Muster bilden sich normalerweise in der Kindheit durch unsere ersten Erfahrungen mit Nahrung.
   Verschiedene Geschmacksrichtungen lassen verschiedene Karten (neuronale Muster) entstehen. Zum Beispiel gibt es eine Karte für Erdbeerge-
   schmack, eine zweite für Kirschgeschmack und wieder eine andere für die
   Kombination aus Erdbeeren und Zucker. Solche Karten prägen sich unserem Gedächtnis ein.
2 Interview des Autors mit Gaetano Di Chiara, MD, Abteilung für Toxikologie
   und Zentrum für Neuropharmakologie, Universität Cagliari, 13. August
   2006; V. Bassareo, M. A. De Luca, M. Aresu, A. Aste, T. Ariu & G. Di Chiara:
   »Differential Adaptive Properties of Accumbens Shell Dopamine Responses to Ethanol as a Drug and as a Motivational Stimulus«, *European Journal
   of Neuroscience 17, 7* (2003): S. 1465–72; V. Bassareo, M. A. De Luca & G. Di
   Chiara: »Differential Impact of Pavlovian Drug Conditioned Stimuli on In
   Vivo Dopamine Transmission in the Rat Accumbens Shell and Core and in
   the Prefrontal Cortex«, *Psychopharmacology 191, 3* (2007): S. 689–703; V.

Bassareo & G. Di Chiara: »Differential Influence of Associative and Nonassociative Learning Mechanisms on the Responsiveness of Prefrontal and Accumbal Dopamine Transmission to Food Stimuli in Rats Fed Ad Libitum«, *Journal of Neuroscience 17, 2* (1997): S. 851–61; G. Di Chiara & V. Bassareo: »Reward System and Addiction: What Dopamine Does and Doesn't Do«, *Current Opinion in Pharmacology 7, 1* (2007): S. 69–76; G. Di Chiara, V. Bassareo, S. Fenu, M. A. De Luca, L. Spina, C. Cadoni, E. Acquas, E. Carboni, V. Valentini & D. Lecca: »Dopamine and Drug Addiction: The Nucleus Accumbens Shell Connection«, *Neuropharmacology 47 Suppl 1* (2004): S. 227–41; G. Di Chiara, G. Tanda, V. Bassareo, F. Pontieri, E. Acquas, S. Fenu, C. Cadoni & E. Carboni: »Drug Addiction as a Disorder of Associative Learning: Role of Nucleus Accumbens Shell/Extended Amygdala Dopamine«, *Annals of the New York Academy of Sciences 877* (1999): S. 461–85; G. Di Chiara, G. Tanda, C. Cadoni, E. Acquas, V. Bassareo & E. Carboni: »Homologies and Differences in the Action of Drugs of Abuse and a Conventional Reinforcer (Food) on Dopamine Transmission: An Interpretative Framework of the Mechanism of Drug Dependence«, *Advances in Pharmacology 42* (1998): S. 983–7.

3 Interview des Autors mit Edmund T. Rolls, Professor für Experimentalpsychologie, University of Oxford, 26. September 2005; Interview des Autors mit Frances K. McSweeney, Regents Professor, Abteilung für Psychologie, Washington State University, Juni 2006; M. L. Kringelbach: »Food for Thought: Hedonic Experience Beyond Homeostasis in the Human Brain«, *Neuroscience 126, 4* (2004): S. 807–19; E. T. Rolls: »Taste, Olfactory, and Food Texture Processing in the Brain, and the Control of Food Intake«, *Physiology and Behavior 85, 1* (2005): S. 45–56; I. E. de Araujo, E. T. Rolls, M. L. Kringelbach, F. McGlone & N. Phillips: »Taste-Olfactory Convergence, and the Representation of the Pleasantness of Flavour, in the Human Brain«, *European Journal of Neuroscience 18, 7* (2003): S. 2059–68.

4 Dana M. Small, PhD, Associate Fellow am John B. Pierce Laboratory, einem Ableger der Yale University, spürt seit Jahren der Frage nach, wie unser Hirn sensorische Informationen codiert. Sie erklärte mir, was geschieht, wenn wir einen Bananensplit essen. Die Geschmackssignale, die in den Geschmacksknospen entstehen, und die Geruchssignale aus dem Geruchsapparat laufen zunächst getrennt, ehe ihre Informationen in der Insula von neu entstandenen neuronalen Schaltkreisen zusammengeführt werden.

Wenn wir dann das nächste Mal einen Bananensplit essen, müssen wir ihn nicht gleichzeitig riechen und schmecken, um beide Sinne anzuregen. »Wenn zwei Zellen räumlich und zeitlich gleichzeitig feuern, kann dies die Verbindung zwischen den beiden verstärken«, erklärt Small. »Eine Zelle kann dadurch die Fähigkeit erlangen, die andere Zelle anzuregen.« Sobald wir also den Bananensplit kennen, können wir allein durch den Geruch seine Süße wahrnehmen. Das Geruchssystem aktiviert das Geschmackssystem, wodurch »auch ohne den Geschmacksreiz ein Geschmackserlebnis entsteht«.

Diese Reaktion ist mehr als die Addition beider Reize, denn die Wirkung der gekoppelten Reize ist größer als die jedes einzelnen. »Hier läuft eine neuronale Integration ab, und das ist ein typisches Zeichen für multisensorische Integration«, so Small. »Das eine System unterstützt das andere und profitiert von dessen Leistung.« Interview des Autors mit Dana Small am 14. Dezember 2005, am 21. Dezember 2006 und am 13. November 2006; Vortrag von Dana Small bei der *Fifth International Conference on Neuroesthetics* (University of California, Berkeley, 21. Januar 2006). Siehe auch D. M. Small und J. Prescott: »Odor/Taste Integration and the Perception of Flavor«, *Experimental Brain Research 166, 3–4* (2005): S. 345–57; D. M. Small, R. J. Zatorre, A. Dagher, A. C. Evans & M. Jones-Gotman: »Changes in Brain Activity Related to Eating Chocolate: From Pleasure to Aversion«, *Brain 124, 9* (2001): S. 1720–33; D. M. Small, G. Bender, M. G. Veldhuizen, K. Rudenga, D. Nachtigal & J. Felsted: »The Role of the Human Orbitofrontal Cortex in Taste and Flavor Processing«, *Annals of the New York Academy of Sciences 1121* (2007): S. 136–51; R. J. Hyde and S. A. Witherly: »Dynamic Contrast: A Sensory Contribution to Palatability«, *Appetite 21, 1* (1993): S. 1–16.

Kapitel 10

1 L. C. Haverkort & A. Prakken: »Het aanleren en afleren van ›trek in iets zoetigs‹ door middel van klassieke conditionering« [Lernen und Löschen des »Appetits auf Süßes« durch klassische Konditionierung], MSc-Thesis, Abteilung für Ernährung des Menschen, Universität Wageningen, Niederlande, 1992. Diese Studie wird erläutert und zitiert in Cees de Graaf: »Research Review: Effects of Snacks on Energy Intake: An Evolutionary Perspective«, *Appetite 47* (2006): 18–23.

2 W. Schultz, P. Apicella, E. Scarnati & T. Ljungberg: »Neuronal Activity in Monkey Ventral Striatum Related to the Expectation of Reward«, *Journal of Neuroscience 12, 12* (1992): 4595–610; W. Schultz, P. Dayan & P. R. Montague: »A Neural Substrate of Prediction and Reward«, *Science 275, 5306* (1997): 1593–9; W. Schultz: »Reward Signals«, *Scholarpedia, scholarpedia.org/article/ Reward_signals*, Stand: 20. Mai 2008; W. Schultz: »Behavioral Theories and the Neurophysiology of Reward«, *Annual Review of Psychology 57* (2006): 87–115; S. E. Hyman: »Addiction: A Disease of Learning and Memory«, *American Journal of Psychiatry 162, 8* (2005): 1414–22.

3 Interview des Autors mit Regina M. Carelli, PhD, Direktorin des Programms für neurowissenschaftliche Verhaltensforschung, University of North Carolina–Chapel Hill, 10. Juli 2006; M. F. Roitman, G. D. Stuber, P. E. Phillips, R. M. Wightman & R. M. Carelli: »Dopamine Operates as a Subsecond Modulator of Food Seeking«, *Journal of Neuroscience 24, 6* (2004): 1265–71; R. A. Wheeler & R. M. Carelli: »Dissecting Motivational Circuitry to Understand Substance Abuse«, *Neuropharmacology* (2008); R. M. Wightman, M. L. Heien, K. M. Wassum, L. A. Sombers, B. J. Aragona, A. S. Khan, J. L. Ariansen, J. F. Cheer, P. E. Phillips & R. M. Carelli: »Dopamine Release Is Heterogeneous within Microenvironments of the Rat Nucleus Accumbens«, *European Journal of Neuroscience 26, 7* (2007): 2046–54.

4 Interview des Autors mit Kent C. Berridge, PhD, Professor im Biopsychologie-Programm der University of Michigan, 21. September 2005; K. C. Berridge: »The Debate over Dopamine's Role in Reward: The Case for Incentive Salience«, *Psychopharmacology 191, 3* (2007): 391–431; K. C. Berridge: »Espresso Reward Learning, Hold the Dopamine: Theoretical Comment on Robinson et al. (2005)«, *Behavioral Neuroscience 119, 1* (2005): 336–41; K. C. Berridge: »Food Reward: Brain Substrates of Wanting and Liking«, *Neuroscience and Biobehavioral Reviews 20, 1* (1996): 1–25; K. C. Berridge: »Measuring Hedonic Impact in Animals and Infants: Microstructure of Affective Taste Reactivity Patterns«, *Neuroscience and Biobehavioral Reviews 24, 2* (2000): 173–98; K. C. Berridge: »Motivation Concepts in Behavioral Neuroscience«, *Physiology and Behavior 81, 2* (2004): 179–209; K. C. Berridge & M. L. Kringelbach: »Affective Neuroscience of Pleasure: Reward in Humans and Animals«, *Psychopharmacology 199, 3* (2008): 457–80; K. C. Berridge & T. E. Robinson: »Parsing Reward«, *Trends in Neurosciences 26, 9* (2003): 507–13; K. C. Berridge: »What Is the Role of Dopamine in Reward: Hedonic Im-

pact, Reward Learning, or Incentive Salience?«, *Brain Research Reviews 28, 3*
(1998): 309–69; T. E. Robinson & K. C. Berridge: »The Psychology and Neurobiology of Addiction: An Incentive-Sensitization View«, *Addiction 95
Suppl 2* (2000): 91–117; K. C. Berridge: »The Incentive Sensitization Theory
of Addiction: Some Current Issues«, *Philosophical Transactions of the Royal
Society of London. Series B: Biological Sciences 363, 1507* (2008): 3137–46.

5 Steven E. Hyman, MD: »Neuroscience and the Challenge of Undoing Addiction« (Vortrag beim Symposium »On Addiction« des Picower Institute
for Learning and Memory, Boston, Massachusetts, Mai 2006).

Kapitel 11

1 Interview des Autors mit Walter Mischel, PhD, Robert Johnston Niven Professor of Humane Letters in Psychology, Columbia University, 4. April 2007;
J. Metcalfe & W. Mischel: »A Hot/Cool-System Analysis of Delay of Gratification: Dynamics of Willpower«, *Psychological Review 106, 1* (1999): 3–19.

2 B. C. Wittmann, B. H. Schott, S. Guderian, J. U. Frey, H. J. Heinze & E. Duzel:
»Reward-Related fMRI Activation of Dopaminergic Midbrain Is Associated
with Enhanced Hippocampus-Dependent Long-Term Memory Formation«, *Neuron 45, 3* (2005): 459–67.

3 B. Knutson and R. A. Adcock: »Remembrance of Rewards Past«, *Neuron 45,
3* (2005): 331–2.

4 Interview des Autors mit Marcia Pelchat, PhD, Associate Member am Monell Chemical Senses Center, 31. January 2007.

Kapitel 12

1 Interview des Autors mit Andras Hajnal, MD, PhD, Associate Professor für
Neuro- und Verhaltenswissenschaften, Penn State Milton S. Hershey Medical Center, 25. August 2006.

2 Unsere Dopaminstudien gestatten mehrere Aussagen: Besonders schmackhafte Lebensmittel können ihre stimulierende Wirkung über längere Zeit
behalten; die Dopaminausschüttung beim zeitweisen und beschränkten
Konsum solcher hoch schmackhafter Lebensmittel war im Vergleich zu
weniger schmackhaftem Standardfutter signifikant höher, was darauf
hinweist, dass eine Gewöhnung bei Belohnungsfutter ausbleibt; weniger

schmackhafte Mahlzeiten regen das Belohnungssystem weniger an, wenn etwas Schmackhafteres zur Verfügung steht. A. Hajnal, J. E. Nyland, E. Amderzhanova, N. K. Acharya, D. A. Kessler: »Chronic Intermittent Access to Highly Palatable Diets Results in Sustained and Augmented Accumbens Dopamine Release and Abolished Response to Regular Chow Compared to Continuous Availability«, *Abstract, Society for Neuroscience*, Washington, D. C., 2008.

3 Interview des Autors mit Andras Hajnal, MD, PhD, Associate Professor für Neuro- und Verhaltenswissenschaften, Penn State Milton S. Hershey Medical Center, 25. August 2006; A. Hajnal & R. Norgren: »Accumbens Dopamine Mechanisms in Sucrose Intake«, *Brain Research 904, 1* (2001): 76–84; A. Hajnal: »Repeated Access to Sucrose Augments Dopamine Turnover in the Nucleus Accumbens«, *Neuroreport 13, 17* (2002): 2213–6; A. Hajnal, G. P. Smith & R. Norgren: »Oral Sucrose Stimulation Increases Accumbens Dopamine in the Rat«, *American Journal of Physiology–Regulatory, Integrative and Comparative Physiology 286, 1* (2004): R31–7; R. Norgren, A. Hajnal, and S. S. Mungarndee: »Gustatory Reward and the Nucleus Accumbens«, *Physiology and Behavior 89, 4* (2006): 531–5.

4 Interview des Autors mit Craig A. Schiltz, PhD, Department of the Neuroscience Training Program, University of Wisconsin–Madison, 28. August 2006.

Im Rahmen seiner Arbeit im neurowissenschaftlichen Labor der verstorbenen Ann E. Kelley, PhD, versetzte Craig Schiltz zwei Gruppen Ratten aus ihren ursprünglichen Käfigen in zwei neue Umgebungen (Kontext A und Kontext B), die sich durch klare sensorische Hinweisreize hinsichtlich Geruch, Aussehen und Gefühl unterschieden. Eine Rattengruppe erhielt in Kontext A Ensure®-Schokolade und in Kontext B Wasser; die andere erhielt ihr Futter genau gegenteilig (Wasser in Kontext A und Ensure® in Kontext B). Nach 15 Tagen wurden die Ratten für drei Tage in ihren Heimatkäfig zurückgesetzt und danach in Kontext A, wo es diesmal jedoch weder Ensure® noch Wasser gab.

Die Tiere, die zuvor in Kontext A Ensure® bekommen hatten, bewegten sich deutlich mehr als diejenigen, die dort nur Wasser erhalten hatten, vermutlich weil sie erwarteten, wieder Ensure® vorzufinden. Außerdem erzeugten sie mehr Corticosteron, ein Stresshormon, weil sie höchstwahrscheinlich frustriert waren, nicht das Futter zu bekommen, das sie in Kontext A erfahrungsgemäß erwarteten. Die Forscher maßen auch eine vermehrte Aktivität bestimmter Gene, die offenbar mit Kontext, Lernen und Gedächtnis zusammenhängen, und bemerkten eine signifikante Neuorganisation verschalteter Aktivität bei den Ratten, die Ensure® bekommen hatten. »Wenn die Veränderungen der Genexpression mit Regionen korrelieren, besteht eine höhere Wahrscheinlichkeit, dass auch die Aktivität dieser Regionen korreliert«, so Schiltz.

Das wichtigste Ergebnis war, dass Tiere, die in Kontext A Ensure® erhalten hatten, auch nach dem Ausbleiben des Leckerbissens stärker auf diese Umgebung reagierten. Die Hinweisreize konnten das Gehirn aus eigener Kraft aktivieren. C. A. Schiltz, Q. Z. Bremer, C. F. Landry & A. E. Kelley: »Food-Associated Cues Alter Forebrain Functional Connectivity as Assessed with Immediate Early Gene and Proenkephalin Expression«, *BMC Biology 5* (2007): 16.

5 In den letzten Jahren hat die Forschung im Zusammenhang mit dem langfristigen Verzehr hoch schmackhafter Nahrung zahlreiche weitere signifikante Veränderungen im Gehirn nachgewiesen. Die verstorbene Ann E. Kelley, PhD, Distinguished Professor für Neurowissenschaften, Abteilung für Psychiatrie an der University of Wisconsin, stellte fest, dass »chronischer Kontakt bestimmte Elemente zumindest des Opioidsystems und wahrscheinlich auch anderer Systeme verändert. ... Enzephalin MRNA ist gesenkt ... die Expression des Proenzephalingens ist herabgesetzt ...« Interview des Autors mit Ann Kelley, 15. August 2006; A. E. Kelley, M. J. Will, T. L. Steininger, M. Zhang & S. N. Haber: »Restricted Daily Consumption of a Highly Palatable Food (Chocolate Ensure®) Alters Striatal Enkephalin Gene Expression«, *European Journal of Neuroscience 18, 9* (2003): 2592–8.

Bei Versuchstieren scheinen hoch schmackhafte Speisen am stärksten zu wirken, wenn die Leckereien jeden Tag zur selben Zeit gegeben werden. Zum Beispiel war bei Ratten, die eine 25-prozentige Saccharoselösung erhielten, im Vergleich zu Tieren, die normale Pellets bekamen, eine signifikante Erhöhung der Dopamin-D-1-Rezeptorbindungen in Kern und Schale des Nucleus accumbens zu beobachten. Die Studie ergab auch eine verminderte D-2-Bindung im dorsalen Striatum sowie Auswirkungen in Mittelhirn, Kortex, Hippocampus und an anderen Orten. C. Colantuoni, J. Schwenker, J. McCarthy, P. Rada, B. Ladenheim, J. L. Cadet, G. J. Schwartz, T. H. Moran & B. G. Hoebel: »Excessive Sugar Intake Alters Binding to Dopamine and Mu-Opioid Receptors in the Brain«, *Neuroreport 12, 16* (2001):

3549–52. Bemerkenswert sind auch die Folgen zeitlicher Unterbrechungen. Nachdem die Versuchstiere drei Wochen lang abwechselnd zwölf Stunden lang Zuckerlösung und dann zwölf Stunden lang keine Zuckerlösung bekommen hatten, registrierten die Forscher signifikante Veränderungen ihrer Genexpression. »In den dopaminempfänglichen Regionen des Vorderhirns waren die [opioiden] mRNS-Spiegel für den D2-Dopaminrezeptor und die Gene für Preproenzephalin und Preprotachykinin vermindert, der D3-Dopaminrezeptor mRNA hingegen erhöht.« R. Spangler, K. M. Wittkowski, N. L. Goddard, N. M. Avena, B. G. Hoebel & S. F. Leibowitz: »Opiate-Like Effects of Sugar on Gene Expression in Reward Areas of the Rat Brain«, *Molecular Brain Research 124, 2* (2004): 134–42. Zudem »führt der nur zeitweise Zugang zu einer Zuckerlösung zu einer höheren Dopaminmembrantransporterbindung im Nucleus accumbens und den ventralen tegmentalen Bereichen«. N. T. Bello, K. L. Sweigart, J. M. Lakoski, R. Norgren & A. Hajnal: »Restricted Feeding with Scheduled Sucrose Access Results in an Upregulation of the Rat Dopamine Transporter«, *American Journal of Physiology – Regulatory, Integrative and Comparative Physiology 284, 5* (2003): R1260–8. Hoch schmackhafte Nahrung verzögert auch die Freisetzung von Azetylcholin (ACh), einem Neurotransmitter, der gegen Ende einer Mahlzeit seinen Höhepunkt erreicht. Dies gilt besonders, wenn Tiere nur zeitweise gefüttert werden und sich deshalb den Bauch vollschlagen können. P. Rada, N. M. Avena & B. G. Hoebel: »Daily Bingeing on Sugar Repeatedly Releases Dopamine in the Accumbens Shell«, *Neuroscience 134, 3* (2005): 737–44.

Die Frage, ob chronischer Verzehr geschmacksoptimierter Nahrung im Gehirn zu einer »Sensibilisierung« oder schlicht zu konditioniertem Lernen führt, ist noch offen. Eine Sensibilisierung – laut Definition eine »Verstärkung eines Verhaltens als Reaktion auf die wiederholte Verabreichung einer Substanz« – ist eine bekannte Wirkung von Drogen und Medikamenten. Ratten, die zehn Tage lang jeweils eine immer gleich hohe Amphetamindosis bekamen, wurden am zehnten Tag aktiver als am ersten, berichtet Kent Berridge. Interview des Autors mit Kent C. Berridge, PhD, Professor im Biopsychologie-Programm der University of Michigan, 21. September 2005.

Die stärkste Sensibilisierung scheint bei Kontakt mit nachfolgendem Entzug stattzufinden. Ein Forscherteam fand heraus, dass der wiederholte Kontakt von Ratten mit den berauschenden Wirkungen von Alkohol bei anschließend verwehrtem Zugang letztlich zu »auffälligem, lange anhaltendem freiwilligen Konsum von Ethanol« führte. R. Rimondini, C. Arlinde, W. Sommer & M. Heilig: »Long-Lasting Increase in Voluntary Ethanol Consumption and Transcriptional Regulation in the Rat Brain after Intermittent Exposure to Alcohol«, *FASEB Journal 16, 1* (2002): 27–35.

Der zeitlich beschränkte Zugang zu Amphetaminen scheint eine ähnliche Wirkung zu haben, wie ich während eines Interviews mit Bart Hoebel, PhD, Professor an der Abteilung für Psychologie, Princeton University, am 13. August 2004 erfuhr. Die Theorie, dass dies vielleicht auch für Zucker gilt, ist neueren Datums. In einer Studie bot Hoebels Team zwei Gruppen Ratten 28 Tage lang täglich 30 Minuten lang eine 25-prozentige Glukoselösung an. Die Hälfte der Tiere hatte noch weitere 11,5 Stunden in ihren Käfigen jederzeit Zugang zu Glukose. Nach den ersten vier Wochen des Versuchs bekamen beide Gruppen zwei Wochen lang überhaupt keinen Zucker, danach wurde die 30-minütige tägliche Glukosedosis wieder eingeführt. Es zeigte sich, dass die Ratten, die anfangs zwölf Stunden pro Tag Zugang zu Zucker hatten, nach der Abstinenzzeit deutlich mehr konsumierten als die, die von Anfang an nur 30 Minuten pro Tag bekommen hatten. N. M. Avena, K. A. Long & B. G. Hoebel: »Sugar-Dependent Rats Show Enhanced Responding for Sugar after Abstinence: Evidence of a Sugar Deprivation Effect«, *Physiology and Behavior 84, 3* (2005): 359–62.

Andere Arbeiten zeigen, dass ein Tier, das einmal auf eine Droge sensibilisiert wurde, sich auch eher auf weitere Drogen sensibilisieren lässt. Zum Beispiel haben Amphetamine auf ein Tier, das bereits verstärkt auf Kokain reagiert, eine größere Wirkung. Und Tiere, die zeitweise wenig Futter bekamen und dann wieder unbehindert eine Zucker-Pellets-Mischung fressen durften, reagierten auffallend stärker auf eine kleine Dosis Amphetamine als verschiedene Vergleichsgruppen. »Zucker und Amphetamin nutzen möglicherweise dieselben neuronalen Systeme.« N. M. Avena & B. G. Hoebel: »Amphetamine-Sensitized Rats Show Sugar-Induced Hyperactivity (Cross-Sensitization) and Sugar Hyperphagia«, *Pharmacology, Biochemistry and Behavior 74, 3* (2003): 635–9.

Siehe auch N. M. Avena & B. G. Hoebel: »A Diet Promoting Sugar Dependency Causes Behavioral Cross-Sensitization to a Low Dose of Amphetamine«, *Neuroscience 122, 1* (2003): 17–20; N. M. Avena, P. Rada & B. G. Hoebel: »Evidence for Sugar Addiction: Behavioral and Neurochemical Effects of Intermittent, Excessive Sugar Intake«, *Neuroscience and Biobehavioral*

Reviews 32, 1 (2008): 20–39; C. Colantuoni, P. Rada, J. McCarthy, C. Patten, N. M. Avena, A. Chadeayne & B. G. Hoebel: »Evidence That Intermittent, Excessive Sugar Intake Causes Endogenous Opioid Dependence«, *Obesity Research 10, 6* (2002): 478–88; C. Colantuoni, J. Schwenker, J. McCarthy, P. Rada, B. Ladenheim, J. L. Cadet, G. J. Schwartz, T. H. Moran & B. G. Hoebel: »Excessive Sugar Intake Alters Binding to Dopamine and Mu-Opioid Receptors in the Brain«, *Neuroreport 12, 16* (2001): 3549–52; P. Rada, N. M. Avena & B. G. Hoebel, »Daily Bingeing on Sugar Repeatedly Releases Dopamine in the Accumbens Shell«, *Neuroscience 134, 3* (2005): 737–44; R. Spangler, K. M. Wittkowski, N. L. Goddard, N. M. Avena, B. G. Hoebel & S. F. Leibowitz: »Opiate-Like Effects of Sugar on Gene Expression in Reward Areas of the Rat Brain«, *Molecular Brain Research 124, 2* (2004): 134–42; P. Cottone, V. Sabino, L. Steardo & E. P. Zorrilla: »Opioid-Dependent Anticipatory Negative Contrast and Binge-Like Eating in Rats with Limited Access to Highly Preferred Food«, *Neuropsychopharmacology 33, 3* (2008): 524–35.

Kapitel 13

1 D. S. Leland: *Effects of Motivationally Salient Stimuli in Visual Spatial Attention: Behavior and Electrophysiology.* (Dissertation, vorgelegt bei der University of California, San Diego, 2004); S. T. Tiffany: »A Cognitive Model of Drug Urges and Drug-Use Behavior: Role of Automatic and Nonautomatic Processes«, *Psychological Review 97, 2* (1990): 147–68.

2 Interviews des Autoren mit Joshua Berke, PhD, Assistant Professor und Neurowissenschaftler an der psychologischen Fakultät der University of Michigan–Ann Arbor, 20. August 2006 und 1. September 2006. Im ventralen Striatum im Gehirn, zu dem die Schalenregion des Nucleus accumbens zählt, werden motivierende Informationen verarbeitet, während das dorsale Striatum mehr an motorischen Aktivitäten im Zusammenhang mit Gewohnheiten beteiligt ist. In einer Studie der Universität Cambridge war bei Ratten, die Kokain suchten, zunächst das ventrale Striatum beteiligt. Sobald die Kokaineinnahme jedoch zur Gewohnheit wurde, war auch die Aktivität im dorsalen Striatum erhöht. L. J. Vanderschuren, P. Di Ciano & B. J. Everitt: »Involvement of the Dorsal Striatum in Cue-Controlled Cocaine Seeking«, *Journal of Neuroscience 25, 38* (2005): 8665–70.

3 Die Macht der Gewohnheit zeigte sich besonders auffällig bei einer Studie

an 23 Personen mit frontotemporaler Demenz, einer degenerativen Hirn-
erkrankung, die sich durch typische Verhaltensweisen und mitunter auch
dramatische Änderungen der Essgewohnheiten äußert. Während des Experiments durften die Teilnehmer so viele Sandwiches essen, wie sie wollten. Eine Frau aß noch fünf Sandwiches, nachdem sie dem Versuchsleiter
mitgeteilt hatte, dass sie satt war. Irgendwann drehte sie den Sandwiches
den Rücken zu, griff dann aber nach hinten, um sich weitere zu nehmen.
Andere äußerten: »Ich bin wirklich fertig«, und »Bitte bringt keine mehr«,
aßen aber dennoch weiter. Bei den vier Studienteilnehmern, die am meisten zuschlugen, wurde eine Atrophie in einer ganz bestimmten Hirnregion
nachgewiesen. Ihr geschädigtes Gehirn empfing Signale mit der Bedeutung
»ich bin satt«, konnte diese jedoch offenbar nicht in das entsprechende
Verhalten übersetzen und lieferte stattdessen »unflexibles, reizgetriebenes
Fressverhalten«. J. D. Woolley, M. L. Gorno-Tempini, W. W. Seeley, K. Ran-
kin, S. S. Lee, B. R. Matthews & B. L. Miller, »Binge Eating Is Associated with
Right Orbitofrontal-Insular-Striatal Atrophy in Frontotemporal Demen-
tia«, *Neurology 69, 14* (2007): 1424–33.

4 M. S. Jog, Y. Kubota, C. I. Connolly, V. Hillegaart & A. M. Graybiel: »Building
Neural Representations of Habits«, *Science 286, 5445* (1999): 1745–9.

5 J. R. Sage & B. J. Knowlton: »Effects of US Devaluation on Win-Stay and
Win-Shift Radial Maze Performance in Rats«, *Behavioral Neuroscience 114,
2* (2000): 295–306. Die Ratten konnten das Futter nicht sehen, sondern
lernten, auf ein Licht zuzulaufen. »Dieser einfache Hinweisreiz reichte aus,
damit sie automatisch rasch zu der Seite mit dem Lockmittel rannten«,
sagte Jen Sage von der psychologischen Fakultät der University of California, Los Angeles. »Ich habe viel darüber nachgedacht, was dies mit kon-
textgebundenen Hinweisreizen und automatischen, unflexiblen Reaktionen darauf zu tun hat, die dazu beitragen, schlecht angepasstes Verhalten
aufrechtzuerhalten.«

Kapitel 14

1 Interview des Autors mit Yoshiyuki Fujishima, DPhil, Chemiker und Führungskraft bei Ajinomoto USA, 26. Januar 2006.

2 Interview des Autors mit Gail Vance Civille, Präsidentin von Sensory Spectrum, 23. November 2005.

3 Interview des Autors mit John Haywood, Restaurantkettenberater, 20. Februar 2006.

4 Interviews des Autors mit einem Experten der Lebensmittelindustrie, der anonym bleiben möchte, 12. August 2004 und 15. Februar 2006.

5 Interview des Autors mit Nancy Rodriguez, Präsidentin von Food Marketing Support Services, 21. Februar 2006.

Kapitel 15

1 Interview des Autors mit Gail Vance Civille, Präsidentin von Sensory Spectrum, 23. November 2005. Gordon Shepherd, MD, PhD, Professor für Neurowissenschaften und Neurobiologie an der Yale School of Medicine, äußerte sich in einem Interview mit dem Autor am 27. Dezember 2005 sehr offen. »Die Industrie betreibt eine gezielte Überstimulierung der Sinne der Verbraucher, damit die Menschen mehr essen«, sagt er. »Sie aktiviert Teile des Gehirns, die für Konditionierung empfänglich sind, damit wir ein Produkt begehrenswert finden und mehr davon wollen.«

2 Interview des Autors mit Robert Smith, ehemaliger Vizepräsident der Forschungs- und Entwicklungsabteilung von Nabisco, Dezember 2005.

3 Interview des Autors mit Dwight Riskey, PhD, ehemals Manager bei Frito-Lay, 26. September 2005.

Kapitel 16

1 Interview des Autors mit Gail Vance Civille, Präsidentin von Sensory Spectrum, 19. Dezember 2005.

Kapitel 17

1 Michelle Foley, Forschungsleiterin bei Frito-Lay und PepsiCo: *Simply Irresistible: Understanding High Levels of Satisfaction and What It Means.* Vortrag beim Sixth Pangborn Sensory Science Symposium in Harrogate, England, August 2005; Interview des Autors mit Michelle Foley, 13. Dezember 2005.

2 Howard Moskowitz, PhD, Präsident von Moskowitz Jacobs: *How We Understand Sensory Issues Better with Psychophysics.* Vortrag beim Sixth Pangborn Sensory Science Symposium in Harrogate, England, August 2005.

3 W. den Hoed & E. H. Zandstra: *What Makes a Food Desirable? Results from a Qualitative and Quantitative Consumer Study.* Poster beim Sixth Pangborn Sensory Science Symposium in Harrogate, England, August 2005.

Kapitel 18

1 Marketingmaterial und Gespräche mit Firmenvertretern bei der Jahrestagung des *Institute of Food Technologists* in New Orleans, Juli 2005. Zusätzliche Informationen stammen von den Webseiten der Firmen.

2 Paula Frank: »Applications–Tasty Solutions for Marinades«, *Food Product Design,* März 2001, foodproductdesign. com/articles/0301ap.html.

Kapitel 19

1 Interview des Autors mit John Haywood, Restaurantkettenberater, 6. Dezember 2005.

2 Interview des Autors mit einem Berater der Lebensmittelindustrie, der anonym bleiben möchte, 20. Dezember 2005.

Kapitel 20

1 Interview des Autors mit einem Kapitalgeber, der anonym bleiben möchte, 17. September 2006.

2 Interview des Autors mit Jacqueline Beckley, Präsidentin der The Understanding and Insights Group, 21. Februar 2006.

3 B. Wansink: »Environmental Factors That Increase the Food Intake and Consumption Volume of Unknowing Consumers«, *Annual Review of Nutrition 24* (2004): 455–79.

4 B. Wansink, K. van Iterrsum & J. E. Painter: »How Descriptive Food Names Bias Sensory Perceptions in Restaurants«, *Food Quality and Preference 16* (2005): 393–400.

5 B. Wansink: »Environmental Factors That Increase the Food Intake and Consumption Volume of Unknowing Consumers«, *Annual Review of Nutrition* (2004): 455–79.

6 Interview des Autors mit David J. Mela, PhD, Wissenschaftler bei Weight Control and Behavioural Nutrition von Unilever Food und am Health Research Institute, 5. Dezember 2005.

7 Interview des Autors mit Mike McCloud, 19. Januar 2006.

8 *Profiting from Consumers' Desires for Healthy Indulgences.* Datamonitor, Dezember 2005.

Kapitel 21

1 Seth Godin: *Purple Cow: Transform Your Business by Being Remarkable.* Portfolio, New York 2003; Seth Godin: *In Praise of the Purple Cow.* Fast Company, Februar 2003.

2 Nancy Rodriguez, Präsidentin von Food Marketing Support Services, Vortrag beim Institute of Food Technologists, New Orleans, August 2005; Interview des Autors mit Nancy Rodriguez, 1. Februar 2006.

3 McCormick 2005 Flavor Forecast (Pressemeldung).

Kapitel 22

1 Gespräch des Autors mit Mathea Falco, Präsidentin von Drug Strategies, einer gemeinnützigen Organisation in Washington, D. C., die wirksame Ansätze gegen Drogenmissbrauch sucht, August 2005.

2 Gespräch des Autors mit Jerome Kagan, PhD, Daniel and Amy Starch Research, Professor der Psychologie, Emeritus, Harvard University, 28. März 2008; Jerome Kagan: *What Is Emotion? History, Measures, and Meanings.* Yale University Press, New Haven, CT 2007.

3 Interview des Autors mit Wai-Tat Fu, PhD, Assistant Professor im Applied Cognitive Science Lab der University of Illinois–Urbana-Champaign, 12. Dezember 2006.

4 Interview des Autors mit Bernard Balleine, PhD, Associate Director für Forschung am Brain Research Institute, University of California, Los Angeles, 13. Dezember 2006.

5 Interview des Autors mit Raymond Niaura, PhD, Professor für Psychiatrie und menschliches Verhalten, Brown University Medical School, 10. Mai 2007.

6 Interview des Autors mit Philip D. Zelazo, PhD, Professor und Canada Research Chair für Entwicklungsneurowissenschaften, Abteilung für Psychologie, Universität Toronto, 6. April 2007.

7 Interview des Autors mit James Leckman, MD, Forschungsdirektor, Neison

Harris, Professor für Kinderpsychiatrie und Kinderheilkunde, Child Study Center, School of Medicine, Universität Yale, 29. April 2007.

Sobald eine Verhaltensweise im Gehirn etabliert ist, wird sie derart automatisiert, dass wir auf einen Reiz reagieren können, ohne es zu merken. In Untersuchungen wurden Bewegungen nachgewiesen, bevor die Probanden wussten, dass sie sich bewegen würden. Und ich kann nach einem Keks greifen, bevor es mir bewusst wird. »Es steht fest, dass das Gehirn aktiv wird, bevor sich das Bewusstsein einschaltet«, so Susan Pockett, PhD, Physics Department, Universität Auckland, Neuseeland. Interview des Autors mit Susan Pockett, 14. September 2006.

Siehe auch G. Rees, G. Kreiman & C. Koch: »Neural Correlates of Consciousness in Humans«, *Nature Reviews. Neuroscience 3, 4* (2002): 261–70; M. Wilenius-Emet, A. Revonsuo & V. Ojanen: »An Electrophysiological Correlate of Human Visual Awareness«, *Neuroscience Letters 354, 1* (2004): 38–41; E. Fehrer & I. Biederman: »A Comparison of Reaction Time and Verbal Report in the Detection of Masked Stimuli«, *Journal of Experimental Psychology 64* (1962): 126–30; N. J. MacIntyre & A. J. McComas: »Non-Conscious Choice in Cutaneous Backward Masking«, *Neuroreport 7, 9* (1996): 1513–6; L. Weiskrantz: »Blindsight Revisited«, *Current Opinion in Neurobiology 6, 2* (1996): 215–20; A. Moors & J. De Houwer: »Automaticity: A Theoretical and Conceptual Analysis«, *Psychological Bulletin 132, 2* (2006): 297–326.

8 Interview des Autors mit Raymond Miltenberger, PhD, BCBA, Direktor des Masterprogramms für Angewandte Verhaltensanalyse, Department of Child and Family Studies, University of South Florida, 10. Mai 2007.

Kapitel 23

1 H. M. Connolly, J. L. Crary, M. D. McGoon, D. D. Hensrud, B. S. Edwards, W. D. Edwards & H. V. Schaff: »Valvular Heart Disease Associated with Fenfluramine-Phentermine«, *New England Journal of Medicine 337, 9* (1997): 581–8; M. M. Lumpkin von der amerikanischen Gesundheitsbehörde FDA, 8. Juli 1997: »Cardiac Valvulopathy Associated with Exposure to Fenfluramine or Dexfenfluramine: U.S. Department of Health and Human Services Interim Public Health Recommendations, November 1997«, *Morbidity and Mortality Weekly Report,* 14. November 1997.

2 Phentermin ist eine Art Amphetamin. Es gibt Hinweise, dass Amphetamine den Appetit zügeln können, indem sie in den Dopaminschaltkreis eingreifen. C. M. Cannon, L. Abdallah, L. H. Tecott, M. J. During & R. D. Palmiter: »Dysregulation of Striatal Dopamine Signaling by Amphetamine Inhibits Feeding by Hungry Mice«, *Neuron 44, 3* (2004): 509–20.

  Amphetamine senken den Appetit möglicherweise noch durch weitere Mechanismen, nämlich über eine Wirkung als Sympathomimetikum, durch Ankurbelung der Glukoneogenese mit signifikantem Abbau von Glykogen zu Glukose und nachfolgender Einspeisung von Glukose ins Blut sowie durch einen erhöhten serotonergen Tonus in vielen Bereichen des Gehirns. Interview des Autors mit Kenneth Carr, PhD, Associate Professor der Psychiatrie und Pharmakologie an den Fakultäten für Psychiatrie (Millhauser Labs) und Pharmakologie, New York University, 12. Oktober 2006.

3 Eric J. Nestler, Steven E. Hyman & Robert C. Malenka: *Molecular Neuropharmacology: A Foundation for Clinical Neuroscience, 2nd ed.* McGraw-Hill Companies, Medical Pub. Division, New York 2008, S. 161.

4 J. J. Burmeister et al.: »Differential Roles of 5-HT Receptor Subtypes in Cue and Cocaine Reinstatement of Cocaine-Seeking Behavior in Rats«, *Neuropsychopharmacology 29* (2004): 660–8; J. J. Burmeister, E. M. Lungren & J. L. Neisewander: »Effects of Fluoxetine and D-Fenfluramine on Cocaine-Seeking Behavior in Rats«, *Psychopharmacology 168, 1–2* (2003): 146–54; F. H. Wojnicki, R. B. Rothman, K. C. Rice & J. R. Glowa: »Effects of Phentermine on Responding Maintained under Multiple Fixed-Ratio Schedules of Food and Cocaine Presentation in the Rhesus Monkey«, *Journal of Pharmacology and Experimental Therapeutics 288, 2* (1999): 550–60; R. B. Rothman, B. E. Blough, and M. H. Baumann: »Dual Dopamine/Serotonin Releasers as Potential Medications for Stimulant and Alcohol Addictions«, *AAPS Journal 9, 1* (2007): E1–10; Interview des Autors mit Michael H. Baumann, PhD, IRP, NIADA, NIH, DHHS, 27. November 2006.

5 Interview des Autors mit Richard Atkinson, MD, klinischer Professor der Pathologie, Virginia Commonwealth University, und Direktor des Obetech Obesity Research Center, 5. Dezember 2006.

6 Interview des Autors mit Thomas Najarian, MD, Direktor des Najarian Center, Los Osos, Kalifornien, 8. Dezember 2006.

7 Interview des Autors mit Louis Aronne, MD, klinischer Professor der Medizin, Sanford I. Weill Medical College, Universität Cornell, 8. Dezember 2006.

8 Interview des Autors mit Michael Weintraub, MD, Präsident der Weintraub Pharmaceutical Consulting, 28. November 2006. Weintraub leitet zudem die Abteilung für Klinische Pharmakologie an der medizinischen Hochschule der Universität Rochester und ist Direktor der Abteilung 5 für Medikamentenevaluation bei der amerikanischen Lebensmittel- und Arzneimittelbehörde FDA.

Kapitel 24

1 Die in diesem Buch dargelegte Theorie – dass Überessen auf Veränderungen der Belohnungs-, Lern- und Gewohnheitsschaltkreise in unserem Gehirn infolge einer ständigen, umweltbedingten Konfrontation mit geschmacksoptimierten Lebensmitteln beruht – stellt die Hypothese der »sparsamen Gene« (thrifty genes) in Frage, eine der zentralen Theorien der Übergewichtsforschung. Dieser Hypothese zufolge sind Fettsucht und Diabetes das Ergebnis natürlicher Selektion, durch die Individuen mit der Fähigkeit, bei guter Versorgungslage Fettpolster zu bilden, Hungersnöte leichter überstehen konnten. J. V. Neel: »Diabetes Mellitus: A ›Thrifty‹ Genotype Rendered Detrimental by ›Progress‹?« 1962, *Bulletin of the World Health Organization 77, 8* (Nachdruck 1999): 694–703, Diskussion 692–3; J. V. Neel: »The ›Thrifty Genotype‹«, *Nutrition Reviews 57, 5, pt. 2* (1999): S2–9; J. V. Neel, A. B. Weder & S. Julius: »Type II Diabetes, Essential Hypertension, and Obesity as Syndromes of ›Impaired Genetic Homeostasis‹: The ›Thrifty Genotype‹ Hypothesis Enters the 21st Century«, *Perspectives in Biology and Medicine 42, 1* (1998): 44–74.
Diese Hypothese stößt auch in den Jäger-und-Sammler-Kulturen der Äquatorregionen an ihre Grenzen, wo Hunger kein Selektionskriterium war. Auch diese Menschen sind nicht vor Übergewicht geschützt, wenn sie in eine übergewichtsfördernde Umgebung ziehen. J. R. Speakman: »Thrifty Genes for Obesity, an Attractive but Flawed Idea, and an Alternative Perspective: The ›Drifty Gene‹ Hypothesis«, *International Journal of Obesity 32, 11* (2008): 1611–7. Ein alternativer Erklärungsansatz wäre, dass es aus Sicht der Evolution vorteilhaft gewesen sein könnte, schmackhafte Reize in der Umgebung wahrzunehmen und ihnen nachzugehen, und dass diese Eigenschaft in uns unterschiedlich stark angelegt ist.

2 Interview des Autors mit David Kavanagh, PhD, Professor für klinische Psy-

chologie, psychiatrische Fakultät, Universität Queensland, Brisbane, Australien, 28. Februar 2007; D. J. Kavanagh, J. Andrade & J. May: »Imaginary Relish and Exquisite Torture: The Elaborated Intrusion Theory of Desire«, *Psychological Review 112, 2* (2005): 446–67.

3 Interview des Autors mit Marcia Pelchat, PhD, Associate Member am Monell Chemical Senses Center, 31. Januar 2007.

4 Jeffrey M. Brunstrom, PhD, aus der Abteilung für Experimentelle Psychologie der Universität Bristol in England wies nach, dass Hinweisreize sowohl das Verlangen als auch die letztlich zugeführte Nahrungsmenge erhöhen. D. Ferriday & J. M. Brunstrom: »How Does Food-Cue Exposure Lead to Larger Meal Sizes?«, *British Journal of Nutrition* (2008): 1–8.

5 Interview des Autors mit Harriet de Wit, PhD, Leiterin des Human Behavioral Pharmacology Laboratory an der Fakultät für Psychiatrie der Universität Chicago, 8. January 2007; J. M. Kirk & H. de Wit: »Individual Differences in the Priming Effect of Ethanol in Social Drinkers«, *Journal of Studies on Alcohol 61, 1* (2000): 64–71.

6 Interview des Autors mit Martin Yeomans, PhD, Dozent für Experimentelle Psychologie an der psychologischen Abteilung der Fakultät für Life Sciences, University of Sussex, Brighton, England, 27. November 2007; M. R. Yeomans, H. M. Tovey, E. M. Tinley & C. J. Haynes: »Effects of Manipulated Palatability on Appetite Depend on Restraint and Disinhibition Scores from the Three-Factor Eating Questionnaire«, *International Journal of Obesity and Related Metabolic Disorders 28, 1* (2003): 144–51.

7 C. E. Cornell, J. Rodin & H. Weingarten: »Stimulus-Induced Eating When Satiated«, *Physiology and Behavior 45, 4* (1989): 695–704.

8 Interview des Autors mit George F. Koob, PhD, Vorsitzender des Komitees zur Neurobiologie von Suchterkrankungen, Scripps Research Institute, 6. März 2007.

9 Interview des Autors mit Rajita Sinha, PhD, Leiterin des Forschungsprogramms zu Stress, Sucht und Psychopathologie der medizinischen Hochschule der Universität Yale, 5. September 2007; H. C. Fox, K. L. Bergquist, K. I. Hong & R. Sinha: »Stress-Induced and Alcohol Cue-Induced Craving in Recently Abstinent Alcohol-Dependent Individuals«, *Alcoholism, Clinical and Experimental Research 31, 3* (2007): 395–403; C. S. Li and R. Sinha: »Inhibitory Control and Emotional Stress Regulation: Neuroimaging Evidence for Frontal-Limbic Dysfunction in Psycho-Stimulant Addiction«, *Neurosci-*

ence and Biobehavioral Reviews 32, 3 (2008): 581–97; R. Sinha: »Modeling Stress and Drug Craving in the Laboratory: Implications for Addiction Treatment Development«, *Addiction Biology 14, 1* (2009): 84–98; R. Sinha: »The Role of Stress in Addiction Relapse«, *Current Psychiatry Reports 9, 5* (2007): 388–95; R. Sinha, H. C. Fox, K. A. Hong, K. Bergquist, Z. Bhagwagar & K. M. Siedlarz: »Enhanced Negative Emotion and Alcohol Craving, and Altered Physiological Responses Following Stress and Cue Exposure in Alcohol Dependent Individuals«, *Neuropsychopharmacology* (2008).

10 Schriftwechsel des Autors mit Charles P. O'Brien, MD, PhD, Stellvertretender Leiter der psychiatrischen Fakultät der University of Pennsylvania Health System, 21. Dezember 2006; S. J. Robbins, R. N. Ehrman, A. R. Childress, J. W. Cornish & C. P. O'Brien: »Mood State and Recent Cocaine Use Are Not Associated with Levels of Cocaine Cue Reactivity«, *Drug and Alcohol Dependence 59, 1* (2000): 33–42. Zur Diskussion von Gefühlen als Wegbereiter siehe L. B. Allen, R. K. McHugh & D. H. Barlow: *Emotional Disorders: A Unified Protocol.* In: *Clinical Handbook of Psychological Disorders: A Step-by-Step Treatment Manual, 4th ed.* Hrsg. David H. Barlow. Guilford Press, New York 2008.

11 Interview des Autors mit Eric Stice, PhD, Forscher am Oregon Research Institute, 27. Februar 2007; J. Ng, E. Stice, S. Spoor & C. Bohon: *A Brain Imaging Study of the Relation of Consummatory and Anticipatory Food Reward to Obesity: Effects of Perceived Caloric Density.* (Zur Veröffentlichung eingereicht.)

12 Um herauszufinden, welche Rolle Stress beim Überessen spielt, wurden zahlreiche Theorien untersucht, darunter auch die Vorstellung, dass Stress die Aufmerksamkeit einschränkt und damit Hemmungen gegenüber der Nahrungsaufnahme senkt. »Essen ist ein kurzfristiger Ausweg, wie auch immer es jeweils dazu kommt«, so Todd F. Heatherton, PhD, Champion International Professor von der Fakultät für Psychologie und Hirnforschung am Dartmoth College. Interview des Autors mit Todd Heatherton, 19. Februar 2007. In ihrem Artikel »Binge Eating as Escape from Self-Awareness« vertraten T. F. Heatherton und R. F. Baumeister die These, dass Überessen dem Wunsch entspricht, sich selbst weniger wahrzunehmen, *Psychological Bulletin 110, 1* (1991): 86–108.

Mary F. Dallman, PhD, vom Neurosciences Graduate Program der University of California in San Francisco erforscht seit längerem die Rolle der Glukokortikoide, die zur Hormongruppe der Steroide gehören. Sie erklärte mir: »Glukokortikoide reagieren bei Stress sehr schnell über das Endocannabinoid-System, um die Aufnahme von hoch schmackhaften Lebensmitteln oder ›Trosthappen‹ zu erhöhen. Sie beeinflussen die Amygdala, den Nucleus accumbens, den Hippocampus, den präfrontalen Kortex und die Inselrinde, den ›Wunsch‹ nach dem Verzehr von Zucker und Fett zu verstärken.« Sobald wir unter Stress essen, entsteht eine Erinnerung an etwas Angenehmes, das unter Stress geschah, und wir erlernen so eine mögliche Reaktion auf Stress. Interview des Autors mit Mary Dallman, 5. Mai 2004.

Siehe auch M. F. Dallman, N. Pecoraro, S. F. Akana, S. E. La Fleur, F. Gomez, H. Houshyar, M. E. Bell, S. Bhatnagar, K. D. Laugero & S. Manalo: »Chronic Stress and Obesity: A New View of ›Comfort Food‹«, *Proceedings of the National Academy of Sciences of the United States of America 100, 20* (2003): 11696–701; M. F. Dallman, N. C. Pecoraro & S. E. La Fleur: »Chronic Stress and Comfort Foods: Self-Medication and Abdominal Obesity«, *Brain, Behavior, and Immunity 19, 4* (2005): 275–80; sowie M. F. Dallman, N. C. Pecoraro, S. E. La Fleur, J. P. Warne, A. B. Ginsberg, S. F. Akana, K. C. Laugero, H. Houshyar, A. M. Strack, S. Bhatnagar & M. E. Bell: »Glucocorticoids, Chronic Stress, and Obesity«, *Progress in Brain Research 153* (2006): 75–105.

Kent C. Berridge, PhD, Professor im Biopsychologieprogramm der Universität Michigan, konnte nachweisen, dass das Stresshormon »CRF im Nucleus accumbens die positive Motivation für Belohnungen nach Hinweisreizen vermehrt, und zwar besonders durch eine erhöhte Anreizhervorhebung, die Pavlov'schen Hinweisreizen zugeschrieben wird, die früher mit solchen Belohnungen verbunden waren.« S. Pecina, J. Schulkin & K. C. Berridge: »Nucleus Accumbens Corticotropin-Releasing Factor Increases Cue-Triggered Motivation for Sucrose Reward: Paradoxical Positive Incentive Effects in Stress?«, *BMC Biology 4* (2006): 8.

Thomas Wadden, PhD, Professor für Psychologie in der Psychiatrie, University of Pennsylvania Health System, meint, dass man mit Hilfe von Nahrung eine unangenehme Gefühlslage wie Langeweile, leichte Verstimmung oder stärkeren Stress lindern kann. »Es gibt viele Arbeiten zu dem Thema, wie man mit Hilfe von Nahrungsmitteln der Selbstwahrnehmung entkommt, vor sich selber flieht und damit negative Gefühle abschüttelt. Dabei ist klar, dass Nahrung nur eine kurze Auszeit bewirkt. Da sie jedoch dazu führt, dass die unangenehmen Gefühle aufhören, wird man darin bestärkt, in Zukunft wieder so zu handeln. Es geht also in hohem Maße um die Steuerung der Gefühlslage über die Nahrung.« Interview des Autors mit Thomas Wadden, 24. Dezember 2003.

13 Interview des Autors mit Bernard Balleine, PhD, Associate Director for Research am Institut für Hirnforschung der University of California in Los Angeles, 9. März 2007.

14 Interview des Autors mit Loma Flowers, MD, Klinische Professorin der psychiatrischen Fakultät an der University of California, San Francisco, 24. Februar 2007.

Kapitel 25

1 M. S. Goldman, F. K. Del Boca & J. Darkes: »Alcohol Expectancy Theory: The Application of Cognitive Neuroscience«, in *Psychological Theories of Drinking and Alcoholism, 2nd ed.* Hrsg. Kenneth E. Leonard und Howard T. Blane. The Guilford Substance Abuse Series. Guilford Press, New York 1999.

2 Interview des Autors mit George F. Koob, PhD, Vorsitzender des Komitees für die Neurobiologie von Suchterkrankungen, Scripps Research Institute, 6. März 2007.

3 Irving Kirsch: *How Expectancies Shape Experience.* American Psychological Association, Washington, D. C., 1999.

4 Interview des Autors mit Gregory T. Smith, PhD, Professor der psychologischen Fakultät der Universität Kentucky, 27. März 2006; S. Fischer, K. G. Anderson & G. T. Smith: »Coping with Distress by Eating or Drinking: Role of Trait Urgency and Expectancies«, *Psychology of Addictive Behaviors 18, 3* (2004): 269–74; G. T. Smith, M. S. Goldman, P. E. Greenbaum & B. A. Christiansen: »Expectancy for Social Facilitation from Drinking: The Divergent Paths of High-Expectancy and Low-Expectancy Adolescents«, *Journal of Abnormal Psychology 104, 1* (1995): 32–40.

5 Interview des Autors mit David Kavanagh, PhD, Professor für Klinische Psychologie an der psychiatrischen Fakultät der Universität Queensland, Brisbane, Australien, 28. Februar 2007.

Kapitel 26

1 Untersuchungen legen nahe, dass Nahrung bei vielen Übergewichtigen die Belohnungsschaltkreise aktiviert und diese Menschen dadurch angespornt werden, übermäßig viel zu essen. Allerdings können wir daraus nicht folgern, dass belohnungsorientiertes Essen jede Gewichtszunahme erklärt, denn einerseits tritt dieses Verhalten nicht bei allen Übergewichtigen auf, andererseits sind mitunter auch schlanke Menschen betroffen. Deshalb musste ich herausfinden, wie viel Prozent der übergewichtigen Bevölkerung typische Verhaltensweisen von belohnungsorientiertem Essen aufweisen und ob diese Verhaltensweisen bei Übergewichtigen gehäuft auftreten. Ich suchte also nach einem »phänotypischen Verhalten«, einer Kombination aus Eigenschaften, die das Zusammenspiel der Gene mit ihrer Umgebung widerspiegelt.

Timothy Carmody, PhD, klinischer Professor an der psychiatrischen Fakultät der University of California in San Francisco, definiert mangelnde Hemmungen als ein »Fehlen normaler Selbststeuerungsfähigkeiten in Bezug auf Entscheidungen zu gesundheitsrelevanten und anderen Verhaltensweisen«. Aus seiner umfangreichen klinischen Erfahrung heraus schätzte Carmody, dass diese Definition auf etwa zwei Drittel derer zutrifft, die mindestens 20 Kilo Übergewicht aufzuweisen haben. Als Experte ging er zudem davon aus, dass etwa zwei Drittel aller Übergewichtigen eine Vorliebe für fett- und zuckerreiche Speisen haben und sich daran leicht überessen, und dass etwa die Hälfte dieser Gruppe häufig nascht, große Portionen isst und ihr Essen in sich hineinschlingt. Interview des Autors mit Timothy Carmody, 13. April 2005.

Andere Fachleute konnten Carmodys Schätzung grundsätzlich bestätigen, betonten aber immer, dass ihre eigenen Beobachtungen und Anekdoten nur der Ausgangspunkt für weitere Forschungsarbeiten wären. Unabhängig vom klinischen Eindruck brauchte ich also mehr Daten, um zu prüfen, ob es bei Übergewichtigen typische Eigenschaften gibt.

2 Dana M. Small, PhD, Associate Fellow, und Jennifer Felsted, wissenschaftliche Assistentin für affektive, sensorische Neurowissenschaft, arbeiten beide am John B. Pierce Laboratory, einem Ableger der Universität Yale. Mit ihrer Hilfe habe ich einige der Theorien verstanden, welche die unterschiedlichen Gehirnreaktionen bei übergewichtigen und schlanken Menschen erklären sollen.

Eine Theorie lautet, dass eine verstärkte Reaktion auf Hinweisreize das Risiko für Überessen und Fettsucht erhöht. Ein anderer Ansatz geht davon aus, dass die Belohnungsschaltkreise bei fettsüchtigen Menschen unzureichend funktionieren. Dann wäre Überessen ein Versuch, dies zu kompensieren (Anhedonie-Hypothese). K. Blum, P. J. Sheridan, R. C. Wood, E. R. Braverman, T. J. Chen, J. G. Cull & D. E. Comings: »The D2 Dopamine Receptor Gene as a Determinant of Reward Deficiency Syndrome«, *Journal of the Royal Society of Medicine 89, 7* (1996): 396–400; N. D. Volkow, G. J. Wang, F. Telang, J. S. Fowler, P. K. Thanos, J. Logan, D. Alexoff, Y. S. Ding, C. Wong, Y. Ma & K. Pradhan: »Low Dopamine Striatal D2 Receptors Are Associated with Prefrontal Metabolism in Obese Subjects: Possible Contributing Factors«, *Neuroimage 42, 4* (2008): 1537–43.

Außerdem existiert die Theorie, dass sowohl hypoaktive als auch hyperaktive Hirnreaktionen beteiligt sind. Dana M. Small: *Individual Differences in the Neurophysiology of Food Reward.* Vortrag beim Workshop »Decision making in eating behavior: Integrating perspectives from the individual, family and environment« des National Institute of Diabetes and Digestive and Kidney Disorders, April 2008.

Untersuchungen mit Bildgebungsverfahren zeigen deutliche Unterschiede zwischen schlanken und übergewichtigen Personen. In einer dieser Studien wurden 27 jungen Mädchen, die entsprechend ihres BMIs als schlank oder übergewichtig eingestuft wurden, Bilder von appetitlichem und unappetitlichem Essen sowie Wasser vorgelegt. Dann bat man die Teilnehmerinnen, sich vorzustellen, sie würden diese Dinge jetzt zu sich nehmen. Wenn die schlanken Mädchen solche Bilder betrachteten, wurden in ihrem Gehirn Strukturen der optischen Wahrnehmung im visuellen Kortex aktiv – das geschieht praktisch immer, wenn ein Mensch etwas ansieht. Für schlanke Personen stellt Nahrung damit etwas dar, was man sehen kann. Bei den übergewichtigen Mädchen hingegen schalteten sich der präfrontale und der orbitofrontale Kortex ein, sobald sie genießbare Speisen ansahen. Diese Gehirnregionen verbinden emotionale Belohnungen mit Lernen. Interview des Autors mit Eric Stice, Forscher am Oregon Research Institute im Programm für Klinische Psychologie der Universität Texas, 22. Dezember 2007; E. Stice: *Relation of Food Reward Abnormalities to Obesity: An fMRI Study.* Gastvortrag bei der Siebten Jahreskonferenz Psychologie und Gesundheit, Niederlande 2008; E. Stice & S. Spoor: *Relation of*

Obesity to Disturbances in Anticipatory and Consummatory Food Reward: An fMRI Study. Vortrag bei der Konferenz der Eating Disorder Research Society in Pittsburgh, Pennsylvania, 2007; E. Stice: *Elevated Reward and Anticipated Reward from Food Intake: Neural Substrates of Obesity?* Vortrag beim Jahrestreffen der Academy for Eating Disorders in Baltimore, Maryland, 2007.

Eine Studie an Erwachsenen ergab ebenfalls, dass das Gewicht ein Hinweis auf die Aktivität des Belohnungssystems im Gehirn ist. Wenn man stark übergewichtige Menschen mit Kalorienbomben konfrontierte, wurden insbesondere das dorsale Striatum, die vordere Insula, der Hippocampus und der parietale Kortex aktiv. Bilder solcher Nahrungsmittel aktivierten bei Übergewichtigen auch das Belohnungssystem. »BMI Predicts Striatal Activation in Obese Individuals: An fMRI Study«, Poster beim Fünften Forum der Europäischen Neurowissenschaft, *FENS Forum Abstracts 3* (2006), A043.15; Y. Rothermund, C. Preuschhof, G. Bohner, H.-C. Bauknecht, R. Klingebiel, H. Flor & B. F. Klapp: »Differential Activation of the Dorsal Striatum by High-Calorie Visual Food Stimuli in Obese Individuals«, *Neuroimage 37, 2* (2007): 410–21.

3 Konditioniertes Überessen ist trotz bestimmter Überlappungen von klinisch definierten Essstörungen wie Binge Eating und Bulimie abzugrenzen. Beim Binge Eating werden regelmäßig innerhalb kürzester Zeit enorme Nahrungsmengen aufgenommen (Fressattacken). Bulimiker reagieren anschließend mit absichtlichem Erbrechen, übermäßiger sportlicher Betätigung und dem Missbrauch von Abführmitteln. Menschen, die an diesen Essstörungen leiden, fühlen sich eigenen Aussagen zufolge »wertlos, nicht liebenswert, unzureichend, machtlos, als Opfer, wütend, traurig und wie taub«. Eine Patientin erklärte: »Ich wollte am liebsten ein Messer nehmen und meinen Bauch abschneiden.« K. Proulx: »Experiences of Women with Bulimia Nervosa in a Mindfulness-Based Eating Disorder Treatment Group«, *Eating Disorders 16, 1* (2008): 52–72.

Binge Eating und Bulimie können extreme Anpassungsversuche an konditioniertes und suchthaftes Essverhalten sein. Ein Bulimiker beispielsweise könnte ein konditionierter Fresser sein, der eine aus sozialer Sicht schlechte Anpassungsstrategie wählt, um die übermäßige Kalorienzufuhr auszugleichen. Menschen, die an Binge Eating und Bulimie leiden, sind psychisch überdurchschnittlich belastet, auch durch Depressionen und Ängste. James E. Mitchell: *Binge-Eating Disorder: Clinical Foundations and Treatment.* Guilford Press, New York 2008.

4 Barbara Rolls, PhD, Helen A. Guthrie, Lehrstuhl und Professorin an der Fakultät für Ernährungswissenschaft der Penn State Universität, und Tanja Kral, PhD, Assistant Professorin für Ernährungsforschung in der Psychiatrie an der medizinischen Hochschule der Universität Pennsylvania, gewährten mir Zugang zu ihren Arbeiten und Vorträgen zu Unterschieden zwischen schlanken und fettsüchtigen Individuen, darunter einer Präsentation mit dem Titel: »Eating Behavior as a Phenotype for Obesity«, *National Institutes of Health,* Bethesda, Maryland, 2004.

5 Eine gute Beschreibung der Zügellosigkeit, also dem Verlust der Selbstbeherrschung angesichts von hoch schmackhaftem Essen und daraus resultierendem Überessen, liefern F. Bellisle, K. Clement, M. Le Barzic, A. Le Gall, B. Guy-Grand und A. Basdevant in ihrem Beitrag: »The Eating Inventory and Body Adiposity from Leanness to Massive Obesity: A Study of 2509 Adults«, *Obesity Research 12, 12* (2004): 2023–30. Empfehlenswert ist auch der Artikel von J. Westenhoefer, P. Broeckmann, A. K. Munch und V. Pudel: »Cognitive Control of Eating Behaviour and the Disinhibition Effect«, *Appetite 23, 1* (1994): 27–41.

Das klassische Instrument zur Ermittlung zügellosen Verhaltens ist der Drei-Faktoren-Fragebogen zum Essverhalten (TFEQ), den der Psychiatrieprofessor Albert J. Stunkard von der medizinischen Hochschule der Universität Pennsylvania in den 80er-Jahren zusammen mit Samuel Messick, damals Leitender Statistiker am Educational Testing Service in Princeton, entwickelt hat.

Ein zügelloser Esser beantwortet die folgenden Aussagen in der Regel mit »stimmt«: »Wenn ich ein brutzelndes Steak rieche oder ein saftiges Stück Fleisch sehe, kann ich mich nur schwer zurückhalten, selbst wenn ich gerade mit Essen fertig bin.« – »Manchmal schmeckt mir etwas so gut, dass ich einfach weiteresse, obwohl ich schon satt bin.« – »Wenn ich mit jemandem zusammen bin, der zu viel isst, esse ich normalerweise auch zu viel.« – »Wenn ich einmal anfange zu essen, kann ich manchmal nicht mehr aufhören.« – »Wenn ich einsam bin, tröste ich mich mit Essen.« A. J. Stunkard & S. Messick: »The Three-Factor Eating Questionnaire to Measure Dietary Restraint, Disinhibition and Hunger«, *Journal of Psychosomatic Research 29, 1* (1985): 71–83.

Zügellosigkeit wurde wiederholt mit höheren BMI-Werten und Gewichtszunahme in Verbindung gebracht. N. P. Hays, G. P. Bathalon, M. A. McCrory, R. Roubenoff, R. Lipman & S. B. Roberts: »Eating Behavior Correlates of Adult Weight Gain and Obesity in Healthy Women Aged 55–65 Y«, *American Journal of Clinical Nutrition 75, 3* (2002): 476–83; N. P. Hays & S. B. Roberts: »Aspects of Eating Behaviors ›Disinhibition‹ and ›Restraint‹ Are Related to Weight Gain and BMI in Women«, *Obesity* (Silver Spring) *16, 1* (2008): 52–8; F. Bellisle, K. Clement, M. Le Barzic, A. Le Gall, B. Guy-Grand & A. Basdevant: »The Eating Inventory and Body Adiposity from Leanness to Massive Obesity: A Study of 2509 Adults«, *Obesity Research 12, 12* (2004): 2023–30; V. Hainer, M. Kunesova, F. Bellisle, J. Parizkova, R. Braunerova, M. Wagenknecht, J. Lajka, M. Hill & A. Stunkard: »The Eating Inventory, Body Adiposity and Prevalence of Diseases in a Quota Sample of Czech Adults«, *International Journal of Obesity 30, 5* (2006): 830–6. Siehe auch C. Lawton, F. Croden, R. Alam, C. Golding, S. Whybrow, J. Stubbs & J. Blundell: »Differences between Individuals Resistant and Susceptible to Weight Gain on a High Fat Diet«, Abstract T7d:P7d-004, *International Journal of Obesity 28 Suppl 1* (2004): S218.

Andere Arbeiten belegten im Umkehrschluss, dass ein Rückgang der Zügellosigkeit erfolgreichen Gewichtsabbau verhieß. V. Hainer, M. Kunesova, F. Bellisle, M. Hill, R. Braunerova & M. Wagenknecht: »Psychobehavioral and Nutritional Predictors of Weight Loss in Obese Women Treated with Sibutramine«, *International Journal of Obesity 29, 2* (2005): 208–16.

6 Bei Untersuchungen zur Mahlzeitenverteilung an stark übergewichtigen und normalgewichtigen Schwedinnen mittleren Alters stellten Wissenschaftler von der Universität Göteborg fest, dass die adipösen Frauen im Lauf des Tages deutlich häufiger aßen und auch naschten. Zudem aßen sie häufiger zu unüblichen Zeiten, zum Beispiel abends und nachts. A. K. Lindroos, L. Lissner, M. E. Mathiassen, J. Karlsson, M. Sullivan, C. Bengtsson & L. Sjostrom: »Dietary Intake in Relation to Restrained Eating, Disinhibition, and Hunger in Obese and Nonobese Swedish Women«, *Obesity Research 5, 3* (1997): 175–82; H. Berteus Forslund, J. S. Torgerson, L. Sjostrom & A. K. Lindroos: »Snacking Frequency in Relation to Energy Intake and Food Choices in Obese Men and Women Compared to a Reference Population«, *International Journal of Obesity 29, 6* (2005): 711–9; H. Berteus Forslund, A. K. Lindroos, L. Sjostrom & L. Lissner: »Meal Patterns and Obesity in Swe-

dish Women: A Simple Instrument Describing Usual Meal Types, Frequency and Temporal Distribution«, *European Journal of Clinical Nutrition 56, 8* (2002): 740–7.

Andere Arbeiten kamen zu ähnlichen Schlussfolgerungen zur Nahrungszufuhr bei stark übergewichtigen Frauen: Diese aßen häufiger und später und schlugen auch bei fettreichen Speisen stärker zu. J. E. Blundell, C. L. Lawton & A. J. Hill: »Mechanisms of Appetite Control and Their Abnormalities in Obese Patients«, *Hormone Research 39 Suppl 3* (1993): 72–6; C. L. Lawton, V. J. Burley, J. K. Wales & J. E. Blundell: »Dietary Fat and Appetite Control in Obese Subjects: Weak Effects on Satiation and Satiety«, *International Journal of Obesity and Related Metabolic Disorders 17, 7* (1993): 409–16.

7 Eine Umfrage des amerikanischen Instituts für Umwelt- und Gesundheitswissenschaft ergab, dass Frauen, die berichteten, dass sie »fast jeden Tag weiteressen, wenn sie schon satt sind«, sechsmal häufiger von Übergewicht betroffen waren als solche, die dies selten oder nie taten. Afroamerikanerinnen neigten 15-mal so häufig zu Übergewicht wie Vergleichspersonen, die nicht erklärten, auch ohne Hunger zu essen. E. A. Brewer, R. L. Kolotkin & D. D. Baird: »The Relationship between Eating Behaviors and Obesity in African American and Caucasian Women«, *Eating Behaviors 4, 2* (2003): 159–71; B. Barkeling, N. A. King, E. Naslund & J. E. Blundell: »Characterization of Obese Individuals Who Claim to Detect No Relationship between Their Eating Pattern and Sensations of Hunger or Fullness«, *International Journal of Obesity 31, 3* (2006): 435–39; B. Barkeling, E. Naslund, N. King & J. Blundell: »Correlates with High TFEQ-D and Altered Appetite Control in Obese Subjects«, Abstract T7d:P7d-004, *International Journal of Obesity 28 Suppl 1* (2004): S213.

In einer Studie der Universität Pennsylvania überprüften die Forscher den Einfluss des »Vorglühens« auf den Appetit, ermittelten also, wie stark sich das »Essen vor dem Essen« auf den Gesamtkalorienverzehr auswirkte. Übergewichtige, die nach einem Appetithappen ungehinderten Zugriff auf weiteres Essen hatten, nahmen mehr Kalorien zu sich als schlanke Menschen. T. A. Spiegel, E. E. Shrager & E. Stellar: »Responses of Lean and Obese Subjects to Preloads, Deprivation, and Palatability«, *Appetite 13, 1* (1989): 45–69.

8 Das Gewicht war die einzige Variable, die einen Einfluss auf die Bereitschaft der untersuchten Gruppe hatte, sich aktiv um Nahrung zu bemühen.

Weder Hunger noch eine Vorliebe für das angebotene Nahrungsmittel noch Vorlieben für die anderen verstärkenden Aktivitäten hatten eine vergleichbare Wirkung. B. E. Saelens & L. H. Epstein: »Reinforcing Value of Food in Obese and Non-Obese Women«, *Appetite 27, 1* (1996): 41–50.

9 Laut David J. Mela, PhD, Spezialist für Gewichtskontrolle und Ernährungsverhalten am Unilever Food and Health Research Institut, besteht ein entscheidender Unterschied, ob jemand eine Speise »mag« (weil man die Gefühle genießt, die sie im Mund erzeugt) oder ob er sie »will« (also motiviert ist, sie sich zu verschaffen). Übergewichtige genießen ihr Essen nicht unbedingt mehr als schlanke Menschen und nehmen auch den Geschmack nicht anders wahr, fühlen sich aber dennoch dazu veranlasst, mehr zu verzehren. Interviews des Autors mit David Mela am 23. Oktober 2006 und am 5. Dezember 2006. D. J. Mela: »Eating for Pleasure or Just Wanting to Eat? Reconsidering Sensory Hedonic Responses as a Driver of Obesity«, *Appetite 47, 1* (2006): 10–17.

In einer Studie stuften die Teilnehmer selbst ausgewählte Nahrungsmittel nach der vorherrschenden Geschmacksrichtung – süß, sauer, salzig oder bitter – ein und kreuzten auf dem Fragebogen an, wie sehr sie die einzelnen Dinge mochten. Beim »Mögen« erzielten Übergewichtige und Schlanke praktisch dieselben Punktzahlen. Ähnliche Ergebnisse kamen zustande, wenn Übergewichtige und Schlanke eine Liste mit Speisen erhielten und abwägen sollten, wie gern sie diese aßen. D. N. Cox, L. Perry, P. B. Moore, L. Vallis & D. J. Mela: »Sensory and Hedonic Associations with Macronutrient and Energy Intakes of Lean and Obese Consumers«, *International Journal of Obesity and Related Metabolic Disorders 23, 4* (1999): 403–10; D. N. Cox, M. van Galen, D. Hedderley, L. Perry, P. B. Moore & D. J. Mela: »Sensory and Hedonic Judgments of Common Foods by Lean Consumers and Consumers with Obesity«, *Obesity Research 6, 6* (1998): 438–47.

Andere Befunde belegen, dass Übergewichtige mehr nach Nahrung gieren und bereit sind, härter dafür zu arbeiten, was ein Schlüsselkriterium für belohnungsgetriebenes Essen ist. Forscher von der Universität South Carolina baten Personen um eine Einschätzung, wie gerne sie bestimmte Dinge taten, darunter Essen, Zeit mit Freunden und der Familie verbringen oder einfach Ausspannen. Die Daten zeigten deutlich, dass Essen bei Übergewichtigen den höchsten Verstärkungswert erzielte, also am ehesten den Wunsch weckte, mehr zu essen. S. B. Jacobs & M. K. Wagner: »Obese and

Nonobese Individuals: Behavioral and Personality Characteristics«, *Addictive Behaviors 9, 2* (1984): 223–6.

Kanadische Wissenschaftler belegten auch, dass Übergewichtige ein stärkeres Verlangen nach Nahrung haben. Sie ließen Kindern die Wahl, ob sie eine Belohnung gleich haben wollten oder lieber einen Tag später die doppelte Menge davon. Die eine Belohnung war essbar (eine Packung Bonbons), die andere nicht (ein witziger Stift). Bei der nicht essbaren Belohnung waren beide Kindergruppen gleichermaßen bereit, die Belohnung zu verschieben, um am nächsten Tag die doppelte Menge zu bekommen. Wenn es hingegen um Nahrung ging, zeigten sich signifikante Unterschiede: Neun von zehn übergewichtigen Kindern (90 Prozent) wollten die Süßigkeiten lieber gleich. Bei den normalgewichtigen Kindern entschieden sich nur vier von sechs Kindern (67 Prozent) für die sofortige Belohnung. D. P. Bonato & F. J. Boland: »Delay of Gratification in Obese Children«, *Addictive Behaviors 8, 1* (1983): 71–4. Siehe auch H. M. Snoek, L. Huntjens, L. J. Van Gemert, C. De Graaf & H. Weenen: »Sensory-Specific Satiety in Obese and Normal-Weight Women«, *American Journal of Clinical Nutrition 80, 4* (2004): 823–31.

10 Sachiko St. Jeor: *Obesity Assessment: Tools, Methods, Interpretations (A Reference Case: The Reno Diet-Heart Study).* Chapman & Hall Series in Clinical Nutrition. Chapman & Hall, New York 1997.

11 Mein Forschungsteam an der University of California in San Francisco konzentrierte sich auf drei Verhaltensweisen, und zwar Kontrollverlust beim Essen, mangelndes Sättigungsgefühl und das Kreisen der Gedanken um Nahrung. Zur Ermittlung des Kontrollverlusts nutzten wir drei Elemente aus einem Fragebogen zum Abnehmen aus der Reno Diet Heart Study. Dort wurde abgefragt, in welchem Ausmaß die Testperson »ganz allgemein einen Kontrollverlust beim Essen«, »Kontrollverlust im Rahmen einer Diät« und »Kontrollverlust außerhalb einer Diät« an sich kannte. Zur Beurteilung der Sättigung setzten wir die »Ja oder Nein«-Aussagen aus dem Drei-Faktoren-Fragebogen zum Essverhalten ein: »Mein Magen ist wie ein Fass ohne Boden«, »Ich habe immer Hunger, darum kann ich schlecht aufhören zu essen, solange noch etwas auf dem Teller liegt«, und »Ich esse auch, wenn ich keinen Hunger habe, weil es so gut schmeckt.« Zum zwanghaften Denken an Essen war auf einer Skala von 1 bis 5 die Frage zu beantworten: »Wie häufig denken Sie intensiv an Nahrung?«

12 Die latente Klassifikationsanalyse ist der seriöseste Ansatz zur Klassifizierung der Teilnehmer aufgrund der in allen drei Verhaltensweisen erzielten Punktzahl. Sie erstellt anhand der Software Mplus eine Art gemischtes Modell, indem sie davon ausgeht, dass die beobachteten Variablen Indikatoren für latente Variablen darstellen. Die vorhandene Analyse legte eine einzige latente Variable mit zwei Ausprägungen fest (phänotypisch und nicht phänotypisch). Wir wollten jedoch nicht in den verschiedenen Skalen willkürlich Ergebnisse ausblenden, sondern feststellen, wer in beliebiger Kombination hohe Werte erzielte (also entweder hohe Werte in allen drei Kategorien oder auffällig hohe Werte in nur einer Kategorie).

13 Die Korrelation von Kontrollverlust und mangelndem Sättigungsgefühl betrug $r = 0{,}37$. Die Korrelation von Kontrollverlust und ständigem Denken an Nahrung betrug $r = 0{,}52$, und die Korrelation von mangelnder Sättigung und Denken an Nahrung war $r = 0{,}32$. Das sind mäßige Korrelationswerte, die darauf hindeuten, dass Menschen, die auf der einen Skala hohe Werte erzielen, vermutlich auch auf den beiden anderen Skalen hohe Werte haben und damit eventuell zu einem gemeinsamen Phänotyp gehören können. Allerdings zeigen die Werte auch, dass viel individuelle Variabilität im Spiel ist, denn die Menschen können auch nur bei einem oder zwei der Faktoren hohe Werte erreichen.

14 Von denen, die konditioniertes Überessen zeigten, hatten 29 Prozent schon in frühen Jahren Übergewicht – im Gegensatz zu 17 Prozent derer, die kein solches Verhalten zeigten.

15 Wenn man davon ausgeht, dass in den USA gegenwärtig 305 Millionen Menschen leben, darunter etwa 219 Millionen Erwachsene, neigen davon rund 71 Millionen Menschen zum konditionierten Überessen, sofern man berücksichtigt, dass diese Verhaltensweisen bei 50 Prozent der stark Übergewichtigen, 30 Prozent der Übergewichtigen und 17 Prozent der Normalgewichtigen zu beobachten sind und dass 66 Prozent der Amerikaner übergewichtig oder fettsüchtig sind.

16 Von denen, die zu konditioniertem Hyperessen neigten, waren 42 Prozent stark übergewichtig, 37 Prozent übergewichtig und 21 Prozent normalgewichtig. Menschen, die kein konditioniertes Hyperessen zeigten, waren zu 18 Prozent stark übergewichtig, zu 38 Prozent übergewichtig und zu 44 Prozent normalgewichtig.

17 Die Skala der Verhaltensaktivierung misst die individuelle Empfänglich-

keit für Belohnungen. Um zu klären, ob man anhand der Skala auf neuronale Aktivität schließen kann, wurden Menschen mit gesundem Gewicht Farbfotos von appetitlichen Speisen (wie Schokoladenkuchen oder Eis), aber auch solche von ekelerregenden Dingen (verfaultem Fleisch, schimmligem Brot), neutralen Lebensmitteln (ungekochtem Reis, Kartoffeln) und neutralen, nicht essbaren Objekten (zum Beispiel einer Videokassette und einem Bügeleisen) vorgelegt. Dabei zeigte sich, dass die Teilnehmer, die höhere Aktivierungswerte erreichten, auch auf den MRT-Bildern stärker reagierten. J. D. Beaver, A. D. Lawrence, J. van Ditzhuijzen, M. H. Davis, A. Woods & A. J. Calder: »Individual Differences in Reward Drive Predict Neural Responses to Images of Food«, *Journal of Neuroscience 26, 19* (2006): 5160–6.

18 Die elf Fragen auf der Skala zur Einschätzung konditionierten Hyperessens lauteten: 1) Angesichts von leckeren Speisen kann ich mich nicht beherrschen. 2) Wenn ich anfange zu essen, kann ich einfach nicht mehr aufhören. 3) Es fällt mir schwer, auf meinem Teller etwas übrig zu lassen. 4) Meinen Leibspeisen kann ich nicht widerstehen. 5) Ich bekomme solchen Hunger, dass mir mein Magen oft wie ein Fass ohne Boden vorkommt. 6) Andere kommen beim Essen vielleicht zur Ruhe, aber ich esse eher schnell, bis ich fertig bin. 7) Ich bin nicht so schnell satt. 8) Mir kommt es vor, als wenn ich tagsüber ständig über Essen oder Nichtessen nachdenke. 9) An manchen Tagen denke ich praktisch nur noch ans Essen. 10) Ich habe dauernd etwas zu essen im Sinn. 11) Wenn ich nicht aufpassen würde, würde ich ständig kalorien- und fettreiche Speisen wählen.

Zusätzlich zu dieser Skala baten wir die Teilnehmer, mehrere bereits überprüfte Fragebögen zur Einschätzung verschiedener Aspekte ihres Essverhaltens auszufüllen.

Bisher wurden in den meisten Untersuchungen Unterschiede zwischen dicken und dünnen Menschen gesucht. Wir hingegen konzentrierten uns auf Teilnehmer mit den typischen Merkmalen von konditioniertem Hyperessen, ob schlank, übergewichtig oder adipös. An den Verhaltens- und Bildgebungstests nahmen 40 Menschen teil: 14 Normalgewichtige (BMI 18,5 bis 24,9), 14 Übergewichtige (BMI 25 bis 29,9) und zwölf Adipöse oder stark Übergewichtige (BMI 30 oder mehr). Die Werte auf unserer Skala zeigten eine signifikante Übereinstimmung mit dem BMI ($p = 0{,}01$; Pearsonkorrelation 0,391). Außerdem beobachteten wir eine signifikante Beziehung zwischen dem Taillenumfang, einem Maßstab für Bauchfett, und unserer Phänotypbestimmung (p = 0,02; Pearsonkorrelation 0,355).

Darüber hinaus zeigte unsere Skala eine hohe Übereinstimmung mit anderen Zügen des Binge Eatings, des emotionalen Essens, der Zügelung und des allgemeinen Hungergefühls: *Binge Eating Skala* p = 3,2 E-7, Pearsonkorrelation = 0,747; »Macht von Nahrung«-Skala: *Nahrung verfügbar* p = 2,2 E-7, Pearsonkorrelation = 0,715; *Nahrung vorhanden* p = 2,4 E-7, Pearsonkorrelation = 0,713; Drei-Faktoren-Essensfragebogen (TFEQ): *Zügelung* p = 3,4 E-6, Pearsonkorrelation = 0,517; *Hunger* p = 0,0006, Pearsonkorrelation = 0,517; Niederländischer Fragebogen zum Essverhalten: *Emotionales Essen insgesamt* p = 0,002, Pearsonkorrelation = 0,471; *Emotionales Essen – diffuse Gefühle* p = 0,0002, Pearsonkorrelation = 0,553; *Emotionales Essen – klare Gefühle* p = 0,01, Pearsonkorrelation = 0,401; *Externales Essen* p = 0,001, Pearsonkorrelation = 0,491.

19 Gehirnscans zeigten, dass das Essverhalten – einschließlich der Selbsteinschätzung für die Reaktionsbereitschaft auf Hinweisreize, Zügelung, zwanghaftes Essen und Fressattacken, wie durch unsere Elf-Fragen-Skala eingestuft – unabhängig vom tatsächlichen BMI zu Gehirnreaktionen beiträgt, die typisch für adipöse Menschen sind. Schlanke, übergewichtige und adipöse Teilnehmer, die auf unserer Skala für konditioniertes Hyperessen durch hohe Werte auffielen, zeigten eine erhöhte Amygdalareaktion. Dieses Gehirnareal reagiert, wenn wir eine leckere Belohnung erwarten. Gleichzeitig wurde beim Trinken eines schmackhaften Milchshakes im Vergleich zu Menschen mit gleichem BMI, die auf der Skala niedrige Werte erzielten, eine verminderte Reaktion im ventral-medialen präfrontalen Kortex beobachtet, wo die hemmende Selbstkontrolle verankert ist. J. A. Felsted, E. Epel, D. A. Kessler, I. de Araujo, D. M. Small: *Differential Effects of Body Mass Index and Eating Style on Neural Response to Milkshake.* Posterpräsentation beim Internationalen Symposium on Olfaction and Taste der Association for Chemoreception Sciences, Konferenz 2008.

20 Zum Unterschied zwischen antizipatorischer Phase und Konsumphase siehe D. M. Small, M. G. Veldhuizen, J. Felsted, Y. E. Mak & F. McGlone: »Separable Substrates for Anticipatory and Consummatory Food Chemosensation«, *Neuron 57* (2008): 786–97. Den Autoren zufolge werden in der Amygdala der Vorhersagewert und die Wichtigkeit von Hinweisreizen festgelegt.

21 H. P. Weingarten: »Conditioned Cues Elicit Feeding in Sated Rats: A Role for Learning in Meal Initiation«, *Science 220* (1983): 431–33; G. D. Petrovich, B. Setlow, P. C. Holland & M. Gallagher: »Amygdalo-Hypothalamic Circuit Allows Learned Cues to Override Satiety and Promote Eating«, *Journal of Neuroscience 22* (2002): 8748–53; A. Jansen: »A Learning Model of Binge Eating: Cue Reactivity and Cue Exposure«, *Behavioral Research and Therapy 36* (1998): 257–72.

22 Zur Frage der Abgrenzung zwischen Störung, Syndrom und Erkrankung gibt es reichlich Literatur. Siehe E. Robins & S. B. Guze: »Establishment of Diagnostic Validity in Psychiatric Illness: Its Application to Schizophrenia«, *American Journal of Psychiatry 126, 7* (1970): 983–7.

Konditioniertes Hyperessen könnte auch einen Phänotyp darstellen. Siehe W. L. Nyhan: »Behavioral Phenotypes in Organic Genetic Disease. Presidential Address to the Society for Pediatric Research, May 1, 1971«, *Pediatric Research 6, 1* (1972): 1–9; Gregory O'Brien & William Yule: *Behavioural Phenotypes, Clinics in Developmental Medicine.* Mac Keith Press, London, 1995; E. M. Dykens & R. M. Hodapp: »Three Steps toward Improving the Measurement of Behavior in Behavioral Phenotype Research«, *Child and Adolescent Psychiatric Clinics of North America 16, 3* (2007): 617–30.

Kapitel 27

1 Zwei ausgezeichnete Besprechungen der verschiedenen Theorien zur Erklärung, weshalb manche Menschen sich überessen, siehe J. Wardle: »Eating Behaviour in Obesity«, in *The Psychology of Food Choice, Frontiers in Nutritional Science 3.* Hrsg. R. Shepherd, Monique Raats & Nutrition Society of Great Britain in Zusammenarbeit mit der britischen Ernährungsgesellschaft Nutrition Society, Wallingford, Großbritannien 2006; Elena Marie Wood: *Eating Behavior in Men and Women: A Comparison Study.* Dissertation an der Temple Universität 1999.

2 S. Schachter: »Obesity and Eating: Internal and External Cues Differentially Affect the Eating Behavior of Obese and Normal Subjects«, *Science 161, 843* (1968): 751–6; Stanley Schachter: *Emotion, Obesity, and Crime, Social Psychology.* Academic Press, New York 1971, S. 163.

3 S. Schachter: »Some Extraordinary Facts about Obese Humans and Rats«, *American Psychologist 26, 2* (1971): 129–44; William Bennett & Joel Gurin:

The Dieter's Dilemma: Eating Less and Weighing More. Basic Books, New York 1982, S. 38.

4 R. E. Nisbett: »Determinants of Food Intake in Obesity«, *Science 159, 820* (1968): 1254–5.

5 J. Rodin: »Current Status of the Internal-External Hypothesis for Obesity: What Went Wrong?«, *American Psychologist 36, 4* (1981): 361–72.

6 Peter Herman, Fakultätsmitglied der Northwestern University, der bei Stanley Schachter studierte, und Debbie Mack, der gewisse Tendenzen zum Überessen unter ihren Mitstudentinnen aufgefallen waren, untermauerten einst die Hypothese der Zügelung. Ihre Studie untersuchte zwei Personengruppen, die man als gezügelte oder nicht gezügelte Esser identifiziert hatte. Nach einer Mahlzeit wurden Freiwillige in drei Gruppen eingeteilt: Die eine erhielt einen Milchshake, die andere zwei Milchshakes und die dritte keinen. Anschließend bot man allen beliebig viel Eis an. Manche verhielten sich erwartungsgemäß – je mehr Milchshakes sie zu sich genommen hatten, desto weniger Eis wollten sie essen. Bei anderen hingegen war es genau umgekehrt – je mehr Milchshakes, desto mehr Eis. Das war dann auch die Gruppe, die man als gezügelte Esser kategorisiert hatte. C. P. Herman & D. Mack: »Restrained and Unrestrained Eating«, *Journal of Personality 43, 4* (1975): 647–60; E. R. Didie: »The Power of Food Scale: Development and Theoretical Evaluation of a Self-Report Measure of the Perceived Influence of Food«, Dissertation an der Drexel University, Juni 2003.

Bald bestätigten auch andere Wissenschaftler diese Ergebnisse, so dass die Zügelungstheorie sich besser durchsetzte. Es gibt viele Erklärungsansätze, weshalb Zügelung sich in dieser Form auf das Essverhalten auswirkt. Herman vertrat die Meinung, dass bei Menschen auf Diät, die auch nur der kleinsten Versuchung nachgeben, die Entschlossenheit, ihre Nahrungsaufnahme zu begrenzen, zumindest eine Weile zusammenbricht. Nach dem Motto »Jetzt ist es sowieso egal« verhält sich ein Mensch, der abnehmen möchte, als wenn es keinen Sinn hätte, sich weiter zu bemühen, jedenfalls nicht sofort. Neben Alkohol und unangenehmen Gefühlen (wie Ängsten, Niedergeschlagenheit oder Depressionen) könnte auch der Versuch des Körpers, den Nahrungsentzug auszugleichen, eine Erklärung für den Zusammenbruch der Zügelung darstellen.

7 Neuere Arbeiten zum Essverhalten haben dazu beigetragen, dass das Pendel wieder von der Zügelung zur Externalität zurückgeschwungen ist. Zum

Beispiel kam eine niederländische Studie zu dem Ergebnis, dass »übergewichtige Kinder ihre Nahrungszufuhr nicht regulieren können, wenn sie
mit Versuchungen konfrontiert werden, zum Beispiel dem intensiven Geruch und Geschmack leckerer Lebensmittel. Das Überessen hat dabei keinen Bezug zu psychologischen Faktoren wie Stimmungslage, Selbstwertgefühl oder gezügeltem Essverhalten.« Es besteht vielmehr ein Zusammenhang mit Hinweisreizen. Die Kinder überaßen sich, weil sie für Hinweisreize empfänglicher waren als normalgewichtige Gleichaltrige. A. Jansen, N.
Theunissen, K. Slechten, C. Nederkoorn, B. Boon, S. Mulkens & A. Roefs:
»Overweight Children Overeat after Exposure to Food Cues«, *Eating Behaviors 4, 2* (2003): 197–209; E. Stice, J. A. Cooper, D. A. Schoeller, K. Tappe &
M. R. Lowe: »Are Dietary Restraint Scales Valid Measures of Moderate-to
Long-Term Dietary Restriction? Objective Biological and Behavioral Data
Suggest Not«, *Psychological Assessment 19, 4* (2007): 449–58; C. P. Herman &
J. Polivy: »External Cues in the Control of Food Intake in Humans: The Sen-
sory-Normative Distinction«, *Physiology and Behavior 94, 5* (2008): 722–8.

8 »Entzug sensibilisiert den Schaltkreis für belohnungsbasiertes Essen«, so
Kenneth Carr, PhD, Associate Professor für Psychiatrie und Pharmakologie
an den Fakultäten für Psychiatrie (Millhauser Labs) und Pharmakologie der
Universität New York. Carr stellte auch fest, dass Entzug andere Antriebe
hemmt, die mit der Futtersuche konkurrieren könnten, beispielsweise das
Reproduktionsverhalten und Schmerzempfindlichkeit. Gespräch des Autors mit Kenneth Carr, 5. März 2007.

Kapitel 28

1 Interview des Autors mit Myles Faith, PhD, Zentrum für Gewichts- und
Essstörungen, Medizinische Hochschule der Universität Pennsylvania, 17.
Januar 2007.

2 M. S. Faith, R. I. Berkowitz, V. A. Stallings, J. Kerns, M. Storey & A. J. Stunkard:
»Eating in the Absence of Hunger: A Genetic Marker for Childhood Obesity
in Prepubertal Boys?«, *Obesity (Silver Spring) 14, 1* (2006): 131–8.

3 S. Tholin, F. Rasmussen, P. Tynelius & J. Karlsson: »Genetic and Environmental Influences on Eating Behavior: The Swedish Young Male Twins Study«, *American Journal of Clinical Nutrition 81, 3* (2005): 564–9; B. M. Neale, S.
E. Mazzeo & C. M. Bulik: »A Twin Study of Dietary Restraint, Disinhibition

and Hunger: An Examination of the Eating Inventory (Three Factor Eating Questionnaire)«, *Twin Research 6, 6* (2003): 471–8; Interview des Autors mit Cynthia Bulik, PhD, Professorin an der psychiatrischen Fakultät der medizinischen Hochschule der Universität North Carolina–Chapel Hill, 3. Januar 2007.

4 J. O. Fisher, G. Cai, S. J. Jaramillo, S. A. Cole, A. G. Comuzzie & N. F. Butte: »Heritability of Hyperphagic Eating Behavior and Appetite-Related Hormones among Hispanic Children«, *Obesity (Silver Spring) 15, 6* (2007): 1484–95.

5 J. M. de Castro & Lisa R. R. Lilenfeld: »Influence of Heredity on Dietary Restraint, Disinhibition, and Perceived Hunger in Humans«, *Nutrition 21, 4* (2005): 446–55.

6 V. Provencher, L. Perusse, L. Bouchard, V. Drapeau, C. Bouchard, T. Rice, D. C. Rao, A. Tremblay, J.-P. Despres & S. Lemieux: »Familial Resemblance in Eating Behaviors in Men and Women from the Quebec Family Study«, *Obesity 13, 9* (2005): 1624–9.

7 Zahlreiche Experten haben die Verbindungen zwischen Impulsivität und dem erhöhten Erregungszustand untersucht, der das Essverhalten beeinflussen kann. Impulsivität bedeutet »Handeln ohne zu denken«, erklärt mir Chantal Nederkoorn, PhD, Assistant Professor an der Fakultät für Klinische Psychologie der Universität Maastricht, Niederlande. Sie bezeichnet Impulsivität als Merkmal derer, die »eine sofortige, kleinere Belohnung einem Belohnungsaufschub vorziehen. … Wir nennen Menschen impulsiv, die nicht in der Lage sind, auf größere Ziele zu warten.« Impulsiven Menschen mangelt es an dem, was Nederkoorn eine »Reaktionshemmung« nennt. »Sie handeln verfrüht, sie reagieren zu schnell.« Vor lauter Eile konzentrieren sich diese Menschen vielleicht nicht auf die wichtigsten Reize oder treffen unter vielerlei Reizen nicht die beste Entscheidung. In einer Studie zur Impulsivitätsmessung wurden Kinder angewiesen, bei einem »Los«-Signal auf dem Bildschirm möglichst schnell auf einen Knopf zu drücken und diesen Knopf wieder loszulassen, sobald ein akustisches »Stopp«-Signal ertönte. »Adipöse und normalgewichtige Kinder, aber auch gezügelte und nicht gezügelte Esser reagieren unterschiedlich schnell auf das Stopp-Signal«, schreibt Nederkoorn. »Impulsivität war durchgängig mit Übergewicht verbunden. Die impulsivsten Kinder waren auch am übergewichtigsten.« C. Nederkoorn, E. Jansen, S. Mulkens & A. Jansen: »Impulsivity Pre-

dicts Treatment Outcome in Obese Children«, *Behaviour Research and Therapy 45, 5* (2007): 1071–5.

Zu weiteren Studien in diesem Zusammenhang siehe R. Guerrieri, C. Nederkoorn & A. Jansen: »The Interaction between Impulsivity and a Varied Food Environment: Its Influence on Food Intake and Overweight«, *International Journal of Obesity 32, 4* (2008): 708–14; R. Guerrieri, C. Nederkoorn, K. Stankiewicz, H. Alberts, N. Geschwind, C. Martijn & A. Jansen: »The Influence of Trait and Induced State Impulsivity on Food Intake in Normal-Weight Healthy Women«, *Appetite 49, 1* (2007): 66–73; C. Nederkoorn, C. Braet, Y. Van Eijs, A. Tanghe & A. Jansen: »Why Obese Children Cannot Resist Food: The Role of Impulsivity«, *Eating Behaviors 7, 4* (2006): 315–22; C. Nederkoorn, F. T. Smulders, R. C. Havermans, A. Roefs & A. Jansen: »Impulsivity in Obese Women«, *Appetite 47, 2* (2006): 253–6; D. P. Bonato & F. J. Boland: »Delay of Gratification in Obese Children«, *Addictive Behaviors 8, 1* (1983): 71–4.

Einige Arbeiten weisen darauf hin, dass Kinder, die Belohnungen nicht aufschieben, auch als Erwachsene eher impulsiv handeln. Walter Mischel, PhD, ist Robert Johnston Niven Ehrenprofessor für Psychologie an der Universität Columbia. Er ließ vierjährige Kinder mit gesundem Gewicht wählen, ob sie lieber gleich eine Süßigkeit essen wollten (zum Beispiel einen Marshmallow oder einen Oreo-Keks) oder abwarten, um später zwei zu bekommen. Für impulsive Kinder »ist der Wert der aufgeschobenen Belohnung nicht so verlockend wie die unmittelbare Belohnung«, so Mischel. Der vorhandene Reiz erzeugt die größere Erregung. Mischel fand eine kleine, aber doch signifikante Korrelation zwischen denen, die als Kinder die sofortige Belohnung wählten und deren BMI-Wert 30 Jahre später. Kinder, die sich mit vier Jahren impulsiv zeigten, brachten im Verhältnis zu ihrer Größe mit 34 Jahren mehr auf die Waage. Interview des Autors mit Walter Mischel, 4. April 2007.

8 Auf meine Bitte hin fasste Neil Risch, PhD, Professor für Humangenetik an der Unversität Kalifornien, den Grad der Erblichkeit für Zügellosigkeit und Zügelung aus vier maßgeblichen Studien zusammen. Die Erblichkeit für »Zügellosigkeit« lag bei 0,44; 0,52; 0,00 und 0,25. Die Erblichkeit für »Zügelung« betrug 0,00; 0,82; 0,44 und 0,5. B. M. Neale, S. E. Mazzeo & C. M. Bulik: »A Twin Study of Dietary Restraint, Disinhibition and Hunger: An Examination of the Eating Inventory (Three Factor Eating Questionnaire)«, *Twin*

Research 6, 6 (2003): 471–8; S. Tholin, F. Rasmussen, P. Tynelius & J. Karlsson: »Genetic and Environmental Influences on Eating Behavior: The Swedish Young Male Twins Study«, *American Journal of Clinical Nutrition 81, 3* (2005): 564–9; J. M. de Castro & L. R. R. Lilenfeld: »Influence of Heredity on Dietary Restraint, Disinhibition, and Perceived Hunger in Humans«, *Nutrition 21, 4* (2005): 446–55; V. Provencher, L. Perusse, L. Bouchard, V. Drapeau, C. Bouchard, T. Rice, D. C. Rao, A. Tremblay, J.-P. Despres & S. Lemieux: »Familial Resemblance in Eating Behaviors in Men and Women from the Quebec Family Study«, *Obesity 13, 9* (2005): 1624–9.

Kapitel 29

1 Interview des Autors mit Susan Johnson, PhD, Direktorin am Kinderesslabor des Zentrums für Gesundheitswissenschaften der Universität Colorado, 3. Januar 2007.

2 S. L. Johnson & L. A. Taylor-Holloway: »Non-Hispanic White and Hispanic Elementary School Children's Self-Regulation of Energy Intake«, *American Journal of Clinical Nutrition 83, 6* (2006): 1276–82.

3 J. O. Fisher, B. J. Rolls & L. L. Birch: »Children's Bite Size and Intake of an Entree Are Greater with Large Portions Than with Age-Appropriate or Self-Selected Portions«, *American Journal of Clinical Nutrition 77, 5* (2003): 1164–70. Zu etwas anderen Ergebnissen kam Barbara J. Rolls bei einer Studie, die darauf hindeutet, dass kleinere Kinder (mittleres Alter 3,6 Jahre) etwa gleich viel essen, egal ob sie kleine, mittlere oder große Portionen Makkaroni mit Käse bekommen, während ältere Kinder (mittleres Alter 5 Jahre) mehr essen. Diese Studie legt nahe, dass Kinder sich beim Essen nach einem bestimmten Zeitfenster in ihrer Entwicklung nicht mehr ausschließlich an Hunger oder Sättigung orientieren, sondern allmählich auf andere Reize reagieren. B. J. Rolls, D. Engell & L. L. Birch: »Serving Portion Size Influences 5-Year-Old but Not 3-Year-Old Children's Food Intakes«, *Journal of the American Dietetic Association 100, 2* (2000): 232–4.

4 »Die visuellen Hinweisreize durch die Portionsgröße haben grundsätzlich einen Einfluss auf die Mikrostrukturen des Essens. Wenn die Portion doppelt so groß ausfällt, erkennt das Gehirn die erhöhte Nahrungsaufnahme und die erhöhte Energiezufuhr bei der Mahlzeit. ... Die Kinder nehmen gar nicht unbedingt mehr Bissen zu sich, aber der durchschnittliche Bissen

wird größer«, so Jennifer Fisher, PhD, eine Forscherin vom Zentrum für Übergewichtsforschung und Erziehung von der Temple University. Interview des Autors mit Jennifer Fisher, 13. Februar 2007.

Kapitel 30

1 M. C. Wang, C. Cubbin, D. Ahn & M. A. Winkleby: »Changes in Neighbourhood Food Store Environment, Food Behaviour and Body Mass Index, 1981–1990«, *Public Health Nutrition 11, 9* (2008): 963–7.

2 Interviews des Autors mit David J. Mela, PhD, Leiter der Abteilung für Gewichtskontrolle und Ernährungsverhalten am Unilever Food and Health Research Institute, November 2005, 23. Oktober 2006 und 17. Januar 2007.

3 Meredith Luce, selbstständige Diätberaterin, Orlando, Florida. Vortrag beim Jahrestreffen der Amerikanischen Gesellschaft der Adipositas-Ärzte, Orlando, 2004.

4 L. Jahns, A. M. Siega-Riz & B. M. Popkin: »The Increasing Prevalence of Snacking among US Children from 1977 to 1996«, *Journal of Pediatrics 138, 4* (2001): 493–8; L. S. Adair & B. M. Popkin: »Are Child Eating Patterns Being Transformed Globally?«, *Obesity Research 13, 7* (2005): 1281–99; C. Zizza, A. M. Siega-Riz & B. M. Popkin: »Significant Increase in Young Adults' Snacking between 1977–1978 and 1994–1996 Represents a Cause for Concern!«, *Preventive Medicine 32, 4* (2001): 303–10.

5 P. Rozin, K. Kabnick, E. Pete, C. Fischler & C. Shields: »The Ecology of Eating: Smaller Portion Sizes in France Than in the United States Help Explain the French Paradox«, *Psychological Science 14, 5* (2003): 450–4.

6 Interview des Autors mit France Bellisle, PhD, Leiterin der Forschung an der Diabetesabteilung des Pariser Krankenhauses Hôtel Dieu, 28. Februar 2007.

7 J. P. Poulain: »The Contemporary Diet in France: ›De-Structuration‹ or From Commensalism to ›Vagabond Feeding‹«, *Appetite 39, 1* (2002): 43–55.

8 1997 waren erst knapp acht Prozent der französischen Erwachsenen adipös, 2003 schon 11,3 Prozent. Innerhalb derselben sechs Jahre stieg der Anteil der übergewichtigen Erwachsenen (BMI zwischen 25 und 30) von 36,7 auf 41,6 Prozent. F. Bellisle: »Nutrition and Health in France: Dissecting a Paradox«, *Journal of the American Dietetic Association 105, 12* (2005): 1870–3; J. L. Volatier & P. Verger: »Recent National French Food and Nutrient In-

take Data«, *British Journal of Nutrition 81 Suppl 2* (1999): S57–9; M. F. Rolland-Cachera, K. Castetbon, N. Arnault, F. Bellisle, M. C. Romano, Y. Lehingue, M. L. Frelut & S. Hercberg: »Body Mass Index in 7–9-Y-Old French Children: Frequency of Obesity, Overweight and Thinness«, *International Journal of Obesity and Related Metabolic Disorders 26, 12* (2002): 1610–6; M. A. Charles, A. Basdevant & E. Eschwege: »Prevalence of Obesity in Adults in France: The Situation in 2000 Established from the OBEPI Study«, *Annales d'Endocrinologie 63, 2, pt. 1* (2002): 154–8.

Kapitel 31

1 Interview des Autors mit James Leckman, MD, Direktor der Forschungsabteilung und Neison-Harris-Professor für Kinderpsychiatrie und Kinderheilkunde, Kinderforschungszentrum der medizinischen Hochschule der Universität Yale, 29. April 2007.

2 Interview des Autors mit Raymond G. Miltenberger, PhD, Direktor des Master-Programms für Angewandte Verhaltensforschung an der Fakultät für Kinder- und Familienstudien der Universität South Florida, 10. Mai 2007; R. G. Miltenberger, D. W. Woods & M. Himle: »Tic Disorders and Trichotillomania«, aus: *Handbook of Functional Analysis and Clinical Psychology.* Hrsg. P. Sturmey, 151–70. Elsevier, Burlington, MA 2007; C. Deaver, R. G. Miltenberger & J. Stricker: »Functional Analysis and Treatment of Hair Twirling in a Young Child«, *Journal of Applied Behavior Analysis 34* (2001): 535–38; D. Woods & R. G. Miltenberger (Hrsg.): *Tic Disorders, Trichotillomania, and Repetitive Behavior Disorders: Behavioral Approaches to Analysis and Treatment.* Kluwer, Norwell, MA 2001.

3 Interview des Autors mit Mark E. Bouton, PhD, Professor der Psychologie, Universität Vermont, 2. März 2007; M. E. Bouton & A. M. Woods: »Extinction: Behavioral Mechanisms and Their Implications«, in: *Learning and Memory: A Comprehensive Reference (Vol. 1, Learning Theory and Behaviour).* Hrsg. J. H. Byrne, D. Sweatt, R. Menzel, H. Eichenbaum & H. Roediger, 151–71. Elsevier, Oxford 2008.

4 M. E. Bouton: »The Concept in the Human and Animal Memory Domains«, in: *Science of Memory: Concepts.* Hrsg. H. L. Roediger, Y. Dudai & S. M. Fitzpatrick, 115–19. Oxford University Press, Oxford 2007; M. E. Bouton: *Learning and Behavior: A Contemporary Synthesis.* Sinauer Associates, Sunder-

land, MA 2007; M. E. Bouton, A. M. Woods, E. W. Moody, C. Sunsay & A. García-Gutiérrez: »Counteracting the Context-Dependence of Extinction: Relapse and Tests of Some Relapse Prevention Methods«, in: *Fear and Learning: From Basic Processes to Clinical Implications.* Hrsg. M. G. Craske, D. Hermans, and D. Vansteenwegen, 175–96. American Psychological Association, Washington D.C., 2006.

Kapitel 32

1 R. G. Miltenberger: »Habit Reversal«, in: *Encyclopedia of Behavior Modification and Cognitive Behavior Therapy Vol. II.* Hrsg. A. Gross & R. Drabman, 873–77. Sage, Thousand Oaks, CA 2005; C. Romaniuk, R. G. Miltenberger & C. Deaver: »Long Term Maintenance Following Habit Reversal and Adjunct Treatment for Trichotillomania«, *Child and Family Behavior Therapy 25, 2* (2003): 45–59; R. G. Miltenberger: »Habit Reversal Treatment Manual for Trichotillomania«, in: *Tic Disorders, Trichotillomania, and Repetitive Behavior Disorders: Behavioral Approaches to Analysis and Treatment.* Hrsg. D. Woods & R. Miltenberger, 171–95. Kluwer, Norwell, MA 2001; N. H. Azrin & R. G. Nunn: »Habit-Reversal: A Method of Eliminating Nervous Habits and Tics«, *Behaviour Research and Therapy 11, 4* (1973): 619–28; R. G. Miltenberger, R. W. Fuqua & D. W. Woods: »Applying Behavior Analysis to Clinical Problems: Review and Analysis of Habit Reversal«, *Journal of Applied Behavior Analysis 31, 3* (1998): 447–69.

2 Interview des Autors mit James Leckman, MD, Direktor der Forschungsabteilung und Neison-Harris-Professor für Kinderpsychiatrie und Kinderheilkunde am Kinderforschungszentrum der medizinischen Hochschule der Universität Yale, 29. April 2007.

3 Interview des Autors mit Raymond G. Miltenberger, PhD, Direktor des Master-Programms für Angewandte Verhaltensforschung an der Fakultät für Kinder- und Familienstudien der Universität South Florida, 10. Mai 2007.

4 Interview des Autors mit Matthew W. State, MD, PhD, Direktor des Programms für Neurogenetik an der Medizinischen Hochschule der Universität Yale, 2. April 2007.

5 Interview des Autors mit Philip D. Zelazo, PhD, Professor und Canada Research Chair für Entwicklungsneurologie, psychologische Fakultät der Uni-

versität Toronto, 6. April 2007; P. D. Zelazo and W. Cunningham: »Executive Function: Mechanisms Underlying Emotion Regulation«, in: *Handbook of Emotion Regulation*. Hrsg. J. Gross, 135–58. Guilford Press, New York 2007; W. Cunningham & P. D. Zelazo: »Attitudes and Evaluation: A Social Cognitive Neuroscience Perspective«, *Trends in Cognitive Sciences 11* (2007): 97–104; C. Lamm, P. D. Zelazo & M. D. Lewis: »Neural Correlates of Cognitive Control in Childhood and Adolescence: Disentangling the Contributions of Age and Executive Function«, *Neuropsychologia 44* (2006): 2139–48.

6 Interview des Autors mit Kevin N. Ochsner, PhD, Assistant Professor an der psychologischen Fakultät der Columbia Universität, 5. April 2007; K. N. Ochsner & J. J. Gross: »The Neural Architecture of Emotion Regulation«, in: *The Handbook of Emotion Regulation*. Hrsg. J. J. Gross & R. Thompson, 87–109. Guilford Press, New York 2007; K. N. Ochsner: »How Thinking Controls Feeling: A Social Cognitive Neuroscience Approach«, in: *Social Neuroscience: Integrating Biological and Psychological Explanations of Behavior*. Hrsg. E. H. Jones and P. Winkelman, 106–36. Guilford Press, New York 2007; K. N. Ochsner & J. J. Gross: »Cognitive Emotion Regulation: Insights from Social, Cognitive and Affective Neuroscience«, *Current Directions in Psychological Science 17, 1* (2007): 153–8.

7 N. A. Christakis & J. H. Fowler: »The Spread of Obesity in a Large Social Network over 32 Years«, *New England Journal of Medicine 357, 4* (2007): 370–79.

Kapitel 33

1 Interview des Autors mit Walter Mischel, PhD, Robert Johnston Niven Professor of Humane Letters in Psychology, Universität Columbia, 4. April 2007; J. Metcalfe & W. Mischel: »A Hot/Cool-System Analysis of Delay of Gratification: Dynamics of Willpower«, *Psychological Review 106, 1* (1999): 3–19.

2 Interview des Autors mit Kevin N. Ochsner, PhD, Assistant Professor, psychologische Fakultät der Universität Columbia, 5. April 2007.

3 Interview des Autors mit Matthew W. State, MD, PhD, Direktor des Neurogenetikprogramms der medizinischen Hochschule Yale, 2. April 2007.

4 Bei den Teilnehmern einer kalorien- und fettreduzierten sowie einer kohlenhydratreduzierten Diät wurde während eines Zeitraums zwischen zwölf und 104 Wochen das Verlangen nach Fett, Süßem, Kohlenhydraten und

Fastfood ermittelt. Die Autoren der Studie kamen zu dem Schluss, dass das Verbot »bestimmter Lebensmittelarten während einer Diät dazu führt, dass man weniger Appetit auf solche Lebensmittel hat. Diese Ergebnisse liefern empirische Daten für die Sorge von Diätteilnehmern, durch Verbote oder die Diät selbst vermehrt Heißhunger zu leiden.« C. K. Martin, D. Rosenbaum, P. Geiselman, H. Wyatt, S. Klein, J. Hill & G. Foster: »Low Carbohydrate and Low Calorie/Low Fat Diets Decrease Cravings and Preferences for Restricted Foods Over Two Years«, *Abstract, Obesity 16, Supp 1* (2008).

5 Interview des Autors mit Silvia Bunge, PhD, Leiterin des Labors für Kognitive Steuerung und Entwicklung an der Universität Kalifornien in Berkeley, 12. April 2007. Silvia A. Bunge & Jonathan D. Wallis: *Neuroscience of Rule-Guided Behavior.* Oxford University Press, Oxford 2008.

6 Interview des Autors mit Alain Dagher, PhD, Associate Professor am neurologischen Institut von Montreal, McGill University, 20. März 2007; D. McBride, S. P. Barrett, J. T. Kelly, A. Aw & A. Dagher: »Effects of Expectancy and Abstinence on the Neural Response to Smoking Cues in Cigarette Smokers: An fMRI Study«, *Neuropsychopharmacology 31, 12* (2006): 2728–38.

Kapitel 34

1 Interview des Autors mit Philip D. Zelazo, PhD, Professor und Canada Research Chair für Entwicklungsneurowissenschaften, Psychologische Fakultät der Universität Toronto, 6. April 2007. P. D. Zelazo, M. Moscovitch & E. Thompson: *The Cambridge Handbook of Consciousness.* Cambridge University Press, Cambridge 2007.

2 Interview des Autors mit Arnold M. Washton, PhD, Suchtpsychologe und Direktor von Recovery Options, 9. Mai 2007; Arnold M. Washton: *Willpower's Not Enough: Understanding and Recovering from Addictions of Every Kind.* Harper & Row, New York 1989; Arnold M. Washton & Joan E. Zweben: *Treating Alcohol and Drug Problems in Psychotherapy Practice: Doing What Works.* Guilford Press, New York 2006.

3 Interview des Autors mit Walter Mischel, PhD, the Robert Johnston Niven Professor of Humane Letters in Psychology der Universität Columbia, 4. April 2007. Mehr zur Regulierung von Gefühlen siehe O. Ayduk, R. Mendoza-Denton, W. Mischel, G.Downey, P. K. Peake & M. Rodriguez: »Regulating the Interpersonal Self: Strategic Self-Regulation for Coping with Rejection

Sensitivity«, *Journal of Personality and Social Psychology 79, 5* (2000): 776–92; I. M. Eigsti, V. Zayas, W. Mischel, Y. Shoda, O. Ayduk, M. B. Dadlani, M. C. Davidson, J. Lawrence Aber & B. J. Casey: »Predicting Cognitive Control from Preschool to Late Adolescence and Young Adulthood«, *Psychological Science 17, 6* (2006): 478–84; und W. Mischel: »Toward an Integrative Science of the Person«, *Annual Review of Psychology 55* (2004): 1–22.

4 Interview des Autors mit Russell H. Fazio, PhD, Harold E. Burtt-Professor an der psychologischen Fakultät der Ohio State University, 19. Juni 2007. Russell H. Fazio & Richard E. Petty: *Attitudes: Their Structure, Function, and Consequences, Key Readings in Social Psychology.* Psychology Press, New York, 2007; Richard E. Petty, Russell H. Fazio & Pablo Brinol: *Attitudes: Insights from the New Implicit Measures.* Psychology Press, New York 2008.

5 Frank Ryan: »Appetite Lost and Found: Cognitive Psychology in the Addiction Clinic«, und C. McCusker: »Towards Understanding Loss of Control: An Automatic Network Theory of Addictive Behavior«, in: *Cognition and Addiction.* Hrsg. M. Munafò & I. Albery. Oxford University Press, Oxford 2006; J. A. Bargh (Hrsg.): *Social Psychology and the Unconscious: The Automaticity of Higher Mental Processes.* Psychology Press, Philadelphia, PA 2007; R. Hassin, J. Uleman & J. Bargh (Hrsg.): *The New Unconscious.* Oxford University Press, New York 2005; J. A. Bargh: »What Have We Been Priming All These Years? On the Development, Mechanisms, and Ecology of Nonconscious Social Behavior«, *European Journal of Social Psychology 36* (2006): 147–68; K. L. Duckworth, J. A. Bargh, M. Garcia & S. Chaiken: »The Automatic Evaluation of Novel Stimuli«, in: *Psychological Science 6* (2001): 515–9; J. A. Bargh & T. L. Chartrand: »The Unbearable Automaticity of Being«, in: *American Psychologist 54* (1999): 462–79; J. A. Bargh & M. L. Ferguson: »Beyond Behaviorism: On the Automaticity of Higher Mental Processes«, in: *Psychological Bulletin 126* (2000): 925–45.

Kapitel 35

1 Bei seinem Vortrag anlässlich der Jahresversammlung 2006 der North American Association for the Study of Obesity in Boston Gary fasste D. Foster, PhD, Direktor des Zentrums für Übergewichtsforschung und Erziehung an der Temple Universität, die Nachweise zusammen, dass Verhaltensänderungen langfristig ihre Wirkung zeigen. Dort sagte Foster, dass

Verhaltensänderungen konkret und spezifisch sein müssen. Die Patienten müssten lernen, »ihr eigenes Verhalten zu erforschen«. Durch kognitive Verhaltenstherapie ist üblicherweise ein Gewichtsverlust von etwa zehn Prozent innerhalb von 20 bis 24 Wochen zu erzielen, wobei die Patienten im Lauf eines Jahres etwa ein Drittel des verlorenen Gewichts wieder aufbauen. T. A. Wadden, M. L. Butryn & K. J. Byrne: »Efficacy of Lifestyle Modification for Long-Term Weight Control«, *Obesity Research 12* (2004): 151S–162S.

Da es sich bei Fettsucht um eine chronische Störung handelt, ist eine Kurzzeittherapie ungeeignet, um das Gewicht langfristig loszuwerden. Siehe T. A. Wadden und M. L. Butryn: »Behavioral Treatment of Obesity«, *Endocrinology Metabolism Clinics of North America 32* (2003): 981–1003; M. G. Perri & J. A. Corsica: »Improving the Maintenance of Weight Lost in Behavioral Treatment of Obesity«, in: *Handbook of Obesity Treatment.* Hrsg. T. A. Wadden & A. J. Stunkard. 357–79. Guilford Press, New York 2002.

Kapitel 36

1 Viele Ärzte, die sich auf Überesser spezialisiert haben, betonen die Bedeutung von Strukturen. Hierzu gibt es viele Belege aus der Literatur, zum Beispiel: »Wenn Ihr Tag völlig ungeplant beginnt, müssen Sie auf alles reagieren, was geschieht. Wenn Sie einen Plan haben und schon wissen, was Sie an diesem Tag essen wollen, lassen Sie sich vom nicht Eingeplanten nicht so leicht aus der Bahn werfen.« Interview des Autors mit David Besio, MS, RD, klinischer Diätberater an der Fakultät für Ernährung der Universität Kalifornien, San Francisco, 28. Juni 2007. »Ich habe den Verdacht, dass jemand im Lauf der Jahre die Kontrolle und die Hinweise auf das angemessene Verhalten verlernt und die Sache dann eine Eigendynamik bekommt. Ich glaube, deshalb geht es um eine Neustrukturierung.« Interview des Autors mit Paul Lemanski, MD, MS, Direktor des Zentrums für Präventivmedizin und Herzgefäßgesundheit, Albany, New York, 5. Juli 2007. »Es ist besser, wenn wir den Leuten genaue Regeln geben und ihnen einschärfen, dass diese Regeln ein unverzichtbarer Teil der Behandlung sind, als wenn man ihnen das Prinzip des energetischen Gleichgewichts erklärt«, meinte Robert W. Jeffery, PhD, Professor für Epidemiologie an der Universität Minnesota. Jefferey gibt jedoch zu bedenken, dass Menschen dazu neigen, Struk-

turen mit der Zeit zu vernachlässigen. »Regelverstöße sind weit verbreitet. Sie treten sehr früh und sehr häufig auf.« Interview des Autors mit Robert Jeffery, 15. Juni 2007. Siehe auch R. R. Wing, R. W. Jeffery, L. R. Burton, C. Thorson, K. S. Nissinoff & J. E. Baxter: »Food Provision Vs Structured Meal Plans in the Behavioral Treatment of Obesity«, *International Journal of Obesity and Related Metabolic Disorders 20, 1* (1996): 56–62; R. W. Jeffery & R. R. Wing: »Long-Term Effects of Interventions for Weight Loss Using Food Provision and Monetary Incentives«, *Journal of Consulting and Clinical Psychology 63, 5* (1995): 793–6. Für die klinische Diätberaterin Cathy Nonas, MS, RD, vom Gesundheitsministerium von York City sind »Wiederholung und Wiederholbarkeit« der Schlüssel zum Erfolg. Diese Strategie erklärt den Erfolg der Subway-Diät, bei der ein Mann über 110 Kilo abspeckte, indem er einfach nur zwei Subway-Sandwiches pro Tag aß. Cathy Nonas: Meal Replacements. Vortrag bei der Jahresversammlung der North American Association for the Study of Obesity 2007.

2 Die Pioniere von Behandlungsansätzen für Essstörungen wie Binge Eating und Bulimie können uns viel über die Behandlung von konditioniertem Hyperessen verraten. Siehe zum Beispiel Zafra Cooper, Christopher G. Fairburn & Deborah M. Hawker: *Cognitive-Behavioral Treatment of Obesity: A Clinician's Guide.* Guilford Press, New York 2003; Christopher G. Fairburn: *Cognitive Behavior Therapy and Eating Disorders.* Guilford Press, New York 2008; Christopher G. Fairburn: *Overcoming Binge Eating.* Guilford Press, New York 1995; W. Stewart Agras & Robin F. Apple: *Overcoming Eating Disorders: A Cognitive-Behavioral Therapy Approach for Bulimia Nervosa and Binge-Eating Disorders: Therapist Guide, 2nd ed., Treatments That Work.* Oxford University Press, Oxford 2008; W. Stewart Agras & Robin F. Apple: *Overcoming Your Eating Disorder: A Cognitive-Behavioral Treatment for Bulimia Nervosa and Binge-Eating Disorder, Guided Self-Help Workbook, Treatments That Work.* Oxford University Press, New York 2008; die Leitfäden des Neuropsychiatric Research Institute (Fargo, ND), darunter: *Professional's Guide to Bulimia Nervosa; Individual Treatment Workbook for Bulimia Nervosa; Group Treatment Workbook for Bulimia Nervosa; Group Treatment for Binge Eating Disorder; Self-Help Manual for Bulimia Nervosa; Healthy Eating: A Professional's Guide; Healthy Eating: A Meal Planning System; Healthy Eating Manual: 2.1 (Simplified System); Healthy Eating: Meal Planning & Food List (Pocket Guide).*

3 Ersatzmahlzeiten helfen beim Abnehmen, weil sie für Struktur sorgen. Siehe S. B. Heymsfield, C. A. van Mierlo, H. C. van der Knaap, M. Heo & H. I. Frier: »Weight Management Using a Meal Replacement Strategy: Meta and Pooling Analysis from Six Studies«, *International Journal of Obesity and Related Metabolic Disorders 27, 5* (2003): 537–49; M. Noakes, P. R. Foster, J. B. Keogh & P. M. Clifton: »Meal Replacements Are as Effective as Structured Weight-Loss Diets for Treating Obesity in Adults with Features of Metabolic Syndrome«, *J. Nutr. 134, 8* (2004): 1894–9. Andere Daten untermauern die Wichtigkeit strukturierter Mahlzeiten für die Kontrolle über Nahrungszufuhr und Gewicht. J. Westenhoefer, B. von Falck, A. Stellfeldt & S. Fintelmann: »Behavioural Correlates of Successful Weight Reduction over 3 Y. Results from the Lean Habits Study«, *International Journal of Obesity and Related Metabolic Disorders 28, 2* (2004): 334–5.

4 Interview des Autors mit Jeffrey M. Brunstrom, PhD, Dozent an der Fakultät für Experimentelle Psychologie an der Universität Bristol, England, 30. Juli 2007. J. M. Brunstrom, N. G. Shakeshaft & N. E. Scott-Samuel: »Measuring ›Expected Satiety‹ in a Range of Common Foods Using a Method of Constant Stimuli«, *Appetite 51, 3* (2008): 604–14.

5 P. Pliner & D. Zec: »Meal Schemas During a Preload Decrease Subsequent Eating«, *Appetite 48, 3* (2007): 278–88.

6 M. Veldhorst, A. Smeets, S. Soenen, A. Hochstenbach-Waelen, R. Hursel, K. Diepvens, M. Lejeune, N. Luscombe-Marsh & M. Westerterp-Plantenga: »Protein-Induced Satiety: Effects and Mechanisms of Different Proteins«, *Physiology and Behavior 94, 2* (2008): 300–7; D. Paddon-Jones, E. Westman, R. D. Mattes, R. R. Wolfe, A. Astrup & M. Westerterp-Plantenga: »Protein, Weight Management, and Satiety«, *American Journal of Clinical Nutrition 87, 5* (2008): 1558–1561; S. Oesch, L. Degen & C. Beglinger: »Effect of a Protein Preload on Food Intake and Satiety Feelings in Response to Duodenal Fat Perfusions in Healthy Male Subjects«, *American Journal of Physiology– Regulatory, Integrative and Comparative Physiology 289, 4* (2005): R1042–7.

7 Interview des Autors mit Martin S. Wickham, PhD, Chefdesigner des ersten künstlichen Magens der Welt, und Richard Faulks, Mitglied seines Forschungsteams, Institut für Ernährungsforschung, Norwich, England, 2. Oktober 2007; Interview des Autors mit David Ludwig, MD, PhD, Direktor des Adipositasprogamms am Kinderkrankenhaus Boston, 26. Juni 2004.

8 I. Welch, K. Saunders & N. W. Read: »Effect of Ileal and Intravenous Infusi-

ons of Fat Emulsions on Feeding and Satiety in Human Volunteers«, *Gastroenterology 89, 6* (1985): 1293–7.

9 J. E. Blundell, J. R. Cotton, H. Delargy, S. Green, A. Greenough, N. A. King & C. L. Lawton: »The Fat Paradox: Fat-Induced Satiety Signals Versus High Fat Overconsumption«, *International Journal of Obesity and Related Metabolic Disorders 19, 11* (1995): 832–5.

10 Jim Taylor & Gregory S. Wilson: *Applying Sport Psychology: Four Perspectives.* Human Kinetics, Champaign, IL, 2005; N. Zinssers, L. K. Bunker & J. M. Williams: »Cognitive Techniques for Improving Performance and Building Confidence«, in: *Applied Sport Psychology: Personal Growth to Peak Performance, 3rd ed.* J. M. Williams (Hrsg.), 219–36. May Field, Mountain View, CA, 2001.

11 P. M. Gollwitzer, U. Bayer & K. McCullouch: »The Control of the Unwanted«, in: *The New Unconscious.* Hrsg. R. Hassin, J. Uleman & J.A. Bargh, 485–515. Oxford: Oxford University Press, Oxford 2005; P. M. Gollwitzer, K. Fujita & G. Oettingen: »Planning and the Implementation of Goals«, in: *Handbook of Self-Regulation: Research, Theory and Applications.* Hrsg. R. F. Baumeister & K. D. Vohs, 211–28. Guilford Press, New York 2004; P. M. Gollwitzer & U. Bayer: »Deliberative Versus Implemental Mindsets in the Control of Action«, in: *Dual-Process Theories in Social Psychology.* Hrsg. S. Chaiken & Y. Trope, 403–22. Guilford Press, New York 1999.

Kapitel 37

1 Paul M. Lehrer, Robert L. Woolfolk & Wesley E. Sime: *Principles and Practice of Stress Management, 3rd ed.* Guilford Press, New York 2007.

2 Interview des Autors mit Rajita Sinha, PhD, Direktorin des Forschungsprogramms zu Stress, Sucht und Psychopathologie an der Medizinischen Hochschule der Universität Yale, 5. September 2007.

3 Zum sinnvollen Umgang mit Reaktionen, die durch Hinweisreize ausgelöst werden, gibt es reichlich Literatur. Richard A. Rawson: *The Matrix Model: Intensive Outpatient Alcohol & Drug Treatment: A 16-Week Individualized Program: Therapist's Manual.* Hazelden, Center City, MN, 2005; Dennis C. Daley & G. Alan Marlatt: *Overcoming Your Alcohol or Drug Problem: Effective Recovery Strategies: Workbook, 2nd ed., Treatments That Work.* Oxford University Press, New York 2006; Dennis M. Donovan & G. Alan Marlatt: *Assess-*

ment of Addictive Behaviors, 2nd ed. Guilford Press, New York 2005; G. Alan Marlatt & Dennis M. Donovan: Relapse *Prevention: Maintenance Strategies in the Treatment of Addictive Behaviors, 2nd ed.* Guilford Press, New York 2005; G. Alan Marlatt & Gary R. Van den Bos: *Addictive Behaviors: Readings on Etiology, Prevention, and Treatment.* American Psychological Associati- on, Washington, D.C., 1997; A. Thomas Horvath: *Sex, Drugs, Gambling, & Chocolate: A Workbook for Overcoming Addictions.* Impact Publishers, San Luis Obispo, CA, 1998; Dennis C. Daley & G. Alan Marlatt: *Overcoming Your Alcohol or Drug Problem: Effective Recovery Strategies Workbook, 2nd ed., Treatments that Work.* Oxford University Press, Oxford 2006; Gail Steketee: *Overcoming Obsessive-Compulsive Disorder: A Behavioral and Cognitive Pro- tocol for the Treatment of OCD: Client Manual, Best Practices for Therapy.* New Harbinger, Oakland, CA, 1999; Gail Steketee, Teresa A. Pigott & Todd Schemmel: *Obsessive Compulsive Disorder: The Latest Assessment and Treat- ment Strategies, 3rd ed.* Compact Clinicals, Kansas City, MO, 2006; Mary Marden Velasquez: *Group Treatment for Substance Abuse: A Stages-of- Change Therapy Manual.* Guilford Press, New York 2001; Peter M. Monti: *Treating Alcohol Dependence: A Coping Skills Training Guide, 2nd ed.* Guil- ford Press, New York 2002.

4 Richard Maisel, David Epston & Ali Borden: *Biting the Hand That Starves You: Inspiring Resistance to Anorexia/Bulimia.* W. W. Norton, New York 2004.

5 Interview des Autors mit Richard Rawson, PhD, Associate Director der In- tegrierten Programme gegen Substanzmissbrauch der Universität Kalifor- nien, Los Angeles, 9. August 2007.

6 Interview des Autors mit Arnold M. Ludwig, MD, Emeritus Professor der Psychiatrie, Medizinische Hochschule der Universität Kentucky, Adjunct Professor für Psychiatrie und menschliches Verhalten an der Medizini- schen Hochschule der Brown University, 9. August 2007.

7 Interview des Autors mit Jon E. Grant, MD, JD, psychiatrische Fakultät der Medizinischen Hochschule der Universität Minnesota, 14. August 2007. Jon E. Grant: Impulse Control Disorders: *A Clinician's Guide to Understanding and Treating Behavioral Addictions.* W. W. Norton, New York 2008.

8 S. Brené, A. Bjørnebekk, E. Åberg, A. A. Mathé, L. Olson & M. Werme: »Run- ning Is Rewarding and Antidepressive«, *Physiology and Behavior 92, nos. 1–2* (2007): 136–40; A. R. Ozburn, A. Harris & Y. A. Blednov: »Wheel Running, Voluntary Ethanol Consumption, and Hedonic Substitution«, *Alcohol 42, 5*

(2008): 417–24; H. Vargas-Perez, J. Mena-Segovia, M. Giordano & J. L. Diaz: »Induction of C-Fos in Nucleus Accumbens in Naive Male Balb/C Mice after Wheel Running«, *Neuroscience Letters 352, 2* (2003): 81–4; R. E. Andersen, T. A. Wadden, S. J. Bartlett, B. Zemel, T. J. Verde & S. C. Franckowiak: »Effects of Lifestyle Activity Vs Structured Aerobic Exercise in Obese Women: A Randomized Trial«, *JAMA 281, 4* (1999): 335–40.

Kapitel 38

1 Interview des Autors mit Jordon Carroll, Diätberaterin mit Privatpraxis, New York City, 5. Juli 2007.

Kapitel 39

1 Die Fingerfalle (»Mädchenfänger«) ist eine Metapher für die therapeutische Technik der paradoxen Intervention bei der Behandlung von Ängsten. Sie soll helfen, den Teufelskreis zu durchbrechen, der entsteht, wenn jemand sich immer stärker bemüht, mit etwas aufzuhören, wobei die Angst immer stärker wird. L. Michael Ascher: *Therapeutic Paradox.* Guilford Press, New York 1989.

2 George Ainslie, MD, ist Leiter der Psychiatrie im Veterans Affairs Medical Center, Coatesville, Pennsylvania. G. Ainslie & J. R. Monterosso: »A Marketplace in the Brain?«, in: *Science 306, 5695* (2004): 421–3; G. Ainslie & J. R. Monterosso: »Building Blocks of Self-Control: Increased Tolerance for Delay with Bundled Rewards«, in: *Journal of the Experimental Analysis of Behavior 79* (2003): 37–48; G. Ainslie & J. R. Monterosso: »Hyperbolic Discounting as a Factor in Addiction: A Critical Analysis«, in: *Choice, Behavioural Economics and Addiction.* Hrsg. Rudy Vuchinich & Nick Heather. Pergamon, Amsterdam 2003.

3 John Foreyt, PhD, Professor an der Fakultät für Psychiatrie und Verhaltenswissenschaft und an der medizinischen Fakultät, Baylor College of Medicine, Vortrag bei der Zertifikatsvergabe zum Trainingsprogramm Gewichtsmanagement beim Erwachsenen der American Dietetic Association, 2004.

Kapitel 40

1 Interview des Autors mit Arnold M. Ludwig, MD, Emeritus Professor der Psychiatrie, Medizinische Hochschule der Universität Kentucky, Adjunct Professor für Psychiatrie und menschliches Verhalten an der Medizinischen Hochschule der Brown University, 7. September 2007; Arnold M. Ludwig: *Understanding the Alcoholic's Mind: The Nature of Craving and How to Control It.* Oxford University Press, New York 1988. Das Konzept der entscheidenden Wahrnehmungsveränderung schreibt Ludwig allerdings Gloria Litman zu. Siehe G. Litman: »Personal Meanings and Alcoholism Survival: Translating Subjective Experience into Empirical Data«, in: *Personal Meaning: The First Guy's Hospital Symposium on the Individual Frame of Reference.* Hrsg. Eric Shepherd & J. P. Watson. Wiley, Chichester, UK, 1982. Ludwig und Litman sprechen von einer »entscheidend veränderten Wahrnehmung«, wenn es darum geht, dass jemand »sich und die Welt in einem ganz anderen Licht« sieht. Ich konzentriere mich hier in erster Linie auf eine veränderte Wahrnehmung unserer Ernährung und die Auswirkung dieser Wahrnehmung auf uns.

Kapitel 42

1 Interview des Autors mit Joseph Stiglitz, PhD, Professor an der Universität Columbia, 14. Juli 2007.

2 Heath McDonald: »Marketing to Children: Tactics, Impacts and Controls«, Vortrag bei der Sechsten Jahresversammlung der Internationalen Gesellschaft für Ernährungsverhalten und Bewegung, 20. bis 23. Juni 2007, Oslo, Norwegen. Siehe auch Max Sutherland & Alice K. Sylvester: *Advertising and the Mind of the Consumer: What Works, What Doesn't, and Why, 2nd ed.* Allen & Unwin, St. Leonards, Australia 2000.

Kapitel 43

1 Laut Paragraph § 81,50 des New York City Health Codes müssen Kettenrestaurants, die standardisierte Mahlzeiten anbieten, inzwischen »an gut sichtbarer Stelle öffentlich verfügbare Informationen zum Kaloriengehalt einzelner Gerichte und ganzer Menüs auf Speisekarten und Verpackungen angeben, um den Gästen zum Zeitpunkt des Kaufs die Ernährungsauswahl

zu erleichtern«. Zusammen mit der American Medical Association, Trust for America's Health, dem Kongressabgeordneten Henry Waxman und anderen habe ich beim United States District Court for the Southern District of New York, Case No. 1:07-cv-05710 [RJH], einen Amici Curiae-Schriftsatz in der Sache *New York City Board of Health's action in New York State Restaurant Association v. New York City Board of Health* eingereicht. Kalifornien hat ähnliche Schritte eingeleitet und wird ab 2011 der erste Staat der USA sein, der Ernährungsinformationen auf Speisekarten verlangt.

Mehr zum Einfluss von Kalorienangaben auf Speisekarten bei Keystone Forum: *The Keystone Forum on Away-from-Home Foods: Opportunities for Preventing Weight Gain and Obesity, 2006,* http://www.cfsan.fda.gov/~dms/nutrcal.html; US Food and Drug Administration: *Calories Count: Report of the Working Group on Obesity, 2004,* http://www.cfsan.fda.gov/~dms/owgtoc.html; J. L. Pomeranz & K. D. Brownell: »Legal and Public Health Considerations Affecting the Success, Reach, and Impact of Menu-Labeling Laws«, in: *American Journal of Public Health 98, 9* (2008): S. 1578–83; M. T. Bassett, T. Dumanovsky, C. Huang, L. D. Silver, C. Young, C. Nonas, T. D. Matte, S. Chideya & T. R. Frieden: »Purchasing Behavior and Calorie Information at Fast-Food Chains in New York City, 2007«, in: *American Journal of Public Health 98, 8* (2008): S. 1457–9; M. Berman & R. Lavizzo-Mourey: »Obesity Prevention in the Information Age: Caloric Information at the Point of Purchase«, in: *JAMA 300, 4* (2008): S. 433–5.

2 Zur Sicherung landesweiter Standards sollte der Kongress das Gesetz zur Warenkennzeichnung und Aufklärung von 1990 so erweitern, dass Restaurantketten auf allen Speisekarten und Aushängen Nährwertinformationen und Kaloriengehalt angeben müssen. Während meiner Tätigkeit als Kommissionsmitglied der amerikanischen Gesundheitsbehörde FDA versuchte die FDA schon Anfang der 90er-Jahre, die Restaurants zu Nährwertangaben zu verpflichten. Mit dem von uns vorgeschlagenen Gesetz zur Lebensmittelkennzeichnung hätten die Restaurants, die Aussagen zum gesundheitlichen Wert oder Nährstoffgehalt ihrer Produkte machen, dieselben Hersteller- und Nährwertinformationen abverlangt, die wir auf praktisch allen verpackten Lebensmitteln angeordnet hatten (FDA-Pressemitteilung, 10. Juni 1993).

Die Schlacht um diese Verordnung haben wir verloren (siehe David A. Kessler: *A Question of Intent: A Great American Battle with a Deadly Industry.* Public Affairs, New York 2001), doch in den letzten Jahren wurde ihre Bedeutung immer dringlicher. Meine anonyme Quelle, die ich in diesem Buch als »Berater der Lebensmittelindustrie« bezeichne, ist der Ansicht, dass die Gastronomieindustrie angesichts der nicht erforderlichen Kennzeichnung ohne jede Rücksicht auf Kalorien-, Fett- und Zuckergehalt neue Produkte entwickelt hat und die Konsumenten sich eher »mal etwas gönnen«.

Er sagte, dass Kunden, insbesondere bei neuen Produkten in den Regalen der Supermärkte, sofort einen Blick aufs Etikett werfen. Dieses Verhalten deckele die Nachfrage nach Produkten mit viel Fett und Kohlenhydraten. Die Leute suchen aber immer noch den »billigen Kick ... eine gewisse Art von Unterhaltung ... und den bekommen sie im Restaurant, wo man das alles nicht so für bare Münze nimmt«. Jeder weiß, dass er keine Pommes frites oder Donuts essen sollte, aber wenn einem die Nährwertinformationen nicht »ins Gesicht springen, muss man nicht hinsehen. Also sieht man nicht hin und sündigt. Wenn das Etikett dran wäre, würden die Leute sofort hinsehen und nichts davon bestellen.«

Bis Dezember 2008 waren zwei Gesetzesvorlagen für die Kennzeichnung in Restaurants beim Kongress eingereicht. Das bessere davon ist der *Menu Education and Labeling (MEAL) Act*, der sowohl auf den Aushängen der Fastfood-Restaurants als auch in den gedruckten Speisekarten der Bedienungsrestaurants Kalorien- und Nährstoffangaben fordern würde. Der MEAL Act wurde von Senator Tom Harkin (D-Iowa) (S. 274) und der Abgeordneten Rosa DeLauro (D-Connecticut) (H.R. 3895) eingereicht. Die Alternative, der *Labeling Education and Nutrition (LEAN) Act*, fällt deutlich schwächer aus, weil den Restaurants hier gestattet wäre, ihre Informationen weniger deutlich preiszugeben. Der LEAN Act wurde von den Senatoren Thomas Carper (D-Delaware) und Lisa Murkowski (R-Alaska) (S. 355) und dem Abgeordneten Jim Matheson (D-Utah) (H.R. 7187) eingereicht und wird vom amerikanischen Restaurantverband unterstützt.

3 Zum Einfluss von Gegenwerbung und Bemühungen zur »Dämonisierung« von Tabak gibt es reichlich Literatur. W. L. Hamilton, L. Biener & R. T. Brennan: »Do Local Tobacco Regulations Influence Perceived Smoking Norms? Evidence from Adult and Youth Surveys in Massachusetts«, in: *Health Education Research 23, 4* (2008): S. 709–22; B. Alamar & S. A. Glantz: »Effect of Increased Social Unacceptability of Cigarette Smoking on Reduction in Cigarette Consumption«, in: *American Journal of Public Health 96, 8* (2006):

S. 1359–63; S. H. Kim & J. Shanahan: »Stigmatizing Smokers: Public Sentiment toward Cigarette Smoking and Its Relationship to Smoking Behaviors«, in: *Journal of Health Communication 8, 4* (2003): S. 343–67; E. A. Gilpin, L. Lee & J. P. Pierce: »Changes in Population Attitudes about Where Smoking Should Not Be Allowed: California Versus the Rest of the USA«, in: *Tobacco Control 13, 1* (2004): S. 38–44; R. Murphy-Hoefer, A. Hyland & C. Higbee: »Perceived Effectiveness of Tobacco Countermarketing Advertisements among Young Adults«, in: *American Journal of Health Behavior 32, 6* (2008): S. 725–34; M. C. Farrelly, C. G. Healton, K. C. Davis, P. Messeri, J. C. Hersey & M. L. Haviland: »Getting to the Truth: Evaluating National Tobacco Countermarketing Campaigns«, in: *American Journal of Public Health 92, 6* (2002): S. 901–7; C. Pechmann, G. Zhao, M. E. Goldberg & E. T. Reibling: »What to Convey in Antismoking Advertisements for Adolescents? The Use of Protection Motivation Theory to Identify Effective Message Themes«, in: *Journal of Marketing 67* (2004): S. 1–18.

Schlusswort

1 Christopher C. Cook: *Alcohol, Addiction and Christian Ethics, New Studies in Christian Ethics 27.* Cambridge University Press, Cambridge 2006. William Braxton Irvine: *On Desire: Why We Want What We Want.* Oxford University Press, Oxford 2006. Freud: *A Collection of Critical Essays, Modern Studies in Philosophy.* Anchor Books, Garden City, NY 1974. C. G. Jung, Herbert Edward Read, Michael Fordham & Gerhard Adler: *The Collected Works of C. G. Jung, Bollingen Series 20.* Pantheon Books, New York 1953; James Hollis: *Why Good People Do Bad Things: Understanding Our Darker Selves.* Gotham, New York 2007. Roberto Assagioli: *Die Schulung des Willens.* Junfermann, Paderborn 1994. F. Michler Bishop: *Managing Addictions: Cognitive, Emotive, and Behavioral Techniques.* Jason Aronson, Northvale, NJ, 2001. Richard C. Schwartz: *Systemische Therapie mit der inneren Familie.* Klett-Cotta, Stuttgart 2008.

Liste der vom Autor interviewten Personen

Julie Adams, Kellogg Company.

Anonymer Berater der Lebensmittelindustrie.

Michael Arbib, PhD, Fletcher Jones Professor für Informatik; Leiter des USC Brain Project, University of Southern California.

Louis Aronne, MD, klinischer Professor der Medizin, Weill Cornell Medical College, Cornell University.

Richard Atkinson, MD, klinischer Professor der Pathologie, Virginia Commonwealth University, und Leiter des Obetech Obesity Research Center.

Samuel A. Ball, PhD, Associate Professor der Psychiatrie, Yale University School of Medicine; Forschungsdirektor bei der APT Foundation, Inc.

Bernard Balleine, PhD, Associate Director for Research, Brain Research Institute, University of California, Los Angeles.

Samuel Barondes, MD, Jeanne and Sanford Robertson Stiftungsprofessur für Neurobiologie und Psychiatrie, Department of Psychiatry, University of California, San Francisco.

Linda Bartoshuk, PhD, Professor für Zahnheilkunde im Gemeindewesen und Verhaltenswissenschaft, College of Dentistry, University of Florida.

Michael Baumann, PhD, forschender Biologe in klinischer Psychopharmakologie, Intramural Research Program, National Institute on Drug Abuse, National Institutes of Health.

Jacqueline Beckley, Präsidentin der The Understanding and Insights Group.

France Bellisle, PhD, Leiter der Forschungsabteilung, Diabetesabteilung, Hôtel-Dieu Hospital, Paris, Frankreich.

Joshua Berke, PhD, Assistant Professor und Neurowissenschaftler am Department of Psychology, University of Michigan, Ann Arbor.

Kent Berridge, PhD, Professor, Biopsychologieprogramm der University of Michigan.

David Besio, MS, RD, klinischer Ernährungsberater, Department of Nutrition and Food Services, University of California, San Francisco.

Daniel H. Bessesen, MD, Professor, Health Sciences Center, University of Colorado, Denver.

George L. Blackburn, MD, PhD, S. Daniel Abraham Lehrstuhl für Ernährungs-
medizin, Harvard Medical School; Direktor des Center for the Study of Nutrition Medicine, Beth Israel Deaconess Medical Center.

Mark Bouton, PhD, Professor der Psychologie, University of Vermont.

Jeffrey Brunstrom, PhD, Dozent am Department of Experimental Psychology,
University of Bristol, England.

Cynthia M. Bulik, PhD, William R. and Jeanne H. Jordan Distinguished Professor for Eating Disorders, Department of Psychiatry, School of Medicine,
University of North Carolina, Chapel Hill.

Silvia A. Bunge, PhD, Leiterin des Cognitive Control and Development Laboratory, University of California, Berkeley.

Nancy F. Butte, PhD, Professorin der Pädiatrie, Baylor College of Medicine.

Michel Cabanac, MD, Professor, Department of Anatomy and Physiology, University of Laval, Quebec, Kanada.

Anthony Caggiula, PhD, Professor und Leiter des Department of Psychology,
University of Pittsburgh.

Regina Carelli, PhD, Direktorin des Behavioral Neuroscience Program, University of North Carolina, Chapel Hill.

Timothy Carmody, PhD, klinischer Professor am Department of Psychiatry,
University of California, San Francisco.

Kenneth D. Carr, PhD, Associate Professor der Psychiatrie und Pharmakologie,
Departments of Psychiatry (Millhauser Labs) and Pharmacology, New York
University.

Jordon Carroll, selbstständige Diätberaterin, New York City.

Kathleen Carroll, PhD, Professor, Yale University.

Regina Casper, MD, Emeritus Professor für Psychiatrie und Verhaltenswissenschaft, Stanford University, Palo Alto, Kalifornien.

Gail Vance Civille, Präsidentin von Sensory Spectrum.

Cynthia A. Conklin, PhD, Assistant Professor der Psychiatrie, University of
Pittsburgh Medical Center.

Rebecca Corwin, PhD, Associate Professor am Department of Nutritional Sciences, Penn State University.

Alain Dagher, PhD, Associate Professor, Montreal Neurological Institute, Mc-
Gill University.

Mary Dallman, PhD, Professor, Neurosciences Graduate Program, University
of California, San Francisco.

John Davis, PhD, E. W. Bourne Behavioral Research Laboratory, New York Hospital, Cornell Medical Center.

Kathryn Deibler, Direktor von Flavor Product Development, Ungerer and Company.

Robert De Niro, Schauspieler.

Harriet de Wit, PhD, Direktorin des Human Behavioral Pharmacology Laboratory, Department of Psychiatry, University of Chicago.

Gaetano Di Chiara, MD, Fakultät für Toxikologie und Zentrum für Neuropharmakologie, Universität Cagliari, Italien.

Adam Drewnowski, PhD, Direktor des Nutritional Sciences Program, University of Washington.

Elissa Epel, PhD, Associate Professor, Department of Psychiatry, und Codirektor am Center for Obesity Assessment, Study and Treatment, University of California, San Francisco.

Myles Faith, PhD, Center for Weight and Eating Disorders, University of Pennsylvania School of Medicine.

Mathea Falco, JD, Präsidentin von Drug Strategies, Inc.

Richard Faulks, wissenschaftlicher Direktor bei Model Gut, Institute of Food Research, Norwich, England.

Russell Fazio, PhD, Harold E. Burtt Professor, Department of Psychology, Ohio State University.

Howard Fields, MD, PhD, Director am Wheeler Center for the Neurobiology of Addiction, University of California, San Francisco.

Jennifer Fisher, PhD, researcher, The Center for Obesity Research and Education, Temple University.

Katherine Flegal, PhD, wissenschaftliche Forschungsleitung am National Center for Health Statistics, Centers for Disease Control and Prevention.

Eleftheria Maratos-Flier, MD, Associate Professor der Endokrinologie, Harvard Medical School; Forschung am Joslin Diabetes Center.

Loma Flowers, MD, klinische Professorin am Psychiatry Department, University of California, San Francisco.

Michele Foley, Forschungsmanagerin bei Frito-Lay und PepsiCo.

Wai-Tat Fu, PhD, Assistant Professor am Applied Cognitive Science Lab, University of Illinois at Urbana-Champaign.

Yoshiyuki Fujishima, DPhil, Chemiker und Geschäftsführer bei Ajinomoto USA, Inc.

Lisa Giannetto, MD, Internistin, University of California, San Francisco.

Peter Gillat, Kettlefoods, UK.

Jon E. Grant, MD, JD, Department of Psychiatry, University of Minnesota.

Jeff Grimm, PhD, Associate Professor, Department of Psychology and Program in Behavioral Neuroscience, Western Washington University.

Evette M. Hackman, PhD, RD, Emeritus Professor, Seattle Pacific University.

Andras Hajnal, MD, PhD, Associate Professor der Neuro- und Verhaltenswissenschaften, Penn State Milton S. Hershey Medical Center.

John Haywood, Experte und Berater für die Restaurantindustrie.

Todd F. Heatherton, PhD, Champion International Professor, Department of Psychological and Brain Sciences, Dartmouth College.

David Heber, MD, PhD, Gründer und Leiter der Division of Clinical Nutrition, David Geffen School of Medicine, University of California, Los Angeles, und University of California, Los Angeles School of Public Health.

James O. Hill, PhD, Professor der Pädiatrie und Direktor des Center for Human Nutrition, University of Colorado, Denver.

Bart Hoebel, PhD, Professor der Psychologie, Princeton University.

Peter Holland, PhD, Krieger-Eisenhower Professor der Psychologie, Johns Hopkins University.

David Huron, PhD, Professor, School of Music & Center for Cognitive Science, Ohio State University.

Robert W. Jeffery, PhD, Professor der Epidemiologie, University of Minnesota.

Susan L. Johnson, PhD, Direktorin am The Children's Eating Laboratory, University of Colorado Health Sciences Center.

Stephen Kalil, geschäftsführender Chefkoch am Culinary Innovations Center, Frito-Lay, und Präsident der Research Chefs Association.

John Kane, MD, PhD, Professor der Medizin, University of California, San Francisco, School of Medicine.

Jerome Kagan, PhD, Daniel and Amy Starch Forschungsprofessur der Psychologie, Emeritus, Harvard University.

Leonard D. Katz, PhD, Gastdozent der Philosophie am Department of Linguistics and Philosophy, Massachusetts Institute of Technology.

David Kavanagh, PhD, Professor für klinische Psychologie, Department of Psychiatry, University of Queensland, Brisbane, Australien.

Ann Kelley, PhD, Distinguished Professor für Neurowissenschaften, Department of Psychiatry, University of Wisconsin.

George F. Koob, PhD, Vorsitzender des Committee on the Neurobiology of Addictive Disorders, Scripps Research Institute.

Thomas R. Kosten, MD, Waggoner Professor für Psychiatrie und Neurowissenschaften und Direktor der Abteilung für Alkohol und Suchterkrankungen, Baylor College of Medicine.

E. P. Köster, PhD, Berater des European Sensory Network, Unilever Research Laboratories, Vlaardingen, Niederlande.

Diane Lattemann, PhD, Forschungsprofessorin am Department of Psychiatry and Behavioral Sciences, University of Washington School of Medicine.

James F. Leckman, MD, Forschungsdirektor, Neison Harris Professor für Kinderpsychiatrie und Pädiatrie, Child Study Center, Yale University School of Medicine.

Paul Lemanski, MD, Direktor des Center for Preventive Medicine and Cardiovascular Health, Albany, New York.

Barry Levin, MD, klinischer Professor der Pharmakologie und Physiologie, Department of Neurology and Neurosciences, New Jersey Medical School.

Allen S. Levine, PhD, Professor und Dekan des College of Food, Agricultural and Natural Resource Sciences, University of Minnesota, und Direktor des Minnesota Obesity Center.

David A. Levitsky, PhD, Professor für Psychologie und Ernährungsdienste, Cornell University.

Bonnie Lieberman, Direktorin für Ernährung am Center for Science in the Public Interest, Washington, D. C.

Walter Ling, MD, Professor-in-residence der Psychiatrie und Direktor der Integrated Substance Abuse Programs, University of California, Los Angeles.

Arnold Ludwig, MD, Professor der Psychiatrie, University of Kentucky.

David Ludwig, MD, PhD, Direktor, Obesity Program, Children's Hospital, Boston.

Frances McSweeney, PhD, Regents Professor am Department of Psychology, Washington State University.

Ron Mehiel, PhD, Professor am Department of Psychology, Shippensburg University.

Herbert L. Meiselman, PhD, wissenschaftliche Forschung am United States Department of Defense Food Research Program, im Ruhestand.

David J. Mela, PhD, Forscher für Gewichtskontrolle und verhaltensbedingte Ernährung, Unilever Food and Health Research Institute, Vlaardingen, Niederlande.

Raymond G. Miltenberger, PhD, Direktor des Applied Behavior Analysis Masters Program, Department of Child and Family Studies, University of South Florida.

Walter Mischel, PhD, Robert Johnston Niven Professor of Humane Letters in Psychology, Columbia University.

Thomas Najarian, MD, Direktor, The Najarian Center, Inc.

Chantal Nederkoorn, PhD, Assistant Professor, Abteilung für klinische Psychologie, Universität Maastricht, Niederlande.

Eric Nestler, MD, PhD, Vorsitzender der Neurowissenschaften, Mt. Sinai Medical Center.

Raymond Niaura, PhD, Professor für Psychiatrie und menschliches Verhalten, Brown University Medical School.

Ranzell »Nick« Nickelson, PhD, leitender Wissenschaftler bei Standard Meat.

Martha S. Nolte, MD, Associate Clinical Professor der Medizin, Endokrinologie, University of California, San Francisco.

Cathy Nonas, MS, RD, klinische Ernährungsberaterin, Gesundheitsamt New York City.

Frank Q. Nuttall, MD, PhD, Professor der Medizin, University of Minnesota, Minneapolis.

Charles O'Brien, MD, PhD, Vizevorsitzender des Department of Psychiatry, University of Pennsylvania.

Kevin Ochsner, PhD, Assistant Professor, Department of Psychology, Columbia University.

Marcia Pelchat, PhD, außerordentliches Mitglied am Monell Chemical Senses Center.

Harold Pincus, MD, Professor der Psychiatrie, Columbia University.

Patricia Pliner, PhD, Professor, Department of Psychology, University of Toronto, Mississauga.

Susan Pockett, PhD, Physics Department, University of Auckland, Australien.

Wolfgang Puck, Koch.

Howard Rachlin, PhD, Professor, Emeritus Distinguished Professor, Psychology Department, State University of New York, Stony Brook.

Eric Ravussin, PhD, Douglas L. Gordon Lehrstuhl für Diabetes und Stoffwechsel und Professor am Department of Human Physiology, Pennington Biomedical Research Center.

Richard Rawson, PhD, Associate Director, UCLA. Integrated Substance Abuse Programs, University of California, Los Angeles.

Nick Read, MD, Universitätsdozent a. D. für gastrointestinale Physiologie, menschliche Ernährung und integrierte Medizin, University of Sheffield, England.

Neil Risch, PhD, Professor der Humangenetik, University of California, San Francisco.

Dwight Riskey, ehemaliger Manager bei Frito-Lay.

Robert C. Ritter, VMD, PhD, Professor, Physiology and Neuroscience, Department of Veterinary and Comparative Anatomy, Pharmacology and Physiology, College of Veterinary Medicine, Washington State University, Pullman.

Nancy Rodriguez, Präsidentin der Food Marketing Support Services.

Peter Rogers, PhD, Professor der Biopsychologie, University of Bristol, England.

Barbara J. Rolls, PhD, Helen A. Guthrie Lehrstuhl und Professorin am Department of Nutritional Sciences, Penn State University.

Edmund Rolls, Professor der experimentellen Psychologie, University of Oxford, England.

Billy Rosenthal, ehemaliger Präsident von Standard Meat.

John Salamone, PhD, Professor der Division of Behavioral Neuroscience, Department of Psychology, University of Connecticut.

Arline Salbe, PhD, Ernährungswissenschaftlerin in der Forschung, wissenschaftlicher Beirat im Vorstand und Senior Clinical Research Fellow am Kronos Longevity Research Institute.

Cary R. Savage, PhD, Associate Professor am Department of Psychiatry and Behavioral Sciences, Kansas University Medical Center.

Craig Schiltz, PhD, Department of the Neuroscience Training Program, University of Wisconsin-Madison.

Dale A. Schoeller, PhD, Professor am Department of Nutritional Sciences, University of Wisconsin-Madison.

Anthony Sclafani, PhD, Distinguished Professor, Department of Psychology, Brooklyn College, City University of New York.

Gordon Shepherd, MD, PhD, Professor für Neurowissenschaft und Neurobiologie, Yale School of Medicine.

Rajita Sinha, PhD, Direktorin des Forschungsprogramms zu Stress, Sucht und Psychopathologie, Yale University School of Medicine.

Dana Small, PhD, Associate Fellow am John B. Pierce Laboratory, einer Tochtergesellschaft der Yale University.

Gerard Smith, MD, Professor Emeritus der Psychiatrie des Department of Psychiatry, Joan and Sanford I. Weill Medical College of Cornell University.

Gregory Smith, PhD, Professor, Direktor der Klinischen Ausbildung am Department of Psychology, University of Kentucky.

Robert Smith, ehemaliger Vizepräsident der Forschungs- und Entwicklungsabteilung von Nabisco.

John R. Speakman, Direktor des Instituts für Bio- und Umweltwissenschaften, School of Biological Sciences, University of Aberdeen, King's College, Schottland.

Sonja Spoor, PhD, Oregon Research Institute.

Sachiko St. Jeor, PhD, Professorin und Leiterin der Abteilung für medizinische Ernährung, Direktorin des Zentrums für Ernährung und Stoffwechselerkrankungen, Department of Internal Medicine, University of Nevada School of Medicine.

John Staddon, PhD, James B. Duke Professor für Psychologie und Gehirnwissenschaften und Professor der Biologie und Neurobiologie, Duke University.

Matthew W. State, MD, PhD, Harris Associate Professor der Kinderpsychiatrie und Genetik, Department of Genetics, Yale Medical School.

Eric Stice, PhD, wissenschaftliche Forschung am Oregon Research Institute.

Joseph Stiglitz, PhD, Professor für Wirtschaft, Columbia University.

Herb Stone, PhD, Berater und Gründungsmitglied von Tragon und ehemaliger Präsident des Institute of Food Technologists.

James Stubbs, PhD, Spezialist für Übergewicht und Forschung bei Slimming World UK.

Albert J. »Mickey« Stunkard, MD, Professor Emeritus der Psychiatrie, University of Pennsylvania.

P. Antonio Tataranni, MD, Leiter der Forschungsabteilung zu Übergewicht, Diabetes und Stoffwechsel im Gesundheits- und Sozialministerium, Phoenix.

Andy Taylor, PhD, Professor für Geschmackstechnik, School of Biosciences, University of Nottingham, England.

Laurence H. Tecott, MD, PhD, Associate Professor in Residence der Psychiatrie am Department of Biopharmaceutical Sciences, University of California, San Francisco.

Scott A. Teitelbaum, MD, Associate Professor am Department of Psychiatry, University of Florida College of Medicine.

Peter M. Todd, PhD, Professor für kognitive Wissenschaft, Informatik und Psychologie, Indiana University, Bloomington.

Craig Van Dyke, MD, Professor am Department of Psychiatry, University of California, San Francisco School of Medicine.

Nora D. Volkow, MD, Direktor des National Institute of Drug Abuse.

Thomas Wadden, PhD, Professor der Psychologie und Psychiatrie, University of Pennsylvania.

Gene-Jack Wang, MD, Forscher am Medical Department, Brookhaven National Laboratory.

Sara Jane Ward, PhD, Postdoktorandin, University of North Carolina at Chapel Hill.

Jane Wardle, PhD, Erforschung des Gesundheitsverhaltens am Department of Epidemiology and Public Health, University College London, England.

Arnold Washton, PhD, Suchtpsychologe, Direktor von Recovery Options.

David Scott Weigle, MD, Professor der Medizin an der Division of Metabolism, Endocrinology and Nutrition, University of Washington.

Michael Weintraub, MD, Präsident von Weintraub Pharmaceutical Consulting; ehemaliger Leiter der Abteilung für klinische Pharmakologie, University of Rochester School of Medicine; Direktor des Office of Drug Evaluation 5, US Food and Drug Administration.

Robert West, PhD, Professor der Gesundheitspsychologie am Department of Epidemiology and Public Health, Health Behaviour Research Centre, University College London.

Martin S. Wickham, PhD, Plattformleiter, Geschäftsführer von Model Gut, Institute of Food Research, Norwich, England.

Josh Wooley, MD, PhD, Center for Obesity Assessment, Study and Treatment, University of California, San Francisco.

Holly Wyatt, MD, Assistant Professor der Medizin am Department of Medicine, Division of Endocrinology, Metabolism and Diabetes, Center for Human Nutrition, University of Colorado Health Sciences Center.

Martin R. Yeomans, PhD, Dozent für Experimentalpsychologie an der School of Life Sciences, University of Sussex, Brighton, England.

Philip David Zelazo, PhD, Professor und Canada Research Chair für Entwicklungsneurowissenschaften, Department of Psychology, University of Toronto.

Register